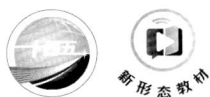

国家卫生健康委员会
"十四五"规划新形态教材

全国高等学校教材

供临床、预防、口腔、护理、检验、影像专业高等学历继续教育等使用

组织学与胚胎学

第 4 版

U0726061

主　　编	郝立宏	
副 主 编	龙双涟　王世鄂	
编　　者 （以姓氏笔画为序）	丁艳芳	大连医科大学
	王世鄂	福建医科大学
	文晓红	川北医学院
	龙双涟	南华大学
	赵　敏	昆明医科大学
	郝立宏	大连医科大学
	贾书花	长治医学院
	高　艳	桂林医学院
	曹　博	哈尔滨医科大学
	葛盈盈	广西医科大学
	廖礼彬	新疆医科大学
	魏潇凡	北京大学医学部
编 写 秘 书	丁艳芳	
数字负责人	郝立宏	

人民卫生出版社
·北 京·

图书在版编目（CIP）数据

组织学与胚胎学/郝立宏主编. —4 版. —北京：
人民卫生出版社，2024.10
全国高等学历继续教育"十四五"规划教材
ISBN 978–7–117–36338–9

I. ①组… Ⅱ. ①郝… Ⅲ. ①人体组织学 – 成人高等
教育 – 教材②人体胚胎学 – 成人高等教育 – 教材 Ⅳ.
①R32

中国国家版本馆 CIP 数据核字（2024）第 095595 号

组织学与胚胎学
Zuzhixue yu Peitaixue
第 4 版

主　　编	郝立宏
出版发行	人民卫生出版社（中继线 010-59780011）
地　　址	北京市朝阳区潘家园南里 19 号
邮　　编	100021
E – mail	pmph @ pmph.com
购书热线	010-59787592　010-59787584　010-65264830
印　　刷	廊坊一二〇六印刷厂
经　　销	新华书店
开　　本	787×1092　1/16　印张:15.5
字　　数	365 千字
版　　次	2007 年 8 月第 1 版　2024 年 10 月第 4 版
印　　次	2024 年 10 月第 1 次印刷
标准书号	ISBN 978-7-117-36338-9
定　　价	69.00 元

打击盗版举报电话　010-59787491　　E-mail　WQ @ pmph.com
质量问题联系电话　010-59787234　　E-mail　zhiliang @ pmph.com
数字融合服务电话　4001118166　　E-mail　zengzhi @ pmph.com

出版说明

为了深入贯彻党的二十大和二十届三中全会精神，实施科教兴国战略、人才强国战略、创新驱动发展战略，落实《教育部办公厅关于加强高等学历继续教育教材建设与管理的通知》《教育部关于推进新时代普通高等学校学历继续教育改革的实施意见》等相关文件精神，充分发挥教育、科技、人才在推进中国式现代化中的基础性、战略性支撑作用，加强系列化、多样化和立体化教材建设，在对上版教材深入调研和充分论证的基础上，人民卫生出版社组织全国相关领域专家对"全国高等学历继续教育规划教材"进行第五轮修订，包含临床医学专业和护理学专业（专科起点升本科）。

本套教材自1999年出版以来，为促进高等教育大众化、普及化和教育公平，推动经济社会发展和学习型社会建设作出了重要贡献。根据国家教材委员会发布的《关于首届全国教材建设奖奖励的决定》，教材在第四轮修订中有12种获得"职业教育与继续教育类"教材建设奖（1种荣获"全国优秀教材特等奖"，3种荣获"全国优秀教材一等奖"，8种荣获"全国优秀教材二等奖"），从众多参评教材中脱颖而出，得到了专家的广泛认可。

本轮修订和编写的特点如下：

1. 坚持国家级规划教材顶层设计、全程规划、全程质控和"三基、五性、三特定"的编写原则。

2. 教材体现了高等学历继续教育的专业培养目标和专业特点。坚持了高等学历继续教育的非零起点性、学历需求性、职业需求性、模式多样性的特点，贴近了高等学历继续教育的教学实际，适应了高等学历继续教育的社会需要，满足了高等学历继续教育的岗位胜任力需求，达到了教师好教、学生好学、实践好用的"三好"教材目标。

3. 贯彻落实教育部提出的以"课程思政"为目标的课堂教学改革号召，结合各学科专业的特色和优势，生动有效地融入相应思政元素，把思想政治教育贯穿人才培养体系。

4. 将"学习目标"分类细化，学习重点更加明确；章末新增"选择题"，与本章重点难点高度契合，引导读者与时俱进，不断提升个人技能，助力通过结业考试。

5. 服务教育强国建设，贯彻教育数字化的精神，落实教育部新形态教材建设的要求，配备在线课程等数字内容。以实用性、应用型课程为主，支持自学自测、随学随练，满足交互式学习需求，服务多种教学模式。同时，为提高移动阅读体验，特赠阅电子教材。

本轮修订是在构建服务全民终身学习教育体系、培养和建设一支满足人民群众健康需求和适应新时代医疗要求的医护队伍的背景下组织编写的，力求把握新发展阶段，贯彻新发展理念，服务构建新发展格局，为党育人，为国育才，落实立德树人根本任务，遵循医学继续教育规律，适应在职学习特点，推动高等学历医学继续教育规范、有序、健康发展，为促进经济社会发展和人的全面发展提供有力支撑。

新形态教材简介

　　本套教材是利用现代信息技术及二维码，将纸书内容与数字资源进行深度融合的新形态教材，每本教材均配有数字资源和电子教材，读者可以扫描书中二维码获取。

　　1. 数字资源包含但不限于PPT课件、在线课程、自测题等。

　　2. 电子教材是纸质教材的电子阅读版本，其内容及排版与纸质教材保持一致，支持多终端浏览，具有目录导航、全文检索功能，方便与纸质教材配合使用，可实现随时随地阅读。

获取数字资源与电子教材的步骤

❶ 扫描封底**红标**二维码，获取图书"使用说明"。

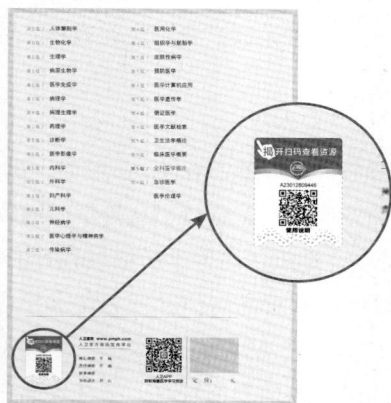

❷ 揭开红标，扫描**绿标**激活码，注册/登录人卫账号获取数字资源与电子教材。

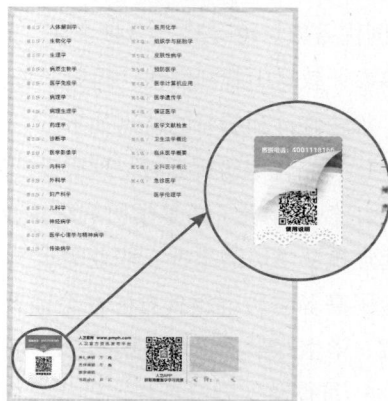

❸ 扫描书内二维码或封底绿标激活码随时查看数字资源和电子教材。

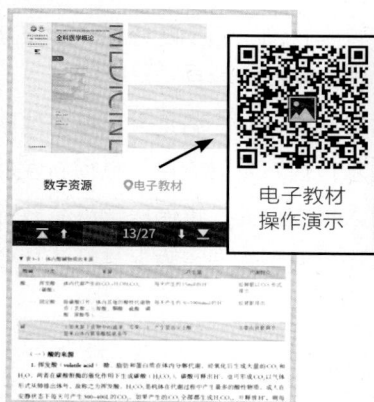

数字资源　♥电子教材

电子教材
操作演示

❹ 登录 zengzhi.ipmph.com 或下载应用体验更多功能和服务。

扫描下载应用

客户服务热线 400-111-8166

前　言

　　《组织学与胚胎学》（第4版）是全国高等学历继续教育"十四五"规划新形态教材之一，教材根据《教育部关于推进新时代普通高等学校学历继续教育改革的实施意见》修订，紧扣医药学高等学历继续教育培养目标，体现非零起点性、学历需求性、职业需求性、模式多样性特点，满足培养适应时代发展需求的实用型医疗卫生技术人才的需求。

　　本次教材修订突出实用性；侧重与功能相关的形态结构，淡化过于专业的形态学描述；突出本专业的基本知识与临床应用的结合；充分展示形态学教材最具特色的图像，教材中的模式图、示意图和照片（电镜除外）全部采用彩图。为适应学科发展，与上版相比，本版教材还更新了部分知识点、专业名词、图片及拓展知识等，增加与临床相结合的内容，展现学科进展。

　　教材设置的特色模块包括：理论与实践，介绍本学科与临床相关知识的关联；相关链接，介绍本学科新的研究进展以及本学科与其他学科的联系，以实现知识的有机衔接；问题与思考，突出知识点的实用性，启发学生思考；简答题及答案要点，基于高等学历继续教育学习特点，辅助学生理解和归纳知识点。在此基础上，本次修订增加了新的模块。① 临床案例：增强学科专业知识与临床应用的联系；② 课程思政：在适当的内容中自然融入思政内容；③ 思维导图：每章末提供思维导图，协助学生梳理知识点。本版教材是纸数融合的新形态教材，富媒体资源包括在线课程、临床案例、拓展阅读、图片、动画、思维导图和自测题等，扩充了教材内容。

　　教材在编写过程中得到了各编委所在单位的大力支持。编写团队在文字编写的同时，提供了大量组织切片的实物照片，力求将精练的内容和最优质的图片呈献给读者。在此，谨向各位编委、学术秘书以及所有支持本教材编写的单位和个人致以诚挚谢意！

　　尽管我们倾尽全力，但由于学识水平有限，书中疏忽错漏之处在所难免，恳请组织学与胚胎学界的同仁和广大读者批评指正，预致谢意！

郝立宏

2024 年 6 月

目 录

第一章　绪论

学习目标

知识目标	掌握	记忆细胞、组织和器官的定义，描述光镜HE染色的基本原理，描述透射电镜和扫描电镜的观察目的。
	熟悉	概述光镜的特殊染色方法，说出电镜染色的相关术语。
	了解	理解激光扫描共聚焦显微镜技术、组织化学与细胞化学技术、原位杂交技术和组织培养技术等的基本原理。
能力目标		1. 初步根据细胞的功能特点推理其HE染色性质。 2. 理解平面与立体、局部与整体的关系。
素质目标		1. 认同《组织学与胚胎学》在医学基础课程以及临床课程中的重要性。 2. 感受正常的生命发育来之不易，能够珍爱生命。

一、组织学与胚胎学的研究内容及其意义

组织学与胚胎学是既相互关联又互相独立的两门科学。组织学（histology）研究人体细胞、组织和器官的微细结构及其相关功能，是解剖学的分支。微细结构是指在显微镜下才能清晰观察的结构，因此，组织学又称显微解剖学（microscopic anatomy）。胚胎学（embryology）研究个体发生、生长及其发育机制。人体胚胎学（human embryology）旨在阐明人体胚胎发育的形态、结构形成及变化特点或规律。

细胞（cell）是生命活动的基本结构和功能单位，是机体新陈代谢、生长发育和繁殖分化的形态基础。细胞合成并分泌到细胞外、分布在细胞表面或细胞之间的大分子物质为细胞外基质。由细胞和细胞外基质构成的具有一定形态结构和生理功能的细胞群体，称组织（tissue），人体的基本组织有上皮组织、结缔组织、肌组织和神经组织。四大基本组织有机结合形成器官（organ），若干结构相似、功能相近的器官则构成系统（system）。

组织学与胚胎学是医学教育中重要的基础课程之一，只有深入了解人体的正常组织结构及胚胎的发生和发展过程，才能充分理解人体各器官和系统的生理功能、病理和病理生理的发展过程，以及阐明胚胎发生异常的机制。因此，掌握组织学与胚胎学的基本理论与知识，是学好医学基础课程以及临床课程的前提。

二、组织学常用技术与方法

随着科学技术的不断进步，组织学的研究方法与技术得到了迅速发展。这里仅就常用的技术和方法做简单的介绍。

（一）光学显微镜技术

将组织、器官制成切片，应用光学显微镜观察，是最基本的研究方法。

1. 普通光学显微镜技术　光学显微镜（light microscope）简称光镜，是古老而常用的观测工具（图1–1）。光镜分辨率可达0.2μm，放大倍数1 000~1 500倍。借助光镜观察到的结构，称光镜结构。

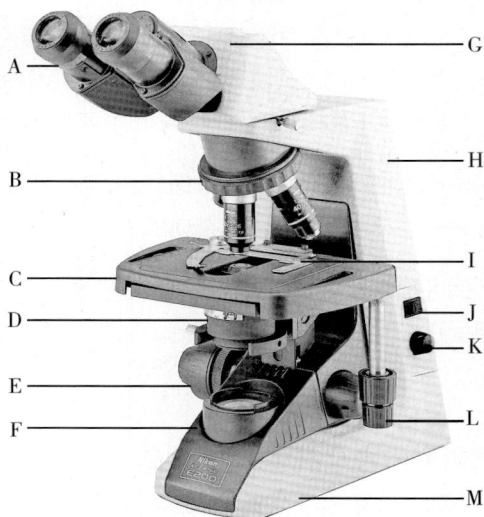

▲ 图1–1　普通光学显微镜

A. 目镜；B. 物镜转换器；C. 载物台；D. 聚光器；E. 调节器；F. 光源；G. 镜筒；
H. 镜臂；I. 标本夹；J. 电源开关；K. 光亮度调节钮；L. 标本移动器；M. 镜座。

ER-1-2

ER–1–2　石蜡切片技术（视频）

组织切片制作最常用的是石蜡切片（paraffin section）技术，其基本程序有4项。① 取材、固定：取动物或人体新鲜组织切成小块，用固定剂（常用甲醛）固定，使蛋白质等迅速凝固，防止细胞自溶和组织腐败，最大程度保存组织的生前结构；② 脱水、包埋：用浓度逐级上升的乙醇脱去组织块中的水分，再用能溶于石蜡的二甲苯置换出组织中的乙醇，然后将组织块置于融化的石蜡中包埋，冷却后便形成了具有一定硬度的蜡块；③ 切片、染色：将蜡块固定在切片机上，切成5~10μm的薄片，将组织切片贴于载玻片上，经二甲苯脱蜡后染色；④ 封片：用树胶密封，加盖玻片保存。

组织切片染色的目的是使组织内的不同结构呈现不同的颜色而便于观察。石蜡切片最常用的是苏木精–伊红染色（hematoxylin–eosin staining），简称HE染色。苏木精为碱性染料，可将细胞核中的染色质及细胞质中的核糖体等酸性物质染成紫蓝色；伊红为酸性染料，可将细胞质及细胞外基质中的碱性成分染成淡红色。组织细胞中与碱性染料亲和力强、易被染色的特性，称嗜碱性（basophilia）；与酸性染料亲和力强、易被染色的特性，称嗜酸性（acidophilia）；对两种染料亲和力均不强，则称中性（neutrophilia）（图1-2）。

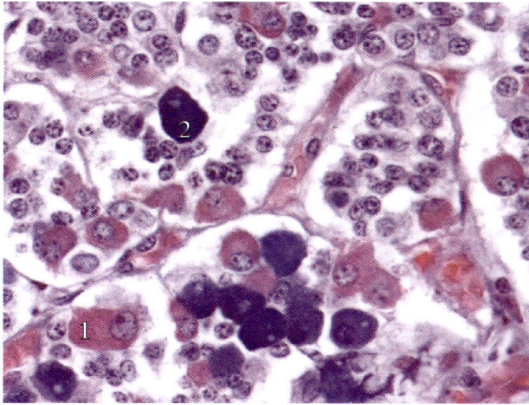

脑垂体远侧部，1.嗜酸性细胞 2.嗜碱性细胞（HE染色）

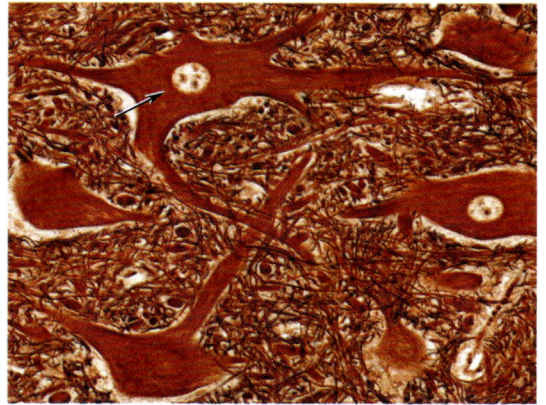

脊髓运动神经元（硝酸银染色）

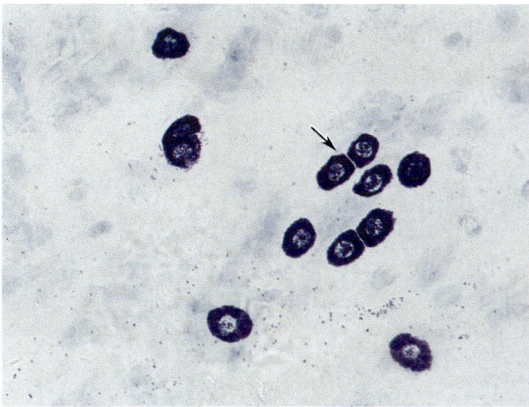

肥大细胞（甲苯胺蓝染色）

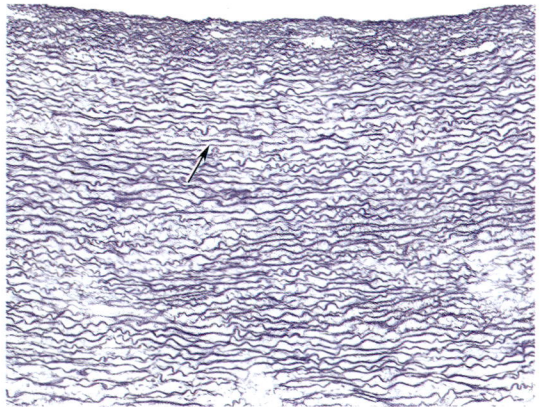

大动脉弹性膜（醛复红染色）

精子（精液涂片，HE染色）

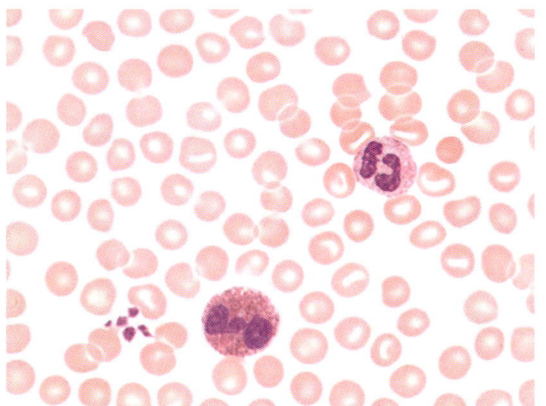

血细胞（血涂片，瑞氏染色）

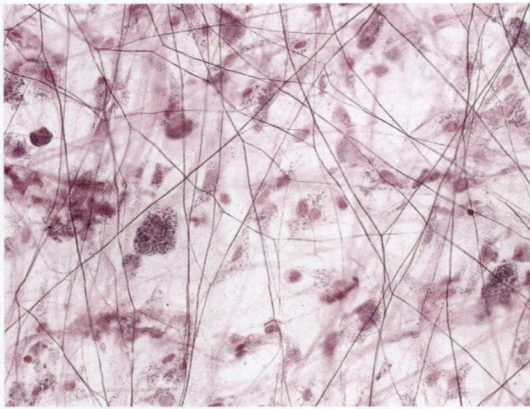

疏松结缔组织（肠系膜铺片，
腹腔注射台盼蓝，偶氮焰红和醛品红染色）

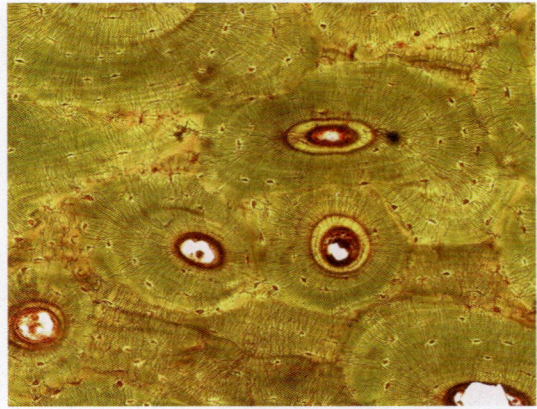

长骨骨干（骨磨片，硫堇染色）

▲ 图 1-2　细胞和组织的光镜像（郝立宏　图）

　　组织的染色方法还有许多种，如用硝酸银处理组织或细胞后呈黑色，称亲银性（argentaffin）；若用硝酸银处理后，还需加还原剂才能显色，称嗜银性（argyrophilia）；染料甲苯胺蓝将肥大细胞内的分泌颗粒染成紫红色，而非染料本身的蓝色，这种染色后所呈现出的颜色与染料颜色不同的特性，称异染性（metachromasia）；用醛复红可将弹性纤维染成紫红色等；上述染色方法统称特殊染色（图1-2）。

相关链接 ｜　　　　　　　　**如何显示肥大细胞**

ER-1-3　如何显示肥大细胞（拓展阅读）

　　除石蜡切片外，根据组织特性及应用目的不同，还有其他一些制片方法。① 冰冻切片：将组织块置入液氮（-196℃）冷冻后直接切片，其程序简单、快速，常用于免疫组织化学的研究和快速病理诊断；② 涂片：将液态的组织标本（如血液和精液等）直接涂于载玻片上，以观察游离细胞的形态；③ 铺片：把柔软疏松的组织（如疏松结缔组织等）撕成薄膜铺在载玻片上，以观察其中纤维的完整形态；④ 磨片：把坚硬的组织（如骨和牙等）磨成薄片，以便于显微镜下观察（图1-2）。

　　2. 特殊光镜技术　除普通光镜外，还有用于观察活细胞的相差显微镜，以及用于观察组织细胞内荧光物质或荧光标记物的荧光显微镜等。

　　3. 激光扫描共聚焦显微镜（laser scanning confocal microscope，LSCM）**技术**　利用激光扫描

束通过光栅针孔形成点光源，在荧光标记标本的焦平面上逐点扫描，对样品进行断层扫描和成像，并用计算机进行二维或三维的数字图像分析处理；还能进行活细胞的动态观察，并对样品进行多重荧光标记的观察（图1-3）。

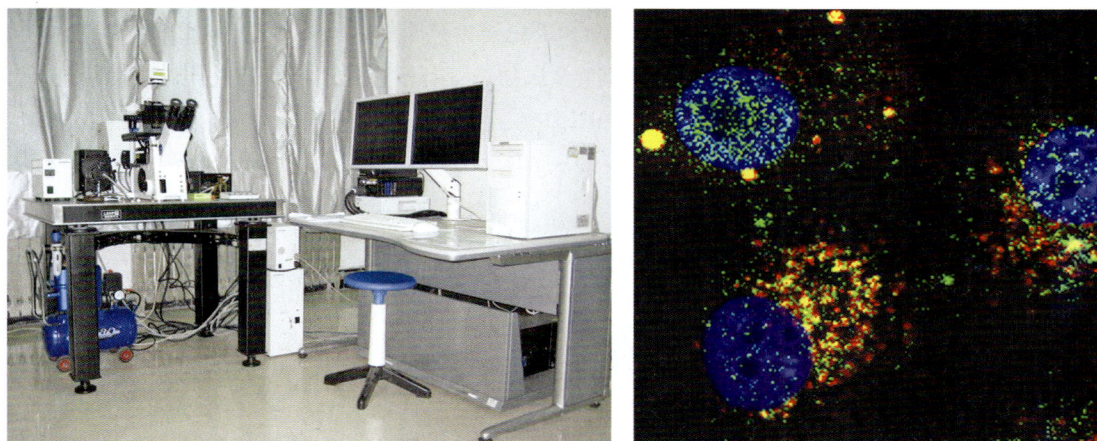

▲ 图1-3　激光扫描共聚焦显微镜及图像
三种荧光标记的海拉（Hela）细胞（吉林医药学院　徐冶　图）

4. 数字切片技术　数字切片（又称虚拟切片）是利用全自动显微镜扫描系统，结合虚拟切片软件系统，把传统玻璃切片进行扫描、无缝拼接，生成一整张全视野（whole slide image，WSI）的数字切片。数字切片包含了玻璃切片上的所有信息，在计算机上可进行不同倍率观察（4倍，10倍，20倍，40倍，100倍等），并在一定范围内（×1～×100）实现无级连续变倍浏览切片（图1-4）。数字切片具有传统切片的所有功能，并具有不受空间与时间限制的优点，可使病理医生脱离显微镜，随时随地通过网络解决病理诊断，实现远程会诊。

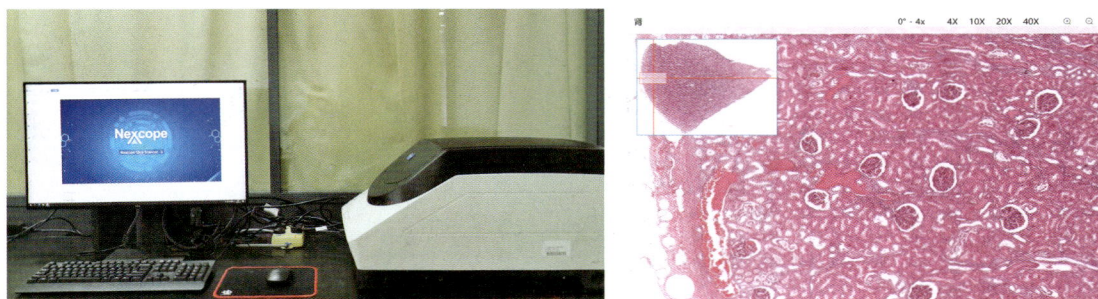

▲ 图1-4　全自动显微镜扫描系统及数字切片图像

（二）电子显微镜技术

电子显微镜（electron microscope）简称电镜，是以电子发射器（电子枪）发射的电子束代替可见光，以磁场代替玻璃透镜，将放大的物像投射到荧光屏上进行观察。电镜的分辨率为0.1~0.2nm，放大倍数为几万至几百万倍。借助电镜能观察到更微细的结构，称超微结构（ultrastructure）。目前常用的是透射电镜和扫描电镜。

1. 透射电镜（transmission electron microscope，TEM）用于观察组织和细胞内部的结构。由于电子束穿透能力低，所以必须制备超薄切片（厚度通常为50~70nm）。超薄切片的制备过程与石蜡切片相似，也经过取材、固定、包埋、切片和染色等步骤，但固定剂（戊二醛和锇酸）、包埋剂（环氧树脂）、切片机（超薄切片机）及染料（重金属盐）等有所不同。细胞被重金属盐染色的部位，图像深，称电子致密（electron-dense）；反之，图像亮，称电子透明（electron-lucent）（图1-5）。

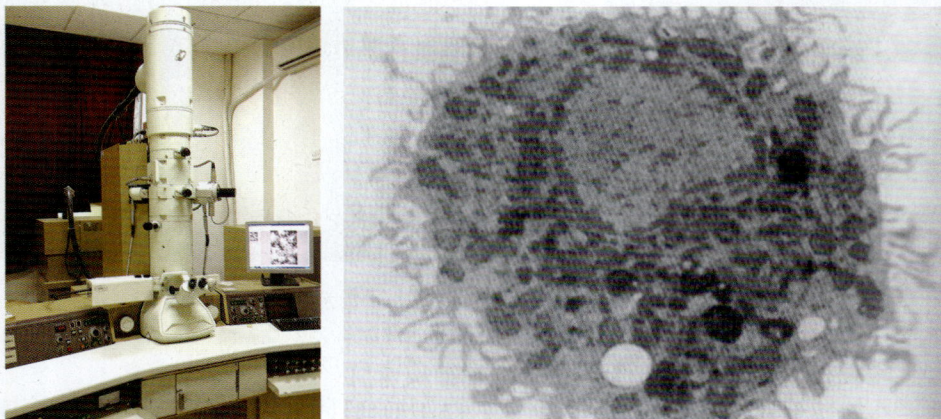

▲ 图1-5　透射电镜及图像：巨噬细胞透射电镜像

2. 扫描电镜（scanning electron microscope，SEM）用于观察组织和细胞表面的立体结构。扫描电镜标本不需要制成超薄切片，标本经固定、脱水、干燥和喷镀金属后即可观察。由于它的景深长，凹凸不平的表面也能清晰成像，故图像极富立体感（图1-6）。

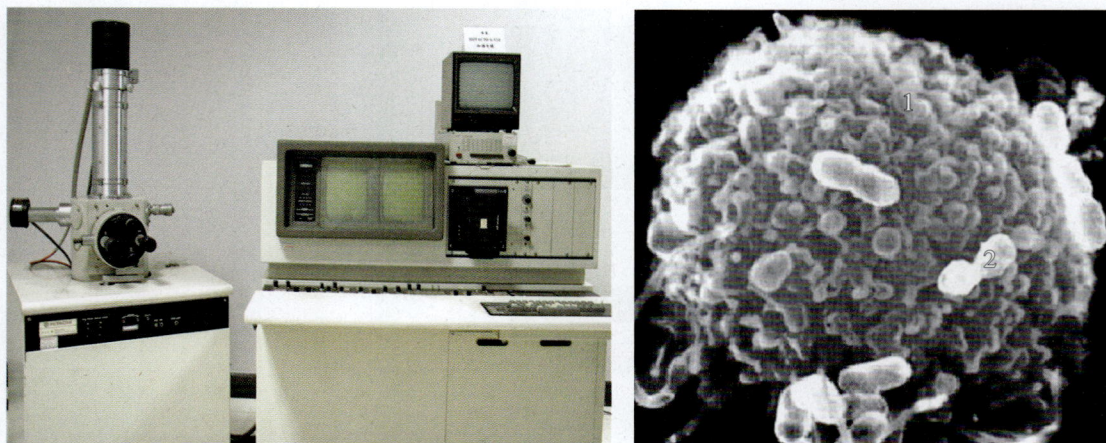

▲ 图1-6　扫描电镜及图像：巨噬细胞扫描电镜像
1. 微绒毛；2. 细菌。

（三）组织化学与细胞化学技术

组织化学（histochemistry）与细胞化学（cytochemistry）是应用化学反应的原理和技术，定性或定位地显示组织和细胞内某种化学物质的存在、分布和状态。

在组织切片上滴加某种试剂，使其与组织和细胞内待检物质发生化学反应，并形成有色沉淀物，以便在显微镜下识别。如常用过碘酸希夫反应（periodic acid Schiff reaction）（又称PAS反应），显示多糖或糖蛋白的糖链，糖分子被过碘酸氧化，再与希夫试剂结合，形成紫红色产物，以证明多糖或糖蛋白的存在（图1-7）。

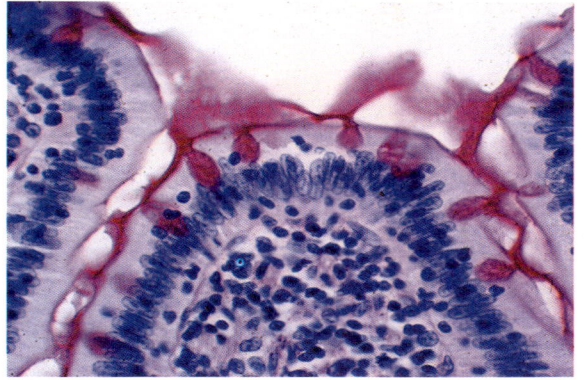

▲ 图1-7　PAS反应（复旦大学上海医学院　图）
小肠上皮杯状细胞的黏原颗粒呈紫红色。

（四）免疫组织化学与免疫细胞化学技术

免疫组织化学（immunohistochemistry）与免疫细胞化学（immunocytochemistry）技术均根据抗原与抗体特异性结合的原理，检测组织和细胞中某种多肽及蛋白质等大分子物质的存在与分布。如用已知抗体结合某种标记物形成标记抗体，后者与组织切片孵育时，抗体与细胞中相应的抗原发生特异性结合，在显微镜下通过观察标记物而获知该抗原的分布情况。常用标记物有荧光素、辣根过氧化物酶及胶体金等。用荧光素标记抗体，并在荧光显微镜下观察，称免疫荧光技术（immunofluorescence technique）。

ER-1-4　免疫组织化学（辣根过氧化物酶标记）光镜像（图片）

（五）原位杂交技术

原位杂交（in situ hybridization）是用带有标记物的已知碱基顺序的DNA或RNA片段作为核酸探针，与细胞内待检测的核酸片段按碱基配对的原则进行特异性原位结合，在光镜或电镜下观察待测核酸的存在与定位。该技术是一种特异性的核酸分子杂交的组织化学技术，敏感性较高，可从分子水平探讨细胞的基因表达及其调节机制。

ER-1-5　原位杂交（地高辛标记）光镜像（图片）

（六）组织培养技术

组织培养（tissue culture）是将离体细胞、组织或器官放置在模拟体内生理环境条件的培养液中，在无菌和适当温度（37℃）等条件下于体外培养，使之生存和生长的一种技术方法。该技术用以研究组织细胞的代谢、增殖、分化、形态及功能变化，以及各种理化因素（如药物、毒物和射线等）对活细胞的影响。

ER-1-6　相差显微镜像（图片）

三、胚胎学常用研究方法

胚胎学的研究方法很多，早在1908年鸡胚就被用于研究胚胎发育的过程，为研究高等脊椎动物的发育及其伴随的形态发生提供了很好的模式系统。此外，研究生命世界一般规律的"模式生物"还有海胆、斑马鱼和小鼠等。

（一）形态学方法

1. 活体胚胎的观察 用肉眼或体视显微镜对活体胚胎进行直接观察，不仅可以直接观察到胚胎的整体发育状况，还可观察到活体胚胎的动态活动状况。通过微型电影摄像技术和整体胚胎体外培养技术，可以对整体胚胎的发育过程进行长时程的连续动态观察。

2. 胚胎切片的观察 利用制片技术，通过光镜和电镜，可以观察胚胎的微细结构。胚胎标本常需做连续切片，将每张切片观察到的结果进行叠加，可以获得胚胎的立体结构图像。

（二）实验胚胎学方法

随着生物技术的发展，组织化学与细胞化学技术、免疫组织化学与免疫细胞化学技术、原位杂交技术、基因转染技术以及计算机和信息分析技术等均已成为胚胎学的常用研究方法。显微操作技术也是早期胚胎实验研究的重要方法，如研究胚胎发育机制时，常利用显微手术进行组织移植或切除；在试管婴儿的培育中，分离切割早胚的卵裂球进行植入前的遗传学检测；妊娠中晚期的胎儿患有先天性疾病时，也常用显微操作进行宫内治疗。

课程思政 | 中国科学家对胚胎学发展的贡献

人类胚胎学的发展是众多科学家努力的结果，华人科学工作者作出了重要贡献。朱洗教授发现了卵子成熟程度与胚胎的正常发育密切相关，证明了单性生殖的高等动物仍保有传代能力。童第周教授证明了受精卵对称面决定于卵子内部两侧的对称结构状态，受精的卵子中已经形成了器官形成物质，精子的进入对其没有决定性影响。张民觉教授发现了精子获能现象，成为体外受精的先驱。2009年我国科学家完成的世界首例由诱导多能干细胞（induced pluripotent stem cell，iPS cell）发育成熟的小鼠子代在北京出生，证明了诱导多能干细胞的全能性等。我国科学家在克隆和胚胎干细胞研究热点领域取得了引人注目的成绩。

四、组织学与胚胎学的学习方法

组织学与胚胎学是重要的形态学课程，只要掌握正确的学习方法，就能很好地掌握本门课程。建议在学习时注意以下方法：

1. 重视理论与实际的结合 充分利用实验课，在光镜下仔细辨认各种组织器官的形态结构特点，从实际观察中验证理论知识，以加深对知识的理解和记忆。

2. 注意平面与立体的关系 人体的结构是立体的，但组织学与胚胎学标本多为切片，在显微镜下所呈现的图像均为平面结构，因此在学习中始终要将所观察到的二维图像与机体的立体三维结构相结合。

3. 加强结构与功能的联系 人体是结构与功能的统一体，任何结构都有相应的功能；反之，任何功能都有其结构基础。学习时，要以结构联系功能，以功能来联想结构，如蛋白质合成旺盛的细胞，其细胞质内一定含有大量的粗面内质网和游离核糖体；以吸收功能为主的肠上皮细胞有发达的微绒毛来增加表面积等。

4. 注重胚胎发育过程中的结构变化与时间的联系 胚胎在从一个细胞（受精卵）发育为 $(5\sim7)\times10^{12}$ 个细胞构成的足月胎儿的过程中，每一部分都在发生复杂的动态变化。学习时既要了解某一时期胚胎的立体形态（三维结构），也要知道在不同时期这些结构的来源与演变过程。

5. 关注常见先天畸形的成因 机体各结构的形态发生和演变过程非常复杂，一旦受到内在或外来因素的干扰，即会引起先天畸形，大部分器官的致畸敏感期在胚胎发育的第3~8周；对照正常发育去解析发育异常，有助于加深对临床常见畸形的理解。

ER-1-8 平面与立体的关系模式图（图片）

ER-1-9 第一章 绪论（思维导图）

复习参考题

ER-1-10 第一章 自测题

选择题：

1. 以下不属于人体的基本组织的是
   A. 上皮组织
   B. 结缔组织
   C. 淋巴组织
   D. 肌组织
   E. 神经组织

2. 组织切片最常用的染色方法是
   A. 硝酸银染色
   B. 瑞氏染色
   C. 苏木精–伊红染色
   D. 苏丹染色
   E. 吉姆萨染色

3. 关于HE染色的描述，错误的是
   A. 是苏木精–伊红染色的简称
   B. 苏木精为碱性染料，伊红为酸性染料
   C. 细胞核中的染色质可与苏木精结合，呈嗜碱性
   D. 细胞质中的核糖体可与伊红结合，呈嗜酸性

E. 对碱性染料和酸性染料亲和力都不强者，称中性

4. 观察细胞表面的超微结构首选
   A. 普通光学显微镜
   B. 相差显微镜
   C. 激光扫描共聚焦显微镜
   D. 透射电镜
   E. 扫描电镜

5. 患者因"发现胃占位性病变"入院，在手术过程中常用哪种制片方法快速掌握病变的性质，以决定手术的方式
   A. 冰冻切片
   B. 涂片
   C. 铺片
   D. 磨片
   E. 石蜡切片

选择题答案：1. C　2. C　3. D　4. E　5. A

简答题：

1. 细胞、组织、器官和系统的关系如何？

2. 什么是HE染色？染色后如何描述？

3. 透射电镜和扫描电镜的观察目的分别是什么？

4. 电镜标本用什么染色？染色后如何描述？

（郝立宏）

组织的基本构成

学习目标

知识目标	掌握　理解细胞和细胞外基质的概念，描述细胞的超微结构及主要功能。 熟悉　简述细胞增殖过程及意义。 了解　概述细胞外基质的分子类型及主要功能。
能力目标	1. 通过学习细胞的超微结构理解细胞的正常生物学行为以及行为异常可能导致的功能障碍和疾病。 2. 通过学习细胞外基质的结构理解其对细胞基本生命活动的重要影响。
素质目标	1. 建立独立性和统一性的辩证关系，促进对人体组织结构的全面认识。 2. 分析基础知识与临床疾病发生的紧密联系，启发知识融合的思维方式。

机体组织由细胞和细胞外基质构成。细胞（cell）是生命活动的基本结构和功能单位。细胞外基质（extracellular matrix，ECM）是由细胞分泌的蛋白质和多糖，在细胞周围构成的高度水合、精密有序的凝胶或纤维性网络结构，为细胞生存提供微环境。细胞通过细胞外基质行使多种功能。

一、细胞

人体细胞有200多种类型，形态各异，大小差异较大，以适应机体的各种特定功能（图2-1）。细胞内的所有生命物质统称原生质（protoplasm），基本化学成分包括无机化合物（水、无机盐等）和有机化合物（糖类、脂类、蛋白质及核酸等）。细胞均由细胞膜、细胞质和细胞核构成。细胞内部的超微结构需借助电镜观察（图2-2）。

（一）细胞膜

细胞膜（cell membrane）是细胞最外层的膜状结构，又称质膜（plasma membrane），将细胞质与外环境分隔，构成一种屏障，使细胞具有一个相对稳定的内环境。细胞膜甚薄，厚7.5~10nm，普通光镜下不能分辨。电镜下，呈现3层结构，内外各有一条厚约2.5nm的电子致密带，中间夹有厚约2.5nm透明带，称单位膜（unit membrane）。细胞内的有膜细胞器均具有单位膜结构，细胞膜和细胞内膜系统，统称生物膜（biomembrane）。

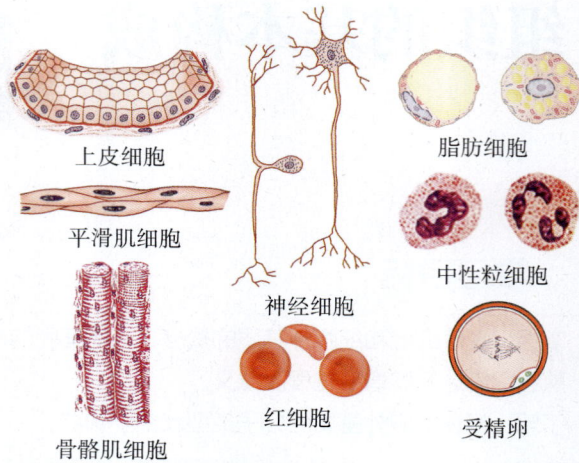

▲ 图2-1　细胞形态模式图

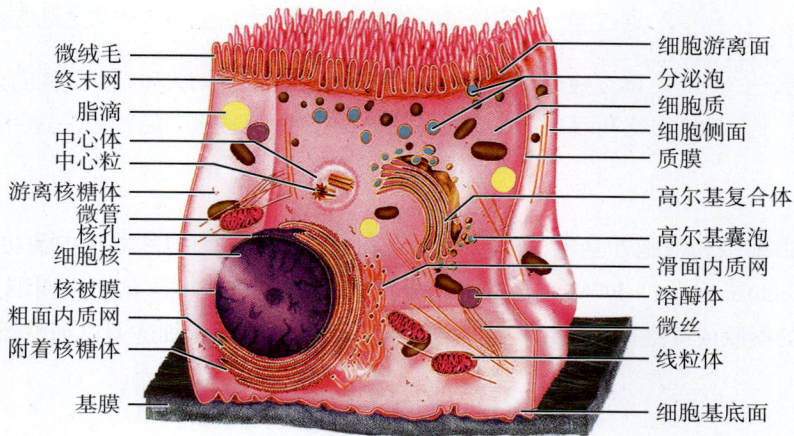

▲ 图2-2　细胞超微结构模式图

1. 细胞膜的化学组成

（1）膜脂：是生物膜上的脂类统称，主要有磷脂、胆固醇和糖脂。膜脂分子的两端分别形成极性头部和非极性尾部，头部有亲水性，朝向细胞膜内外表面，尾部有疏水性，伸向细胞膜中央（图2-3）。

（2）膜蛋白：执行细胞膜的众多重要功能。根据与膜脂的结合方式不同，膜蛋白分为内在蛋白和外在蛋白。内在蛋白是膜蛋白的主要存在形式，占膜蛋白总量的70%~80%，其主体部分穿越脂质双分子层，亲水端位于膜的内外两侧；外在蛋白通过非共价键附于膜的内外表面（图2-3）。

（3）膜糖类：生物膜含糖量较少，仅占细胞膜重的2%~10%。膜糖类大多是低聚寡糖链，与蛋白质或脂类分子相结合形成糖蛋白或糖脂，分布于细胞膜外表面（图2-3），形成糖萼或细胞衣（cell coat）。细胞衣与细胞间的识别、细胞信息交换、细胞免疫、细胞黏附、细胞癌变以及对药物和激素的反应等密切相关。

2. 细胞膜的特性 细胞膜有两个显著的特性，即膜脂和膜蛋白分布的不对称性、膜脂和膜蛋白的流动性。膜蛋白的运动速度较膜脂慢，常局限于某一特定区域。

3. 细胞膜的分子结构 在众多细胞膜分子结构模型学说中，比较公认的是 Singer 和 Nicolson 于1972年提出的液态镶嵌模型（fluid mosaic model）（图2-3），即液态的脂质双分子层构成膜的主体支架，它既有固体分子排列的有序性，又有液态分子的流动性，膜蛋白分子以不同形式与脂质双分子层结合。

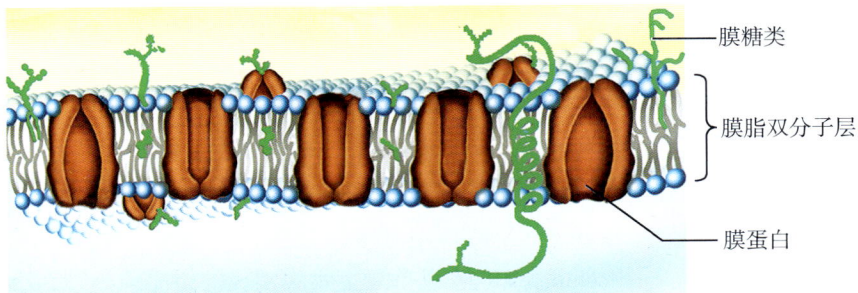

膜糖类
膜脂双分子层
膜蛋白

▲ 图2-3 液态镶嵌模型

4. 细胞膜的功能 细胞膜除具有维持细胞的一定构型、构成细胞屏障、限制外界某些物质进入以及防止细胞内某些物质流失外，还在细胞内外物质转运、信息传递、膜抗原属性、细胞防御、细胞黏合和细胞连接等方面起重要作用。

（二）细胞质

细胞质（cytoplasm）简称胞质，由基质、细胞器和内含物组成。

1. 基质（cytoplasmic matrix） 是细胞质的基本成分，呈溶胶样，填充于细胞质的有形结构之间，构成细胞的内环境。基质有一定的弹性和黏滞性。基质中含有与糖类、脂类代谢以及蛋白质合成等重要生命活动有关的反应物和产物。

2. 细胞器（organelle） 是细胞质内有一定形态和特殊功能的有形成分，各种细胞器在机体统一协调下完成各自功能。

（1）核糖体（ribosome）： 又称核蛋白体，是细胞内最小的细胞器。核糖体呈颗粒状，无单位膜包裹，由核糖体核糖核酸（rRNA）和蛋白质共同组成。电镜下，核糖体由大亚基和小亚基组成（图2-4）。大小亚基在细胞内常呈游离状态。当小亚基与信使核糖核酸（mRNA）结合后，大亚基才能与小亚基结合形成完整的核糖体。单个核糖体无功能活性，当一定数量的核糖体附着在mRNA分子上，形成多聚核糖体（polysome），成为合成蛋白质的结构单位。

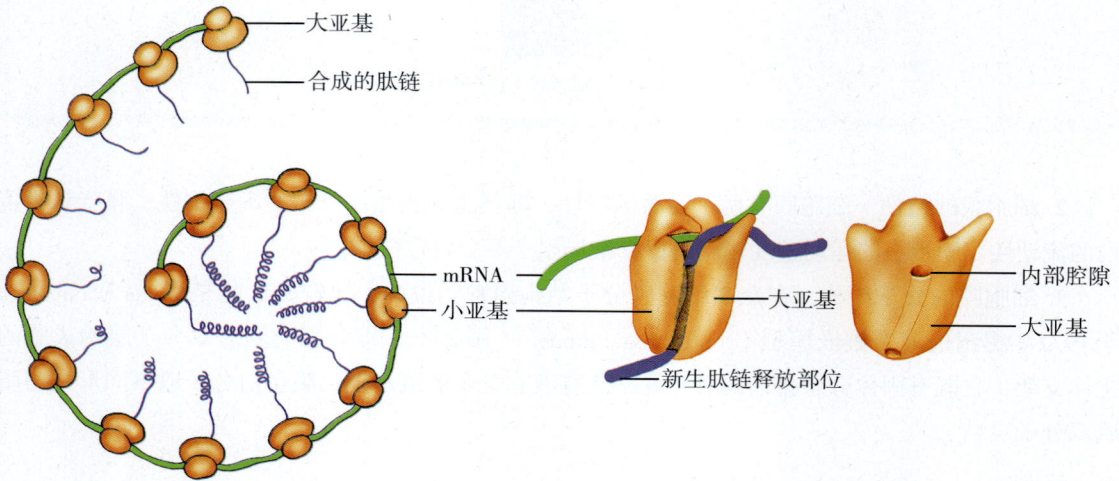

▲ 图2-4　核糖体及蛋白质合成示意图

核糖体有两种存在形式，游离于细胞质内的称游离核糖体（free ribosome），附着于内质网膜及外核膜上的称附着核糖体（membrane bound ribosome）。游离核糖体主要合成结构蛋白，供细胞自身代谢及生长增殖需要；附着核糖体主要合成分泌蛋白，经高尔基复合体加工后形成分泌颗粒排出细胞外。

（2）内质网（endoplasmic reticulum，ER）：以单层生物膜围成的封闭式小管、小泡或扁囊结构，其分支相互吻合构成连续的膜性三维网状系统。根据表面有无核糖体附着，内质网分粗面内质网和滑面内质网，两者相互通连（图2-5）。

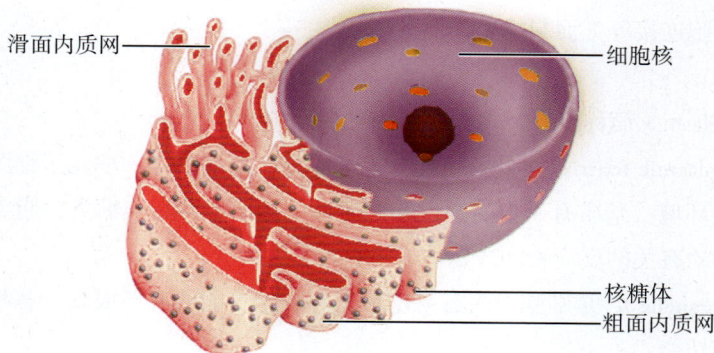

▲ 图2-5　内质网立体结构模式图

粗面内质网（rough endoplasmic reticulum，RER）大多为扁平囊状，表面附有核糖体。它们相互延续，并与部分外核膜相连，网腔和核周间隙相通。粗面内质网的主要功能是合成分泌蛋白质和膜结构蛋白质。

滑面内质网（smooth endoplasmic reticulum，SER）通常为分支管泡状结构，表面光滑，无核糖体附着。滑面内质网膜上有多种酶系，与类固醇激素的生成、脂类代谢、糖原代谢、肌收缩、胆汁合成、药物代谢和解毒功能等密切相关。

🔔 **问题与思考**
合成蛋白质的结构单位是什么？核糖体存在形式与蛋白质类型有何关系？

（3）高尔基复合体（Golgi complex）：位于细胞核一侧，中心体附近。电镜下，高尔基复合体由多层扁平囊、小泡和大泡组成（图2-6）。高尔基中间膜囊是主体，常以3~8个扁平状囊泡平行排列而成，并向一侧弯曲呈弓形。弓形的凸面称生成面（未成熟面），朝向细胞核，表面可见许多由粗面内质网形成的运输小泡；凹面称分泌面（成熟面），朝向细胞膜，可见由扁平囊芽生而来的大囊泡，数量较少。

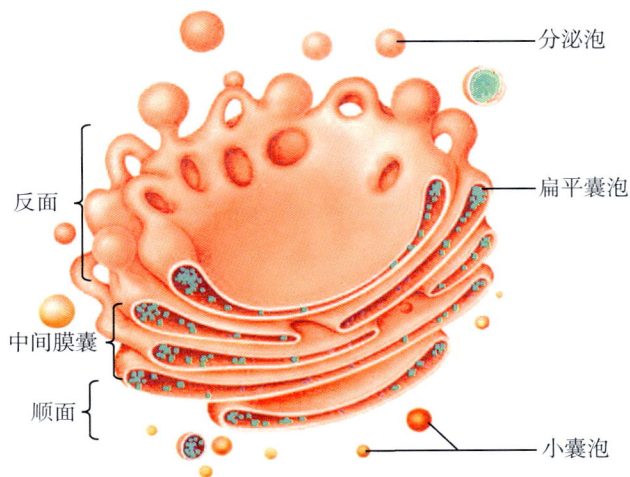

▲ 图2-6　高尔基复合体立体结构模式图

高尔基复合体的主要功能：① 参与细胞内物质运输，内质网合成的蛋白质和脂类，经高尔基复合体加工、修饰后形成糖蛋白、糖脂、蛋白多糖和溶酶体酶等，再经高尔基复合体分选后运送到细胞的各个部位；② 参与细胞内膜的修复与更新。

（4）线粒体（mitochondria）：除了成熟红细胞外，存在于人体所有细胞中，含有多种与生物氧化有关的酶，为细胞提供能量。线粒体呈长椭圆形，由内外两层单位膜构成（图2-7）。外膜光滑，较内膜稍厚；内膜向内折叠形成板状或管状结构，称线粒体嵴（mitochondrial crista），内膜内表面附着球形小体，称基粒（elementary particle），又称ATP合酶（ATP synthase），是催化ADP磷酸化生成ATP的部位。内外膜之间的间隙称外腔，内膜包围的空间称内腔，内腔充满基质，是三羧酸循环进行的部位。基质内含有线粒体基因组（mtDNA）和细胞氧化代谢中必需的酶和蛋白质，说明线粒体能独立合成蛋白质，并进行自我复制，但由于线粒体中大多数酶或蛋白质仍由核基因编码指导合成，因此，线粒体只有半自主性。研究表明，线粒体功能异常与多种人类疾病的发生发展密切相关，如癌症、糖尿病、帕金森病和阿尔茨海默病等。

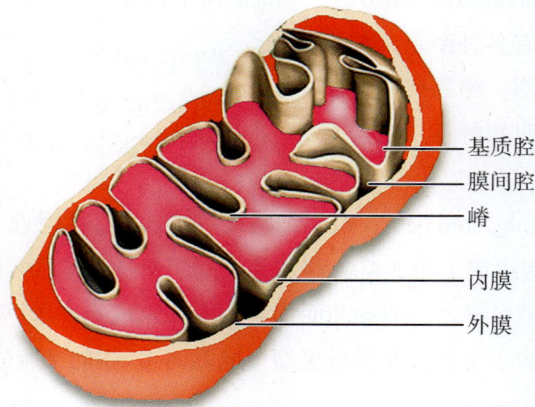

基质腔
膜间腔
嵴
内膜
外膜

▲ 图2-7　线粒体立体结构模式图

线粒体是细胞有氧呼吸和供能的场所，细胞生命活动能量的95%来自线粒体的ATP。线粒体也与信号转导、细胞凋亡和多种离子跨膜转运有关。

临床案例　　　　　　　　　　　　　　　**线粒体肌病**

ER-2-3　线粒体肌病（临床案例）

（5）溶酶体（lysosome）：由单位膜包裹、内含60多种酸性水解酶的致密小体，其大小不等、形状多样（图2-8）。

初级溶酶体（primary lysosome）由高尔基复合体的成熟面出芽脱落形成，内含溶酶体酶。酶无活性，故又称非活动性溶酶体。

当初级溶酶体与细胞内自身产物或由细胞摄入的外来物质相互融合并消化底物，称次级溶酶体（secondary lysosome）。根据其融合底物来源的不同，次级溶酶体分为自噬性溶酶体和异噬性溶酶体；前者融合内源性物质，如衰老或崩解的细胞器等，在细胞结构的更新和细胞正常功能的维持中起重要作用；后者融合外源性物质，如细菌及衰老坏死的细胞碎片等。次级溶酶体中的酶有活性，可以分解蛋白质、核酸、脂类和糖类等，因此又称活动性溶酶体。分解后的营养物质如氨基酸、单糖等透过溶酶体膜扩散到细胞基质中，参加正常细胞代谢被重新利用。次级溶酶体对被消化的底物进行消化分解后，常剩余一些不能消化的残余物，这时的溶酶体称残余体（residual body）。残余体可以排出细胞外，也可积累在细胞内，如神经细胞、心肌纤维及肝细胞中的脂褐素就是一种长期积累在细胞内的残余体。溶酶体除了有吞噬及消化作用外，还参与受精以及激素分泌过程等。

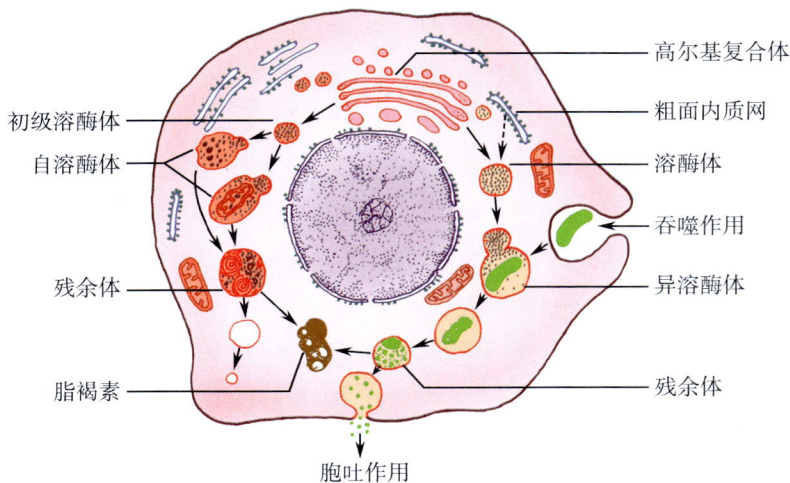

▲ 图2-8　溶酶体变化示意图

　　正常情况下，溶酶体的消化作用对细胞本身并无损害；但在机体缺氧、中毒和创伤等情况下，溶酶体膜破裂，水解酶流散到细胞质内，致使整个细胞被消化而死亡。研究发现，肿瘤、休克、发热、肝炎和硅肺等疾病的发生，均与溶酶体有密切关系。

相关链接 | 　　溶酶体对自身结构的吞噬降解作用称自噬作用，是一种高度调节、异化的过程，能使细胞自己"吃掉"自己。自噬还能为细胞提供在不能进行凋亡时的一种替代形式的自我毁灭。细胞可以通过自噬作用清除降解细胞内受损伤的细胞结构、衰老的细胞器以及不再需要的生物大分子等。自噬作用在消化的同时，也为细胞内细胞器的构建提供原料，即细胞结构的再循环。了解自噬细胞死亡途径，对研究和治疗癌症、阿尔茨海默病和帕金森病等具有重要意义。

理论与实践　　　　　　　　**肺尘埃沉着病**

ER-2-4

ER-2-4　肺尘埃沉着病（拓展阅读）

（6）过氧化物酶体（peroxisome）：又称微体（microbody），由一层单位膜包裹的圆形小体，内含均质细小颗粒组成的基质，其内存在40多种酶，主要为过氧化氢酶、过氧化物酶和氧化酶。过氧化物酶体能清除血液中各种毒素，经过氧化氢酶的作用消除对细胞有害的H_2O_2，同时，又利用H_2O_2氧化其他各种底物，将H_2O_2还原成水，防止过量的H_2O_2对细胞产生毒性作用。

（7）中心体（centrosome）：多位于细胞核的周围，光镜下为球形小体。电镜下，中心体由一对呈圆筒状、彼此互相垂直排列的中心粒和周围电子密度高的细胞基质构成。中心粒管壁由9组三联管构成，每一组又包括A、B、C三个微管，9组微管相互之间呈斜向排列。中心体形成微管并参与细胞的有丝分裂。

（8）细胞骨架（cytoskeleton）：由蛋白质纤维组成的三维网架结构，包括微管、微丝和中间丝。细胞质中各种细胞器、酶和蛋白质均固定于细胞骨架，有条不紊地执行各自的功能。

微管（microtubule）：由微管蛋白装配成细长中空的圆柱形小管，粗细均匀、无分支，直径约22nm，管壁厚约5nm，直行或略弯曲。微管蛋白为球形的二聚体，许多微管蛋白分子彼此首尾相接形成微管蛋白原纤维，再由13根原纤维围成微管。微管是一种不稳定的细胞器，不断地解聚为微管蛋白，又不断地聚合成新微管。微管可装配成单管、二联管（纤毛和鞭毛）和三联管（中心粒、基体）（图2-9）。微管除参与构成细胞支架外，还与细胞收缩、细胞运动、细胞分裂、细胞内物质运输及细胞分化等相关。

微丝（microfilament）：实心的丝状结构，普遍存在于各种细胞内，直径5~8nm（图2-9）。主要化学成分为肌动蛋白，故又称肌动蛋白丝。微丝多分布在细胞的周边，常在细胞膜下形成网。微丝除对细胞有支持作用外，还与细胞的吞噬、微绒毛的收缩、细胞伪足的伸缩、变形运动、细胞质流动及细胞器的移动等有关。

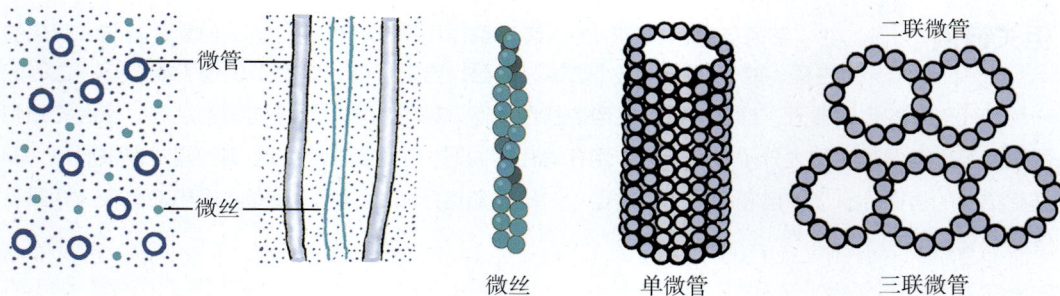

▲ 图2-9　微丝及微管模式图

中间丝（intermediate filament）：直径介于微丝与微管之间，为8~10nm，比微管和微丝稳定，分为角蛋白丝、结蛋白丝、波形蛋白丝、神经原纤维和胶质纤维5种，具有组织特异性。中间丝在细胞质内形成一个完整的网架支持系统，它与微管、微丝及其他细胞器关系密切，并与细胞膜和细胞外基质直接联系。中间丝参与了细胞连接的构成，还与细胞分化、细胞内信息传递及核内基因表达等重要生命活动过程有关。

3. 内含物（inclusion） 为细胞内的一些代谢产物或细胞的储存物质，如糖原、脂类和色素颗粒等。

（三）细胞核

细胞核（nucleus）是真核细胞中体积最大、功能最重要的细胞器，是细胞遗传、变异、代谢、生长和分化繁殖的控制中心，是DNA复制和RNA转录的基地，在细胞生命活动中起决定性作用。细胞核的数量、位置、大小和形态常因细胞类型不同而异。多数细胞只有一个核，少数细胞无核（如成熟红细胞）、双核（如肝细胞、软骨细胞等）或多核（如骨骼肌纤维、破骨细胞等）。细胞核的位置多居于细胞中央，也有偏于细胞一侧的（如上皮细胞、浆细胞等），有的甚至被挤向细胞的边缘（如脂肪细胞）。细胞核的大小差异较大，与细胞质的体积有关。细胞核的形态常与细胞的形态相适应，如球形细胞、立方细胞和多边形细胞的细胞核为圆形；柱状细胞和梭形细胞的核多呈卵圆形；扁平细胞的核为扁圆形；也有其他特殊形状的核，如白细胞核呈杆状核及分叶、浆细胞核呈车轮状核等。存在于间期的细胞核，称间期核，由核膜、染色质、核仁及核基质组成（图2-10）。

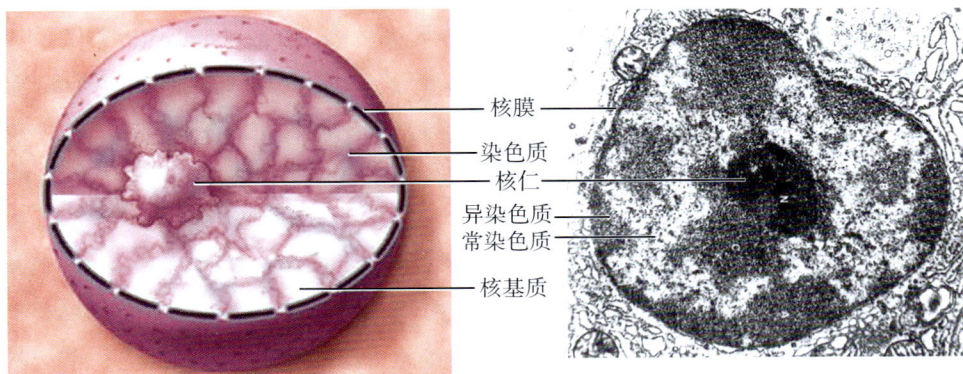

▲ 图2-10　细胞核超微结构模式图及透射电镜像

1. 核膜（nuclear membrane） 即包围在核表面的界膜，由内外两层生物膜构成，分别称内核膜和外核膜，两层膜之间的腔隙称核周隙（perinuclear space），内核膜、外核膜及核周隙三者合称核被膜（nuclear envelope）。外核膜的细胞质面有核糖体附着，在某些部位与内质网膜相连续；核周隙与内质网腔相通，因此，核膜也参与蛋白质的合成。核膜包围染色质及核仁，构成核内微环境，保证遗传物质的稳定性，并利于细胞核各种生理功能的完成。细胞核内进行DNA复制、RNA转录与加工，而在细胞质内进行蛋白质的翻译，这样避免了互相干扰，使细胞的生命活动秩序井然。

内核膜和外核膜常在某些部位融合形成环状开口，称核孔（nuclear pore），是由蛋白质构成的复杂结构，又称核孔复合体（nuclear pore complex），核孔复合体有效直径为9~10nm，一般认为，水、离子、单糖、双糖、氨基酸和核苷酸等小分子物质可直接透过核被膜，而RNA与蛋白质等大分子物质则经核孔出入核。核孔是胞核与细胞质间进行物质交换的通道，并对物质交换具有选择性运输作用。

2. 染色质与染色体　都是遗传物质在细胞中的储存形式，它们是同一物质在不同细胞时相表现的不同形态，主要成分均是核酸和蛋白质。

染色质（chromatin）指细胞间期核内分布不均匀、易被碱性染料着色的物质，光镜下呈细丝状、颗粒状或小块状，核膜下分布较多。其主要化学成分是DNA和组蛋白，另外还有非组蛋白和少量RNA，这些成分组成串珠状结构，称核小体（nucleosome）。核小体是构成染色质的基本结构单位，呈圆盘状，直径约10nm，核心由组蛋白八聚体（H_2A、H_2B、H_3、H_4各两个分子）构成，DNA链缠绕核心1.75圈，组蛋白H_1结合在双链进出端，相邻核小体之间由DNA链连接。核小体链为染色质的一级结构，在DNA转录的部位呈伸展状态，表现为常染色质，光镜下着色浅；功能不活跃的部位呈高度螺旋化，即光镜下可见的异染色质，HE染色呈强嗜碱性。因此，细胞核染色深浅也反映细胞的代谢活跃程度。电镜下，染色质由颗粒和细丝组成，在常染色质部分呈稀疏状，在异染色质部分则极为浓密（图2-10）。

ER-2-5

ER-2-5 染色质及染色体结构模式图（图片）

染色体（chromosome）是细胞在有丝分裂或减数分裂过程中由染色质（主要是DNA分子）超螺旋聚缩而成的棒状结构，分裂结束后，染色体解除螺旋化，分散于核内重新形成染色质。在细胞分裂中期由两条姐妹染色单体组成，它们仅在着丝粒处相连。着丝粒把染色单体分为长臂和短臂，两臂的长度是鉴别染色体的主要依据。着丝粒是染色体的一个重要组成部分，它在不同染色体上的位置是恒定的。染色体成对存在，它们分别来自双亲的对应染色体，故又称同源染色体。

每种生物染色体数目、形态、大小和内部结构是相对恒定的。人体细胞有46条（23对）染色体，称二倍体，其中常染色体44条，性染色体2条。常染色体男女相同，性染色体男性为XY，女性为XX。在成熟的生殖细胞中，染色体数目是体细胞中的一半，只有23条，称单倍体。分裂中期的染色体，按其形态特征顺序排列组成的图形，称染色体核型。染色体的数目和形态是生物物种的特征之一，可用染色体作为物种分类并探索物种之间亲缘关系的指标。

3. 核仁（nucleolus）　是真核细胞区别于原核细胞的标志之一，光镜下呈圆形，强嗜碱性。多数细胞核仁的数量为1~4个，其大小及数量随细胞类型及功能状态而异。蛋白质合成旺盛的细胞核仁大而多，细胞静息时，核仁萎缩或消失。在细胞进行有丝分裂时，核仁同核膜一样，先消失以后又重建。电镜下，核仁无膜包绕，由纤维中心、致密纤维组分及颗粒组分构成。核仁的主要化学成分是RNA和蛋白质，主要功能是加工和装配核糖体亚单位，因此是形成核糖体前身的部位。

4. 核纤层（nuclear lamina） 附着于内核膜下，由核纤层蛋白组成的纤维蛋白网，与中间纤维及核骨架相互连接。分裂间期，核纤层维系着核的形状及染色质的高度有序性；分裂期，核纤层解体并以蛋白单体形式存在于细胞质中。

5. 核基质（nuclear matrix） 由核液和核骨架组成。核液是黏稠的液体，含水、蛋白质及无机盐等成分；核骨架（nuclear skeleton）是由多种蛋白质形成的三维细丝网架结构，其功能除具有保持细胞核的一定形状外，还为细胞核内的化学反应提供空间支架。核内骨架与细胞质骨架关系密切，细胞质骨架纤维可直接穿越核孔成为核内骨架的组成部分。

（四）细胞增殖

细胞增殖指细胞通过分裂，增加细胞数量，以补充和更新细胞。细胞增殖有一个复杂的周期性变化过程。

1. 细胞增殖周期 细胞从前一次分裂结束开始到下一次分裂结束为止经历的全过程，称细胞增殖周期，简称细胞周期（cell cycle），包括分裂间期和分裂期（图2-11）。分裂间期以DNA合成为依据，分为DNA合成前期（G_1期）、DNA合成期（S期）和DNA合成后期（G_2期）；分裂期（M期）以染色体的形成变化过程为主要依据，分为前、中、后、末4个时期。

2. 分裂间期细胞各期特点

G_1期：细胞周期的第一阶段，此期长短因细胞种类而异。历时几小时到几天。主要特点是细胞体积显著增大，物质代谢活跃，迅速合成RNA和蛋白质。主要意义是为下阶段的DNA复制做好物质准备。细胞进入G_1期

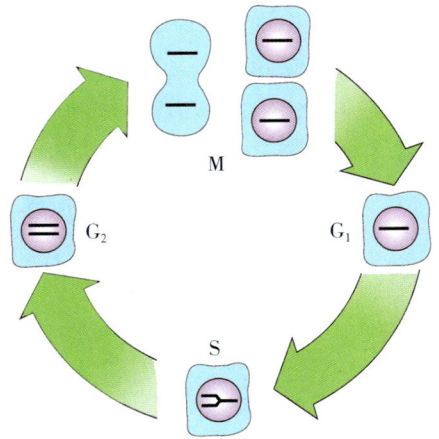

▲ 图2-11 细胞增殖周期模式图

后，会出现3种去向的细胞。① 增殖细胞：能及时进入S期，并保持旺盛的分裂能力，如造血干细胞、表皮与胃肠黏膜上皮的干细胞等；② 暂不增殖细胞或休止期（G_0期）细胞：这类细胞是分化的、并执行特定功能的细胞，进入G_1期后不转入S期，在需要时（如损伤、手术等）才进入S期继续增殖，如肝细胞及肾小管上皮细胞等；③ 不增殖细胞：此种细胞进入G_1期后，失去分裂能力，终身处于G_1期，最后衰老死亡，又称终末细胞，如高度分化的神经细胞、心肌纤维及成熟的红细胞等。

S期：是DNA合成期，为细胞周期的关键时刻。DNA经过复制而含量增加一倍，每条染色质丝都转变为由着丝粒相连接的两条染色质丝。只要DNA的复制一开始，细胞增殖活动就会进行下去，直到分裂形成两个子细胞。S期一般需数小时。

G_2期：主要为M期做准备。这一时期DNA合成终止，中心粒已复制完毕，形成两个中心体。G_2期比较恒定，此期历时2~4小时。

在细胞周期中，分裂间期的主要生理意义是合成DNA，复制两套遗传信息。

3. 分裂期（M期）细胞的特点　细胞分裂可分为3种形式，即无丝分裂、有丝分裂和减数分裂（成熟分裂）。

（1）无丝分裂：由亲代细胞直接断裂形成子代细胞，分裂过程简单、迅速，无染色体、纺锤体形成等变化，低等生物中较常见。

（2）有丝分裂（mitosis）：是细胞分裂的主要形式，以染色体的形态变化及运动为主要特征。根据形态变化将其分为4期：前期、中期、后期和末期。各期之间没有截然的界限。各期特点如下：

前期：染色质丝高度螺旋化，逐渐形成染色体。染色体短而粗，中心粒复制成双，向细胞两极移动，开始合成微管，形成纺锤体，核膜、核仁逐渐消失。

中期：两组中心粒分别移到细胞两极，纺锤体完全形成。纺锤体由微管组成，纺锤体发出的微管附着于每一个染色体的着丝点上。在微管牵引下，染色体整齐排列于细胞赤道板上，每条染色体的两条染色单体借着丝粒相连。

后期：由于纺锤体微管的活动，着丝粒纵裂，两条染色单体分离，并移向细胞两极。

末期：染色单体分别聚集于两极并逐渐解螺旋，重新出现染色质丝与核仁；内质网形成核膜；细胞赤道板逐渐缩窄，细胞质分裂，最后完全分裂为两个二倍体的子细胞。

分裂期的主要生理意义是通过染色体的形成、纵裂和移动把两套遗传信息准确地平均分配到两个子细胞中，使子细胞拥有与母细胞相同的染色体，使遗传特性代代相传，保持了遗传的稳定性。

（3）减数分裂（meiosis）：是生殖细胞成熟分裂形成成熟卵细胞与精子的过程。主要特点是：在细胞内DNA于分裂间期中复制一次后，要连续两次细胞分裂。减数分裂全过程结束后，形成的子细胞中染色体数目由原来的二倍体减少一半成为单倍体。

相关链接 | **细胞凋亡**

ER-2-6

ER-2-6　细胞凋亡（拓展阅读）

二、细胞外基质

细胞外基质是细胞的分泌物，存在于细胞外空间，其化学成分为蛋白质和多糖，构成细胞生存的微环境。细胞外基质对细胞起支持、保护、营养和联系等作用，对细胞的增殖、分化、代谢、识别、黏附及迁移等基本生命活动也有重要影响。机体中，细胞外基质的含量因组织种类不同而异，上皮组织、肌组织以及脑与脊髓中的细胞外基质含量较少，而结缔组织的细胞外基质含量较多。

构成细胞外基质的大分子种类繁多，大致可分为3类。

（一）蛋白多糖

蛋白多糖是高分子量的含糖化合物，糖为糖胺聚糖，它们构成细胞外高度亲水性的凝胶，使组织具有良好的弹性和抗压性。

糖胺聚糖（glycosaminoglycan，GAG）为氨基己糖多糖，包括透明质酸、硫酸软骨素、硫酸角质素、硫酸乙酰肝素和硫酸皮肤素等。透明质酸是长链大分子，含量最多，呈曲折盘绕状态。透明质酸表面有大量的亲水基团，可结合大量水分子，因而即使浓度很低，也能形成黏稠的胶体。

糖胺聚糖与核心蛋白、连接蛋白共价结合形成的高分子量复合物，称**蛋白多糖**（proteoglycan，PG），是含糖量极高的糖蛋白。蛋白多糖的立体构型内形成许多微细孔隙，称分子筛。小于孔隙的水分子和溶于水的营养物质、代谢产物、激素和气体分子等可以通过分子筛，便于血液与细胞之间进行物质交换；大于孔隙的物质，如细菌、异物等，不能通过分子筛，从而起到局部屏障作用。

（二）胶原蛋白与弹性蛋白

1. 胶原蛋白（collagen） 为高度特化的纤维蛋白家族，是人体内含量最丰富的蛋白质，占人体蛋白质总量的25%~30%。胶原蛋白遍布于体内各种器官和组织，结缔组织中尤为丰富，是细胞外基质的框架结构。

胶原蛋白由成纤维细胞、软骨细胞、成骨细胞以及某些上皮细胞合成并分泌到细胞外。胶原蛋白由3条 α–多肽链相互缠绕而成，形成原胶原蛋白分子。原胶原蛋白分子平行排列通过侧向共价交联聚合成胶原原纤维。聚合时，在同一排的分子，首尾相对，而相互平行的相邻分子之间错开1/4分子长度，因此，在胶原原纤维上出现67nm相间的周期性横纹。若干胶原原纤维经黏合质黏合成胶原纤维（collagenous fiber）（图2–12）。

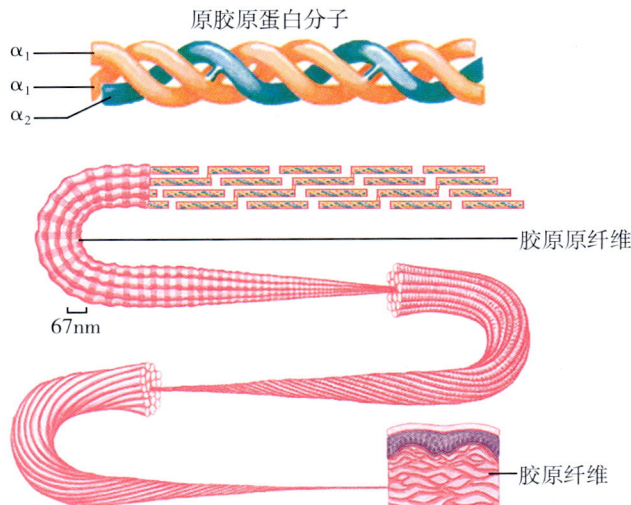

原胶原蛋白分子
α₁
α₁
α₂
胶原原纤维
67nm
胶原纤维

▲ 图2–12　胶原纤维形成示意图

胶原蛋白分为Ⅰ、Ⅱ、Ⅲ及Ⅳ型。Ⅰ型胶原蛋白主要存在于肌腱、皮肤、韧带及骨中；Ⅱ型胶原蛋白主要存在于软骨中；Ⅲ型胶原蛋白形成微细的纤维网，包绕在腺泡、骨骼肌和平滑肌纤维周围以及网状纤维中；Ⅳ型胶原蛋白仅存在于基膜中，形成三维网络样结构。

2. 弹性蛋白（elastin） 是高度疏水的非糖基化纤维蛋白，构成组织中弹性纤维的主要成分。

弹性蛋白肽链由两种类型的短肽交替排列构成。弹性蛋白以可溶性弹性蛋白原的形式分泌到细胞外，通过赖氨酸残基相互交联。

弹性蛋白及其表面包绕的微原纤维共同构成弹性纤维（elastic fiber）。电镜下，弹性纤维的核心部分电子密度高，为均质的弹性蛋白；外周覆盖微原纤维（microfibril）。弹性蛋白的无规则卷曲和高度交联，使弹性纤维具有很强的弹性（图2-13）。

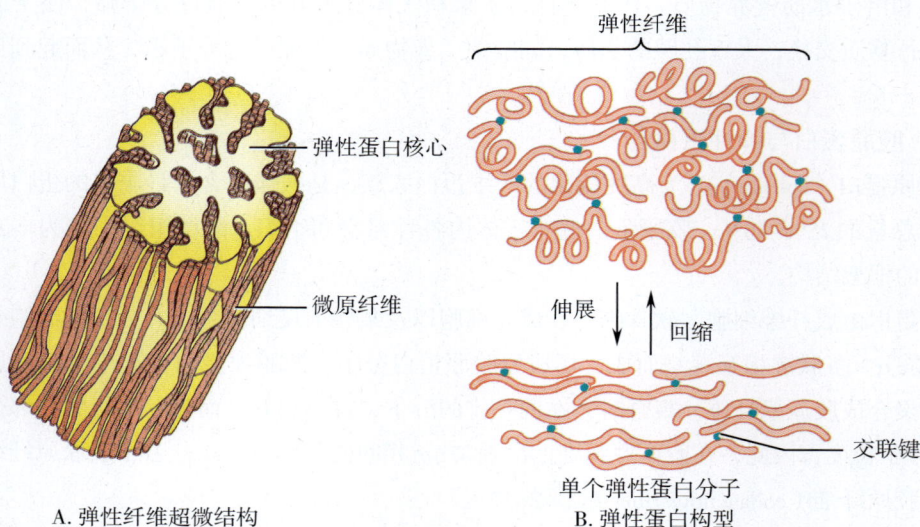

▲ 图2-13　弹性纤维超微结构及弹性蛋白构型模式图

胶原纤维与弹性纤维混合交织在一起，使组织既有韧性又有弹性，利于组织和器官保持形态和位置的相对恒定，又使其具有一定的可变性。

（三）结构性糖蛋白

结构性糖蛋白是一类多功能大分子，其共同特点为既可与细胞结合，又可与细胞外基质中的其他大分子结合，对细胞识别、黏附、迁移、增殖和分化有直接影响。

1. 纤维粘连蛋白（fibronectin，FN） 是大分子糖蛋白，广泛存在于人和动物组织中，有3种存在形式：① 血浆纤维粘连蛋白，促进血液凝固、创伤愈合和细胞吞噬作用，还可以刺激上皮细胞增生，使创面修复；② 细胞表面纤维粘连蛋白，通过与细胞表面受体结合，能瞬时黏附于细胞表面，与细胞骨架相连；③ 基质纤维粘连蛋白，为高度难溶的纤维性多聚体，存在于细胞外基质中。

2. 层粘连蛋白（laminin，LN） 是一种分子量为950kD的糖蛋白，由不同蛋白质分子组成的一个蛋白质家族，结构复杂，功能多样。层粘连蛋白是胚胎发育中出现最早的细胞外基质成分，对于保持细胞间的黏附、细胞的极性及细胞的分化具有重要意义。在成人体内，层粘连蛋白是基膜的主要成分，可专一的介导细胞与Ⅳ型胶原粘连，促进细胞的生长，并使细胞铺展而保持一定的形态，从而直接或间接控制细胞的活动。

相关链接及
课程思政

整合素

整合素（integrin）是一类广泛分布的介导细胞与细胞外基质或细胞与细胞间相互结合的黏附分子，并通过传导多种跨膜信号参与细胞生存、黏附、迁移、增殖和分化等多种细胞生命活动。整合素家族的成员都是由α亚基和β亚基经非共价键连接组成的异源二聚体跨膜糖蛋白。目前已经确定整合素有18种α亚基和8种β亚基。在哺乳动物中，不同的α亚基和β亚基组合能够产生24种具有不同配体结合特异性和组织分布的整合素。整合素的异常激活或功能障碍在肿瘤发生发展、纤维化疾病、自身免疫性疾病等方面发挥着重要作用。2022年拉斯克基础医学研究奖授予Richard O.Hynes、Erkki Ruoslahti、和Timothy A.Springer 三位博士，表彰他们在整合素方面的突破性研究。拉斯克医学奖是医学界中仅次于诺贝尔奖的一项大奖，旨在表彰医学领域作出突出贡献的科学家。目前，共有包括屠呦呦先生在内的5位华人斩获该奖。这些科学家的获奖与其孜孜不倦、不断试错、勇于创新、去伪存真、无私奉献、兼容并蓄的科学精神是分不开的。

ER-2-7 第二章 组织的基本构成（思维导图）

复习
参考题

ER-2-8
第二章
自测题

选择题：

1. 合成分泌蛋白质旺盛细胞的描述，正确的是
   A. 丰富的粗面内质网和发达的高尔基复合体
   B. 丰富的滑面内质网和发达的高尔基复合体
   C. 丰富的游离核糖体和高尔基复合体
   D. 大量的溶酶体和微体
   E. 大量的线粒体和溶酶体

2. 有关线粒体的描述，错误的是
   A. 线粒体内膜形成线粒体嵴，其形态与细胞功能有关
   B. 线粒体的 DNA、RNA 可调控细胞质内的蛋白质合成
   C. 电镜显示线粒体为双层单位膜围成的椭圆形小体
   D. 光镜可显示线粒体呈杆状、颗粒状
   E. 合成 ATP，为细胞提供能量来源

3. 对于细胞骨架的描述，错误的是
   A. 狭义的细胞骨架是指细胞质骨架
   B. 细胞骨架均与细胞分裂有关
   C. 细胞骨架包括微丝、微管和中间丝
   D. 微丝是由肌动蛋白构成
   E. 微管可参与细胞分裂

4. 对于胶原蛋白的描述，错误的是
    A. 人体中含量最多
    B. 3条 α-多肽链相互缠绕形成原胶原蛋白分子，原胶原蛋白分子平行排列交联聚合成胶原原纤维，若干胶原原纤维经黏合质黏合成胶原纤维
    C. 胶原原纤维有67nm的周期性横纹
    D. 是胶原纤维的主要蛋白成分
    E. Ⅱ型胶原蛋白仅存在于基膜中

5. 面膜已成为女性日常护肤的必备，而玻尿酸面膜是保湿的首选，玻尿酸即透明质酸。关于透明质酸的描述，错误的是
    A. 形成黏稠的胶体
    B. 属于糖蛋白的一种
    C. 是一种曲折盘绕的长链大分子
    D. 具有很强的结合水的能力
    E. 构成蛋白多糖复合物的主干

选择题答案：1. A 2. D 3. B 4. E 5. B

简答题：
1. 如何理解生物膜结构的不对称性？
2. 试述与蛋白质合成有关的细胞器结构和功能。
3. 简述细胞骨架的组成、结构特点和功能。

（魏潇凡）

第三章　上皮组织

ER-3-1
第三章　上皮
组织（课件）

学习目标

知识目标	掌握	熟记上皮组织的共同特点；描述被覆上皮的分类、形态及功能。
	熟悉	简述上皮细胞的特化结构及功能；分析外分泌腺和内分泌腺的区别。
	了解	知道外分泌腺的结构。
能力目标		1. 在光镜下区分不同类型的被覆上皮。
		2. 归纳不同类型被覆上皮的分布、结构特点和功能，有效记忆易混的知识点。
素质目标		1. 理解不同上皮组织为适应其功能而具有不同的形态特点，提高自身适应能力。
		2. 通过学习上皮细胞的特化结构，各司其职，相互配合，理解个人能力和集体协作的关系。

　　上皮组织（epithelial tissue）简称上皮，由大量排列密集的上皮细胞和极少量的细胞外基质组成。上皮细胞具有明显的极性（polarity），朝向体表或器官腔面的一侧，称游离面；与其相对的，借基膜与深层结缔组织相邻，称基底面；细胞之间的连接面，称侧面。上皮组织内一般无血管，所需营养靠结缔组织内的血管渗透供给，一般有丰富的神经末梢。上皮组织分为被覆上皮、腺上皮和特殊上皮，具有保护、吸收、分泌、排泄和感觉等功能。

一、被覆上皮

　　被覆上皮（covering epithelium）覆盖在体表或衬于管、腔及囊的内表面，以保护等功能为主。

（一）被覆上皮的类型和结构

　　根据构成上皮的细胞层数和细胞（或表层细胞）在垂直切面的形态进行分类和命名。

　　1. 单层扁平上皮（simple squamous epithelium）　由一层扁平细胞组成。表面观，细胞呈不规则的多边形，核椭圆形，位于细胞中央，细胞边缘呈锯齿状相互嵌合；垂直切面上，细胞扁薄，细胞质很少，含核的部分略厚（图3-1）。衬于心、血管和淋巴管内表面者，称内皮（endothelium），其表面光滑，利于血液、淋巴液流动及物质通透；衬于胸膜、腹膜和心包膜表面者，称间皮（mesothelium），可减少器官活动的摩擦。此外，单层扁平上皮还分布在肾小囊壁层和肺泡上皮等处。

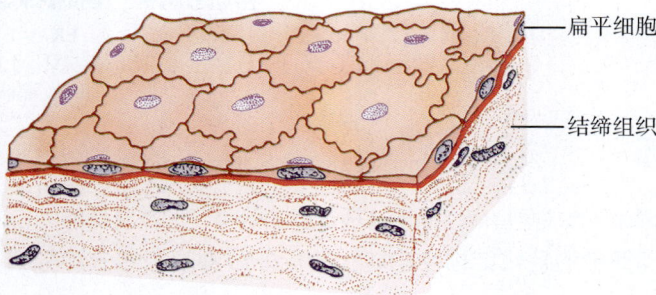

A. 模式图

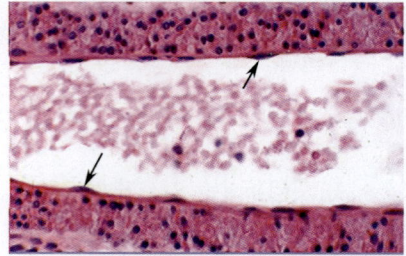

B. 血管内皮光镜像
（长治医学院　图）

▲ 图3-1　单层扁平上皮

2. 单层立方上皮（simple cuboidal epithelium）　由一层近似立方形的细胞组成。表面观，细胞呈多边形；垂直切面上，细胞呈立方形，核圆、居中（图3-2）。该上皮见于肾小管和甲状腺滤泡等处，执行吸收和分泌功能。

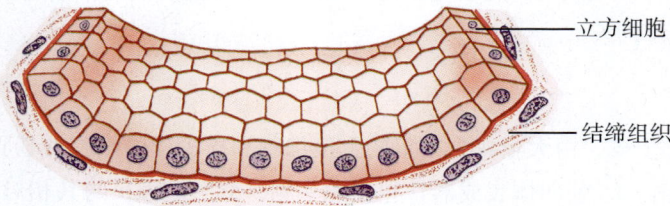

A. 模式图

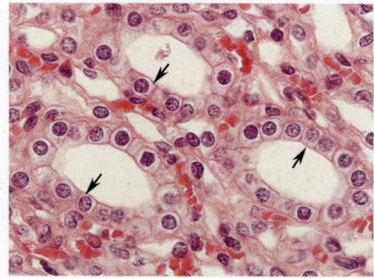

B. 肾小管上皮光镜像
（长治医学院　贾书花　图）

▲ 图3-2　单层立方上皮

3. 单层柱状上皮（simple columnar epithelium）　由一层柱状细胞组成。表面观，细胞呈多边形；垂直切面上，细胞为柱状，核为椭圆形，常位于细胞近基底部（图3-3）。该上皮分布于胃肠、胆囊和子宫等处，大多有吸收或分泌功能。在肠道的单层柱状上皮中，柱状细胞间散在有杯状细胞（goblet cell），形似高脚酒杯，顶部膨大，充满分泌颗粒；底部狭窄，核深染，位于杯底部。杯状细胞分泌的糖蛋白与水结合形成黏液，有润滑和保护上皮的作用。

4. 假复层纤毛柱状上皮（pseudostratified ciliated columnar epithelium）　由柱状细胞、梭形细胞、锥形细胞和杯状细胞组成，其中柱状细胞最多，其游离面有大量纤毛（图3-4）。这些细胞高矮不等，从垂直切面观察细胞核的位置不在同一水平上，似复层，但所有细胞的基底面均附于基膜上，实为单层上皮。此种上皮主要分布在呼吸道的腔面，有保护和分泌功能。嗅黏膜的嗅细胞其游离面为不动的纤毛，附睾管和输精管的上皮游离面为静纤毛，这些部位的上皮，称假复层柱状上皮（pseudostratified columnar epithelium）。

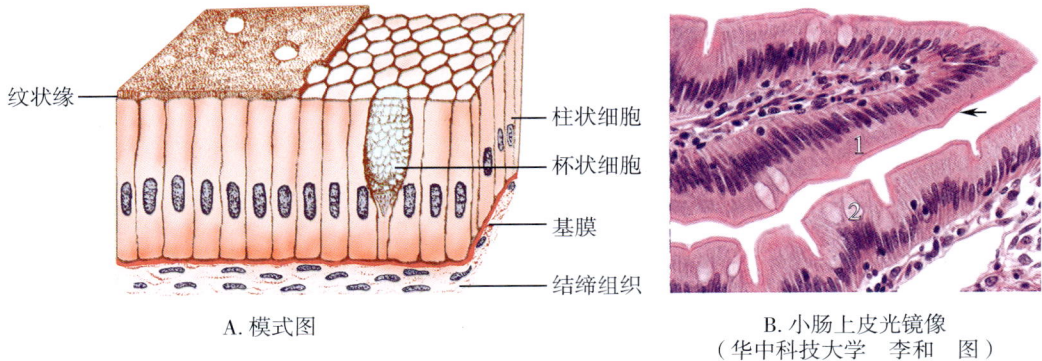

| 纹状缘 | 柱状细胞 |
| 杯状细胞 |
| 基膜 |
| 结缔组织 |

A. 模式图 　　　　　B. 小肠上皮光镜像
（华中科技大学　李和　图）

▲ 图 3-3　单层柱状上皮
1. 柱状细胞；2. 杯状细胞；←纹状缘。

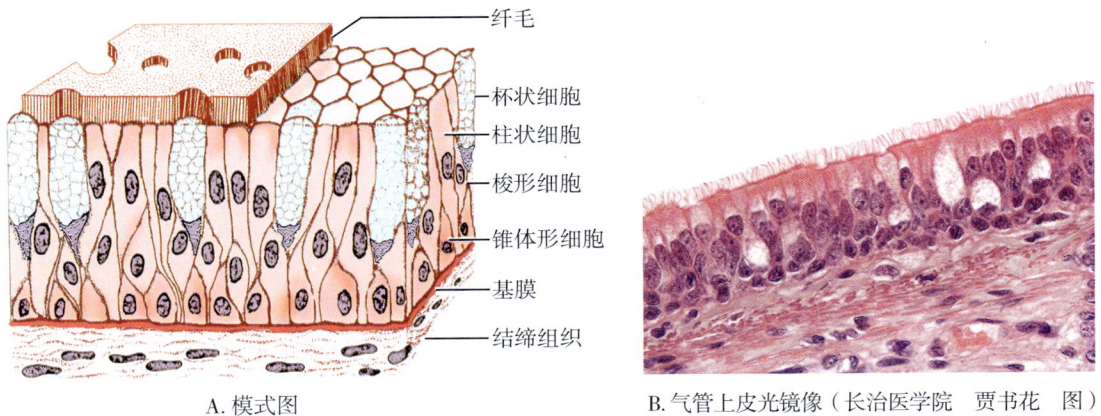

纤毛
杯状细胞
柱状细胞
梭形细胞
锥体形细胞
基膜
结缔组织

A. 模式图 　　　　B. 气管上皮光镜像（长治医学院　贾书花　图）

▲ 图 3-4　假复层纤毛柱状上皮

5. 复层扁平上皮（stratified squamous epithelium） 由多层细胞组成，因表层细胞呈扁平鳞片状，又称复层鳞状上皮（图3-5）。垂直切面上，细胞形状不一，紧贴基膜的一层细胞呈立方形或矮柱状，称基底层，是有分裂增殖能力的干细胞，HE染色呈嗜碱性；中间层由数层多边形细胞组成；表层为几层扁平细胞。根据表层细胞是否角化，分为角化的复层扁平上皮（如皮肤表皮）和未角化的复层扁平上皮（如口腔、食管和肛管黏膜等）。上皮的基底面与结缔组织的连接凹凸不平，扩大了两者的接触面积，既保证上皮组织的营养供应，又使连接更加牢固。复层扁平上皮较厚，具有耐摩擦和阻止异物入侵等作用，受损后有很强的再生修复能力。

6. 复层柱状上皮（stratified columnar epithelium） 深层为一层或几层多边形细胞，浅层为一层排列较整齐的柱状细胞。此种上皮只见于眼睑结膜、男性尿道和

ER-3-2　复层柱状上皮光镜像（图片）

一些腺的大导管等处。

7. 变移上皮（transitional epithelium） 分布于泌尿管道。主要特点是细胞的层数和形态可随器官的功能状态而变化。当膀胱空虚时，细胞的层数增多，上皮变厚，表层细胞呈大立方形；当膀胱充盈时，细胞层数减少，上皮变薄，表层细胞变扁。变移上皮表层细胞大而厚，常有双核，一个细胞可覆盖几个中间层细胞，故称盖细胞（图3-6）。

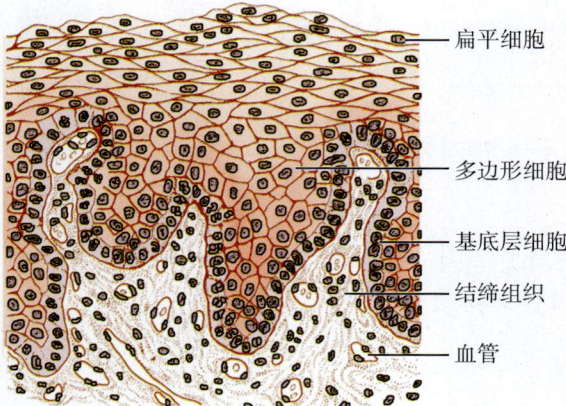

扁平细胞

多边形细胞

基底层细胞

结缔组织

血管

A. 模式图

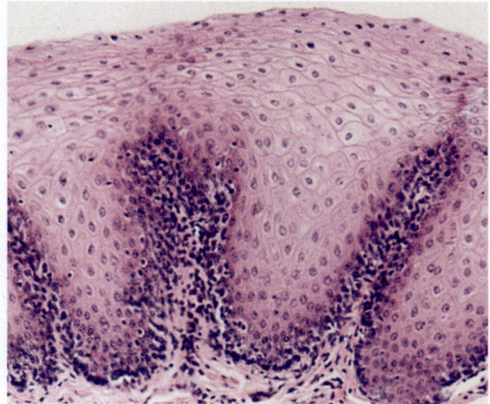

B. 食管上皮光镜像（长治医学院　贾书花　图）

▲ 图3-5　复层扁平上皮

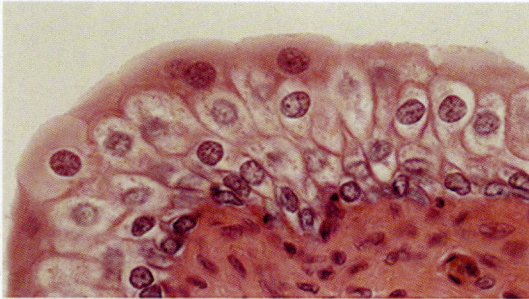

A. 膀胱空虚态

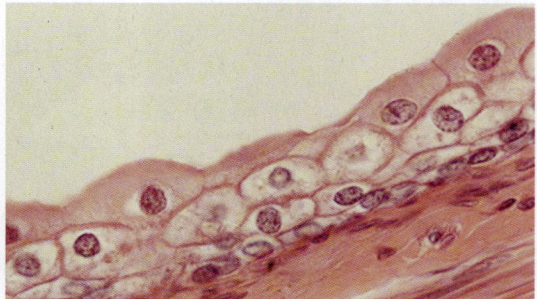

B. 膀胱扩张态

▲ 图3-6　变移上皮光镜像（长治医学院　贾书花　图）

相关链接 ｜ 人们习惯性将所有的恶性肿瘤都称作癌症，实际上根据肿瘤的细胞类型，分为癌和肉瘤两大类。癌专指由上皮组织（如鳞状上皮、腺上皮和变移上皮等）来源的恶性肿瘤，常见的有皮肤、食管、子宫颈的鳞状细胞癌，消化管、甲状腺和乳腺的腺癌，膀胱、肾盂的移行细胞癌等。上皮组织主要来源于内胚层和外胚层。而来源于中胚层（如纤维组织、血液、淋巴、脂肪组织、软骨组织、骨组织和肌组织等）的恶性肿瘤为肉瘤，如淋巴肉瘤、脂肪肉瘤、软骨肉瘤、骨肉瘤以及横纹肌肉瘤等。

（二）上皮细胞的特化结构

在上皮细胞的游离面、侧面和基底面常形成一些与功能相适应的特化结构，这些结构在其他组织的细胞中（如骨细胞、心肌纤维和平滑肌纤维等）也可见到。

1. 上皮细胞的游离面

（1）微绒毛（microvillus）：为上皮细胞游离面的细胞膜和部分细胞质伸出的细小指状突起。电镜下，细胞质内有许多纵行的微丝，微丝的上端附于微绒毛的顶端，下端伸入细胞质中并与终末网相连。吸收功能旺盛的细胞，微绒毛发达，光镜下即可见，如小肠吸收细胞游离面的纹状缘（striated border）（图3-3）和肾近端小管上皮细胞游离面的刷状缘（brush border）。微绒毛可显著扩大细胞游离面的表面积。

（2）纤毛（cilium）：上皮细胞游离面的细胞膜和部分细胞质伸出的较粗而长的突起。电镜下，纤毛的中央有两条微管，周围为9组成对的二联微管，二联微管的一侧有动力蛋白臂（图3-7）。动力蛋白臂附着于相邻的二联微管，使微管之间产生位移或滑动，导致纤毛整体的运动，纤毛的摆动具有节律性和定向性。如呼吸道上皮表面的纤毛可快速定向协调性摆动，把被吸入的灰尘和细菌等排出；输卵管上皮表面的纤毛摆动，有助于卵及受精卵的运输。在某些部位，如位觉和听觉感受器的毛细胞游离面的微绒毛细长，附睾管及输精管上皮游离面的微绒毛聚集成簇，这样的微绒毛均形似纤毛，但内部结构为微丝，不能运动，称静纤毛（stereocilium）。

ER-3-3 微绒毛透射电镜像（图片）

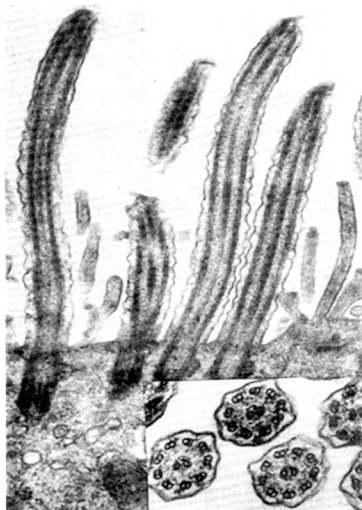

▲ 图3-7 气管上皮细胞纤毛电镜像
（吉林大学 尹昕、朱秀雄 图）

理论与实践 原发性纤毛运动不良症，又称不动纤毛综合征，是由纤毛结构缺陷引起的多发性遗传病，为常染色体隐性遗传。主要为纤毛动力蛋白臂或放射辐的缺陷，使纤毛失去运动能力。如病变在呼吸道黏膜，将引起纤毛不能摆动，纤毛传输功能障碍，导致反复感染；病变在精子，将使精子尾失去摆动能力，可致男性不育症。

ER-3-4 纤毛及不动纤毛横切面超微结构模式图（图片）

---

2. 上皮细胞的侧面

（1）紧密连接（tight junction）：又称闭锁小带，位于相邻细胞的侧面顶端。紧密连接处细胞膜的膜蛋白颗粒排列成2~4条线性结构，它们又交错形成网格，环绕细胞的顶端（图3-8）。相邻的细胞连接面上，这种网格互相吻合，蛋白颗粒与蛋白颗粒对接，封闭了细胞间隙，防止大分子物质通过细胞间隙进入深部组织。

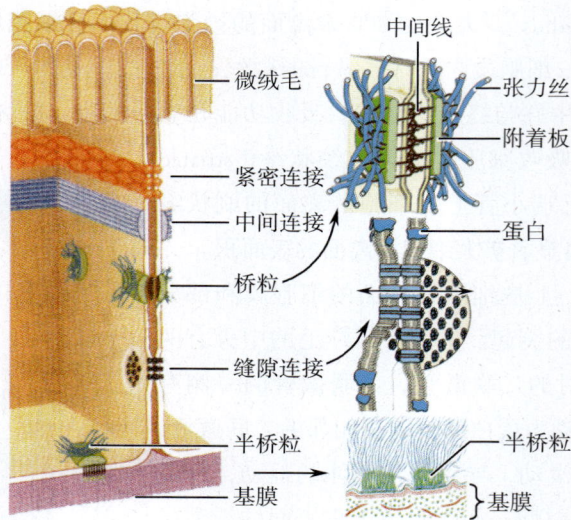

▲ 图3-8　细胞连接、半桥粒和基膜超微结构模式图

（2）中间连接（intermediate junction）：又称黏着小带，多位于紧密连接的深部，呈带状环绕上皮的顶部（图3-8）。相邻细胞间隙为15~20nm，内有低电子密度的丝状物连接相邻细胞膜，细胞质面有薄层致密物质和微丝附着，微丝组成终末网。中间连接有黏着、保持细胞形状和传递细胞收缩力的作用。

（3）桥粒（desmosome）：又称黏着斑，大小不等，呈圆盘状。相邻细胞间隙为20~30nm，其中有低电子密度的丝状物，并在中间密集形成纵行的中间线。间隙两侧的细胞质面，附有致密物质构成的附着板，细胞质中有许多张力丝呈U形黏附在附着板上（图3-8），起固定和支持作用。桥粒像铆钉一样将细胞牢固的连接起来，在易受摩擦的皮肤、食管等部位的复层扁平上皮中尤其发达。

（4）缝隙连接（gap junction）：又称通信连接，呈斑状。相邻细胞膜内有许多规则排列的柱状颗粒，颗粒由6个杆状的连接蛋白分子围成，其中央有直径约2nm的管腔（图3-8）。柱状颗粒对接，管腔通连，细胞间可借此相互交换某些小分子物质和离子，传递化学信息，调节细胞的分化和增殖。

> **问题与思考**
> 如果皮肤中的桥粒发生了病理改变，使表皮细胞间的连接松散，可能引起什么症状？

上述细胞连接，如果有两种或两种以上的连接结构紧邻存在，称连接复合体（junctional complex）。

3. 上皮细胞的基底面

（1）基膜（basement membrane）：是上皮细胞基底面与深部结缔组织之间的一层均质状的薄膜。HE染色不易分辨，但假复层纤毛柱状上皮的基膜较厚，呈粉红色。电镜下，基膜分两层，靠近上皮的部分为基板，与结缔组织相接的部分为网板。基板由上皮细胞分泌形成，网板是结缔组织中的成纤维细胞分泌而成，主要由网状纤维和基质构成（图3-8）。

基膜对上皮细胞有支持、连接和固着作用；基膜是半透膜，有利于上皮细胞和深部结缔组织进行物质交换；还能引导上皮细胞移动，影响细胞的增殖和分化。

（2）质膜内褶（plasma membrane infolding）：是上皮细胞基底面的细胞膜折向细胞质形成的皱褶，与细胞基底面垂直，光镜下称基底纵纹。电镜下，内褶两侧的细胞质内含较多与其平行排列的杆状线粒体（图3-9）。质膜内褶扩大了细胞基底部的表面积，利于上皮细胞的物质转运。

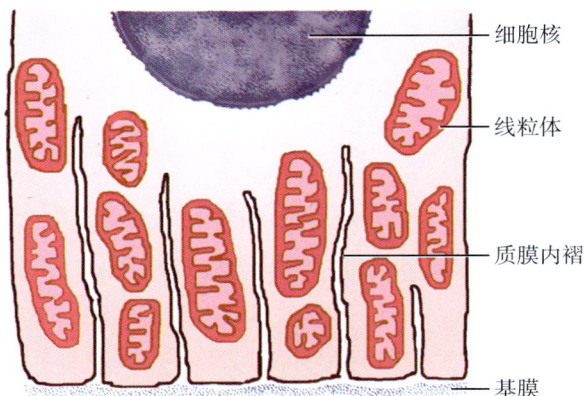

细胞核

线粒体

质膜内褶

基膜

▲ 图3-9　质膜内褶超微结构模式图

（3）半桥粒（hemi-desmosome）：是桥粒的一半，位于上皮细胞基底面，主要作用是将上皮细胞固着于基膜上（图3-8）。

临床案例 | 大疱性表皮松解症

ER-3-7

ER-3-7　大疱性表皮松解症（临床案例）

二、腺上皮与腺

以腺细胞为主要成分，以分泌功能为主的上皮，称腺上皮（glandular epithelium）；以腺上皮为主构成的结构或器官，称腺（gland）。

（一）腺的分类

在胚胎期，腺上皮起源于内胚层、中胚层或外胚层衍生的原始上皮。这些上皮细胞分裂增殖形成细胞索，长入深部的结缔组织中，分化成腺。腺包括外分泌腺和内分泌腺。外分泌腺有导管，其分泌物通过导管排到体表或管腔内，如汗腺、唾液腺和乳腺等；内分泌腺无导管，腺细胞周围有丰富的毛细血管，其分泌物（激素）释放入血液或淋巴中，运送至作用部位，如甲状腺、肾上腺和垂体等。本章只介绍外分泌腺。

（二）外分泌腺的结构

外分泌腺（除单细胞腺外）由分泌部和导管组成。

1. 分泌部　一般由单层腺细胞围成腺泡，中央是腺泡腔。根据腺细胞的结构和分泌物的性质，可将腺泡分为浆液细胞组成的浆液性腺泡、黏液细胞组成的黏液性腺泡和两种细胞共同组成的混合性腺泡（图3-10）。混合性腺泡常见的形式是黏液性腺泡末端附有几个浆液细胞，切片上呈半月状排列，可分泌酶和黏液。

（1）浆液细胞（serous cell）：又称蛋白质分泌细胞（protein secretory cell），细胞大多呈锥体形或柱状，核圆，靠近细胞基部；顶部细胞质有许多嗜酸性酶原颗粒，基部细胞质嗜碱性较强（图3-10）。电镜下，基底细胞质中含大量的粗面内质网，核上区有丰富的高尔基复合体及分泌颗粒（图3-11）。浆液细胞分泌稀薄的浆液，内含多种酶。

（2）黏液细胞（mucous cell）：又称糖蛋白分泌细胞（glycoprotein secreting cell），细胞多呈锥体形，核扁圆形，位于细胞基底部。电镜下，基底细胞质中含一定量的粗面内质网，核上区有丰富的高尔基复合体和大量的黏原颗粒（图3-12）。HE染色时，因黏原颗粒被溶解而使细胞质呈泡沫状或空泡状，染色较浅（图3-10）。黏液细胞可分泌糖蛋白，释放后与水结合形成黏液。杯状细胞即为黏液细胞。

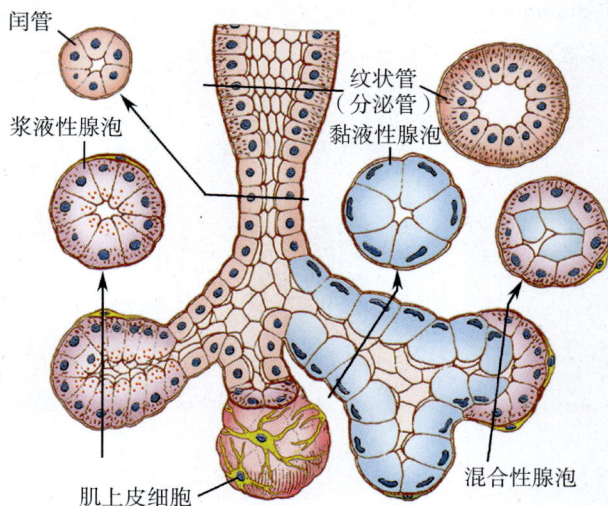

▲ 图3-10　各种腺泡及导管模式图

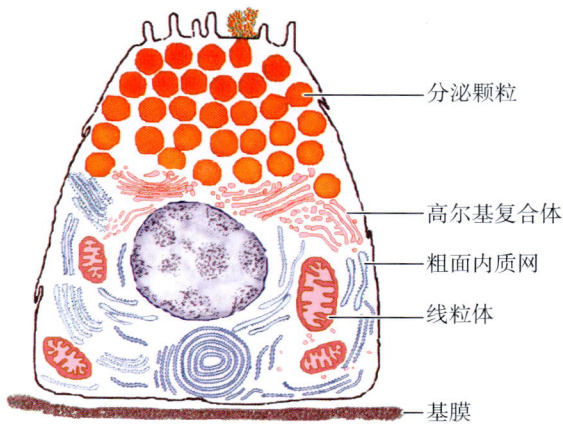

▲ 图 3-11　蛋白质分泌细胞超微结构模式图

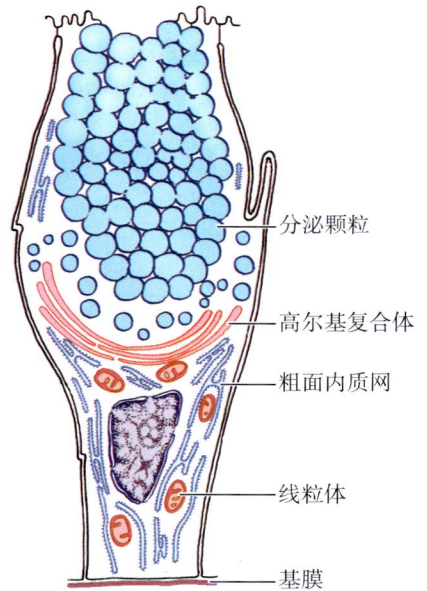

▲ 图 3-12　黏液细胞超微结构模式图

2. 导管　连接分泌部，由单层或复层上皮构成，开口于体表或管腔内，为排出分泌物的管道。有的导管上皮细胞兼有分泌功能。

外分泌腺根据导管有无分支，分为单腺和复腺；按分泌部的形态，又可分为单管状腺、单泡状腺、复管状腺、复泡状腺和复管泡状腺。

ER-3-9　第三章　上皮组织（思维导图）

复习参考题

ER-3-10
第三章
自测题

选择题：

1. 内皮分布于
   A. 血管腔面
   B. 体腔内表面
   C. 呼吸道腔面
   D. 消化管腔面
   E. 泌尿管道腔面

2. 下列哪一项不是上皮组织的特点
   A. 主要有被覆上皮和腺上皮

   B. 分布于有腔器官的腔面
   C. 含丰富血管、神经
   D. 具有保护作用
   E. 有些具有感觉功能

3. 对小肠单层柱状上皮的描述，错误的是
   A. 从表面观察细胞呈多边形
   B. 柱状上皮细胞核靠近基底部

C. 极性明显，柱状细胞游离面有纤毛

D. 从垂直切面观察，细胞呈柱状

E. 所有组成细胞均位于基膜上

4. 上皮细胞侧面不存在的细胞连接是

A. 中间连接

B. 桥粒

C. 半桥粒

D. 紧密连接

E. 缝隙连接

5. 患者，男，50岁。咳嗽、咳痰半年。其呼吸道最有可能发生病变的上皮是

A. 单层扁平上皮

B. 单层柱状上皮

C. 复层柱状上皮

D. 假复层纤毛柱状上皮

E. 变移上皮

选择题答案：1. A 2. C 3. C 4. C 5. D

简答题：

1. 简述上皮组织的结构特点。

2. 简述被覆上皮的分类及主要分布。

（王世鄂）

第四章 结缔组织

学习目标

知识目标		
	掌握	熟记疏松结缔组织细胞的结构和主要功能；归纳疏松结缔组织纤维的结构特点和主要功能；比较血细胞的结构特点和主要功能。
	熟悉	简述疏松结缔组织基质的成分和主要功能；简述软骨组织和骨组织的基本结构；概述软骨细胞、成骨细胞和破骨细胞的结构特点和主要功能。
	了解	理解致密结缔组织、脂肪组织和网状组织的结构特点；了解骨发生的主要过程；了解血细胞发生中的基本概念和形态变化的基本规律。
能力目标		1. 根据结缔组织细胞的结构特点，理解其相应的功能。
		2. 根据血细胞功能，理解其数量变化与临床疾病的关系。
素质目标		1. 通过对疏松结缔组织细胞的学习，认同形态与功能的辩证关系。
		2. 学习血细胞的功能和其在相关临床疾病时的数量变化，启发基础知识与临床知识融合的思维方式。

结缔组织（connective tissue）由散在的细胞和大量的细胞外基质构成。细胞种类多，数量少，无极性；细胞外基质包括丝状的纤维和无定形的基质，基质内含有组织液。结缔组织分布广泛，广义的结缔组织包括固有结缔组织（疏松结缔组织、致密结缔组织、脂肪组织和网状组织）、软骨组织、骨组织和血液；一般所说的（狭义的）结缔组织是指固有结缔组织。结缔组织来源于胚胎时期的间充质（mesenchyme），由星形的间充质细胞和无定形的基质构成。

一、固有结缔组织

（一）疏松结缔组织

疏松结缔组织（loose connective tissue）又称蜂窝组织，广泛分布在器官、组织和细胞之间，具有连接、支持、营养、保护、修复和防御等功能。其结构特点为细胞种类多，纤维数量较少，排列稀疏，方向不一，包埋在大量基质内。

1. 细胞　分为两类：一类为经常存在的定居细胞，包括成纤维细胞、脂肪细胞和未分化的间充质细胞；另一类为暂时存在的游走细胞，包括巨噬细胞、肥大细胞、浆细胞和白细胞（图4-1）。

（1）成纤维细胞（fibroblast）：在疏松结缔组织中数量最多。胞体大，多呈扁平形，突起多；

细胞质弱嗜碱性；核大，浅染，核仁明显（图4-1，图4-2）。电镜下，细胞质内有大量的粗面内质网、游离核糖体和发达的高尔基复合体（图4-3）。其主要功能是合成胶原蛋白和弹性蛋白形成纤维，以及合成和分泌蛋白多糖和糖蛋白等基质成分。

功能处于静止状态的成纤维细胞，称纤维细胞（fibrocyte），胞体较小，呈长梭形，细胞质弱嗜酸性，核小，深染。电镜下，细胞质内粗面内质网和高尔基复合体不发达（图4-3）。在创伤等情况下，纤维细胞可转化为功能活跃的成纤维细胞，产生纤维和基质，参与组织修复。

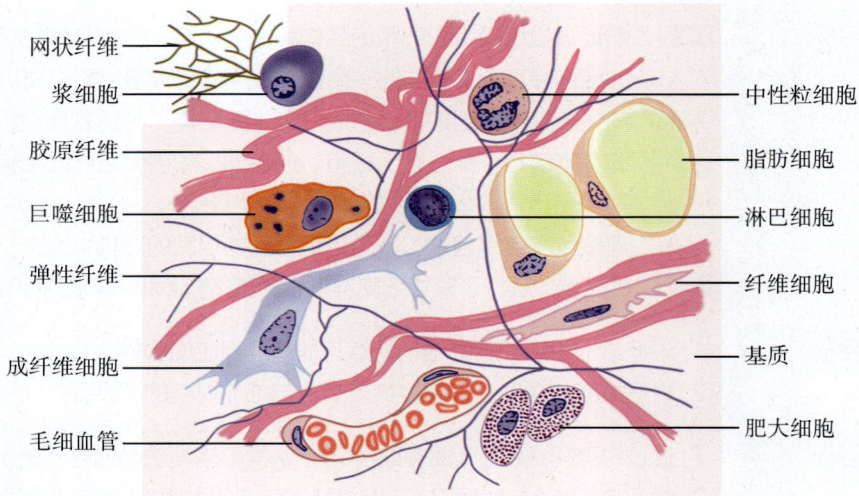

▲ 图4-1　疏松结缔组织模式图

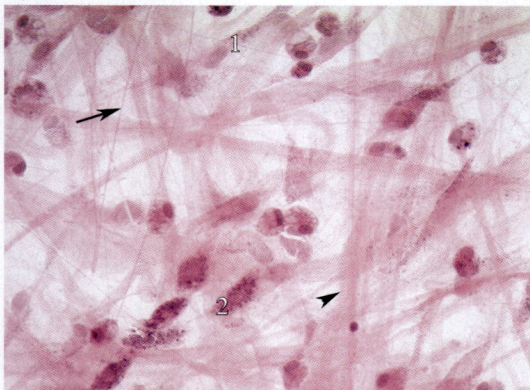

▲ 图4-2　疏松结缔组织光镜像（鼠肠系膜铺片，腹腔注射台盼蓝，HE与醛复红染色）（南华大学医学院　图）
1. 成纤维细胞；2. 巨噬细胞；➤ 胶原纤维；→ 弹性纤维。

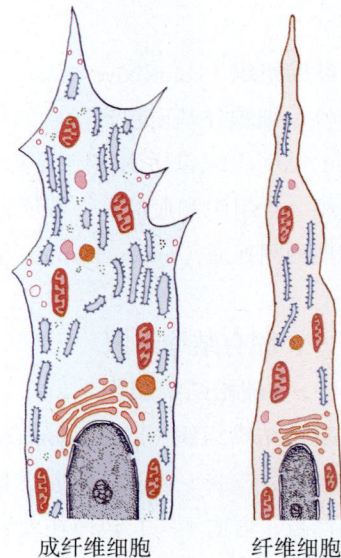

▲ 图4-3　成纤维细胞和纤维细胞超微结构模式图

（2）巨噬细胞（macrophage）：来源于血液中的单核细胞，包括功能活跃游走的巨噬细胞和散在分布、定居的巨噬细胞，后者又称组织细胞（histocyte）。游走的巨噬细胞可伸出伪足而呈不规则形；细胞质丰富，嗜酸性，细胞质内常可见吞噬的异物；核小，深染（图4-4）。电镜下，细胞表面有许多皱褶、微绒毛，细胞质内含大量溶酶体、吞噬体、吞饮小泡和残余体，近细胞膜处有大量微丝和微管，参与变形运动（图4-5）。巨噬细胞具有趋化性和强大的吞噬功能；能捕获、处理和呈递抗原，参与和调节免疫应答；能分泌溶菌酶、补体和细胞因子等多种生物活性物质。

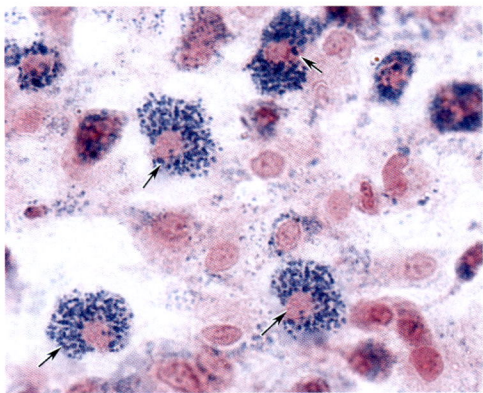

▲ 图4-4　巨噬细胞光镜像
（大连医科大学　图）

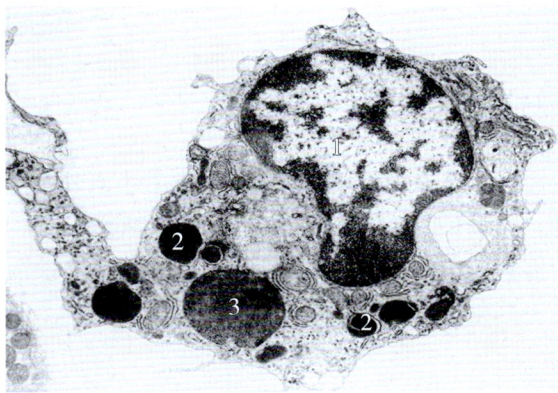

▲ 图4-5　脾内巨噬细胞电镜像
（吉林大学白求恩医学院　尹昕、朱秀雄　图）
1. 细胞核；2. 溶酶体；3. 吞噬的衰老红细胞。

（3）浆细胞（plasma cell）：来源于B淋巴细胞，在慢性炎症和病原菌易侵入的部位，如消化管、呼吸道的黏膜固有层内较多。胞体圆形或卵圆形；细胞质丰富，嗜碱性，核旁有一浅染区；核圆，常偏位，异染色质附着于核膜辐射状排列，呈车轮状（图4-6）。电镜下，细胞质内含大量的粗面内质网和发达的高尔基复合体（图4-7）。浆细胞能合成和分泌免疫球蛋白（抗体），参与体液免疫。

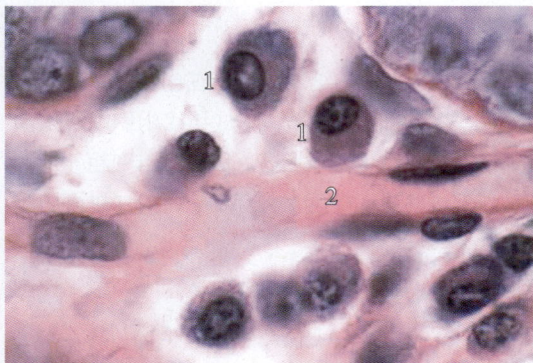

▲ 图4-6 浆细胞光镜像（南方医科大学 图）
1.浆细胞；2.毛细血管。

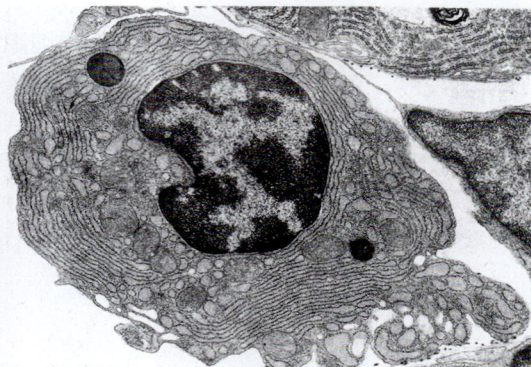

▲ 图4-7 浆细胞透射电镜像
（吉林大学白求恩医学院 尹昕、朱秀雄 图）

相关链接 | B淋巴细胞与体液免疫

ER-4-2 B淋巴细胞与体液免疫（拓展阅读）

（4）肥大细胞（mast cell）：常沿小血管和小淋巴管分布。胞体大，圆形或卵圆形；核小而圆，居中；细胞质内充满粗大的分泌颗粒（图4-8）。分泌颗粒具有水溶性和异染性的特点，其内含肝素、组胺和嗜酸性粒细胞趋化因子等，细胞质内含有白三烯。当肥大细胞受过敏原刺激后，可大量释放颗粒内容物（脱颗粒）及白三烯，引起过敏反应。

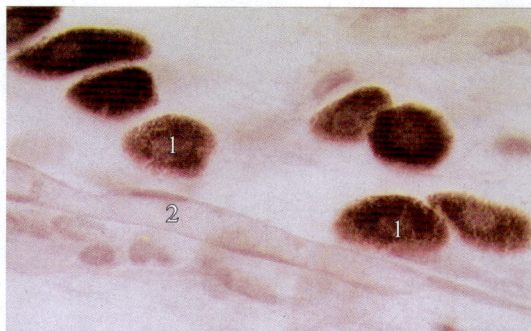

▲ 图4-8 肥大细胞（肠系膜铺片，硫堇染色 南华大学医学院 图）
1.肥大细胞；2.毛细血管。

（5）脂肪细胞（fat cell）：单个或成群存在。胞体大，直径50~100μm，呈球形或相互挤压呈多边形；细胞核及薄层细胞质被一个大脂滴挤到细胞周缘呈新月形（图4-1）；HE染色切片中，因脂滴被溶解呈空泡状。脂肪细胞有合成和储存脂肪、参与脂类代谢的功能。

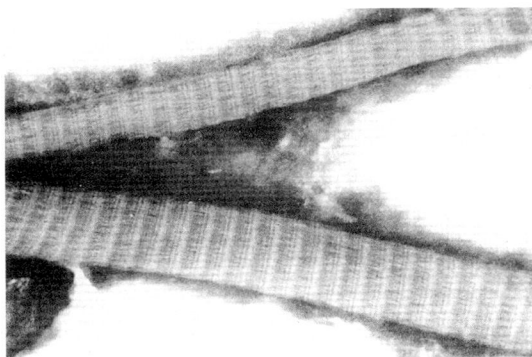

（6）未分化的间充质细胞（undifferentiated mesenchymal cell）：主要分布在毛细血管周围，形态与成纤维细胞相似，在HE染色切片上不易区分。它是成体结缔组织内的干细胞，在炎症及创伤修复时可增殖分化为成纤维细胞、平滑肌纤维和内皮细胞等。

（7）白细胞（leukocyte）：来自血液，主要为中性粒细胞、嗜酸性粒细胞和淋巴细胞等，此类细胞可穿出血管壁，游走至疏松结缔组织行使免疫防御功能。

2. 纤维（fiber）　包括胶原纤维、弹性纤维和网状纤维。

（1）胶原纤维（collagenous fiber）：数量最多，新鲜时呈白色，又称白纤维。HE染色呈粉红色，粗细不等，相互交织成网（图4-2）。电镜下，胶原纤维由更细的胶原原纤维黏合形成，呈明暗交替的周期性横纹（图4-9）。胶原原纤维主要由成纤维细胞产生的Ⅰ型胶原蛋白构成，韧性大，抗拉力强。

（2）弹性纤维（elastic fiber）：新鲜时呈黄色，又称黄纤维。弹性纤维较细，末端常卷曲，交织成网，HE染色呈浅红色，不易与胶原纤维区别（图4-2），醛复红或地衣红可将弹性纤维染成紫色或棕褐色（图7-2）。弹性纤维由弹性蛋白和微原纤维组成（图2-13），无周期性横纹，具有弹性。

▲ 图4-9　胶原纤维透射电镜像

（3）网状纤维（reticular fiber）：较细而分支多，相互交织成网。网状纤维由Ⅲ型胶原蛋白组成，电镜下也见周期性横纹。由于胶原蛋白表面附有蛋白多糖和糖蛋白，可被银盐染成黑色。网状纤维主要分布在网状组织、基膜的网板等处；造血器官和淋巴器官中含有较多网状纤维，构成微细的支架。

3. 基质（ground substance）　由蛋白多糖和结构性糖蛋白等生物大分子构成的

无定形胶状物（参见第二章），填充在细胞和纤维之间，其内含有组织液，是细胞赖以生存的体液环境。

（1）蛋白多糖（proteoglycan，PG）：由糖胺聚糖（如透明质酸、硫酸软骨素等）和蛋白质结合而成的聚合物，是基质的主要成分。大量蛋白多糖聚合形成具有许多微孔隙的分子筛，具有屏障作用（图4-10）。溶血性链球菌及肿瘤细胞等能产生透明质酸酶分解透明质酸，破坏基质结构，便于炎症扩散及肿瘤细胞转移。

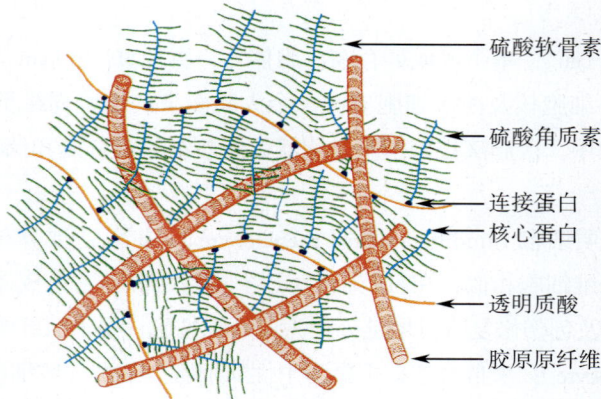

硫酸软骨素
硫酸角质素
连接蛋白
核心蛋白
透明质酸
胶原原纤维

▲ 图4-10　胶原原纤维及分子筛模式图

（2）糖蛋白（glycoprotein）：是指除胶原蛋白和弹性蛋白这类纤维性糖蛋白以外的糖蛋白，主要成分是蛋白质，其上附有多糖。主要有纤维粘连蛋白和层粘连蛋白等（参见第二章）。

（3）组织液（tissue fluid）：是从毛细血管动脉端渗入到基质中的水和溶于其中的糖和电解质等。细胞通过组织液获得营养物质和氧，排出代谢产物和二氧化碳；组织液又从毛细血管的静脉端及毛细淋巴管返回到血液。组织液不断循环更新，保持动态平衡，如果组织液的产生和回流失去平衡，使基质中组织液含量增多或减少，可导致组织水肿或脱水。

（二）致密结缔组织

致密结缔组织（dense connective tissue）以纤维成分为主，细胞和基质成分少，其纤维粗大，排列紧密，主要起支持、连接和保护作用。根据纤维的排列方式及种类不同，分为规则致密结缔组织、不规则致密结缔组织和弹性组织。肌腱为规则致密结缔组织，其中的胶原纤维顺着应力方向密集平行排列成束，形态特殊的成纤维细胞（腱细胞）在纤维间成行排列（图4-11）。真皮、巩膜和器官被膜为不规则致密结缔组织，粗大的胶原纤维束纵横交错排列（图4-12）。韧带为弹性组织，粗大的弹性纤维平行排列成束。

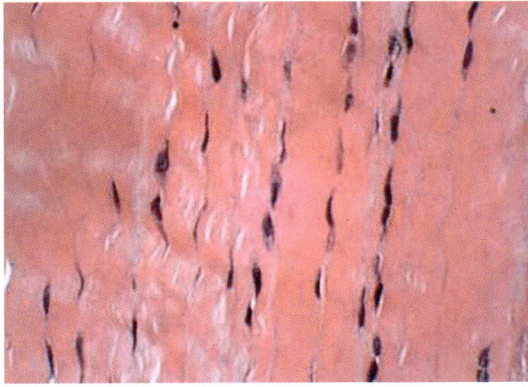

▲ 图4-11　规则致密结缔组织光镜像
（肌腱纵切面）

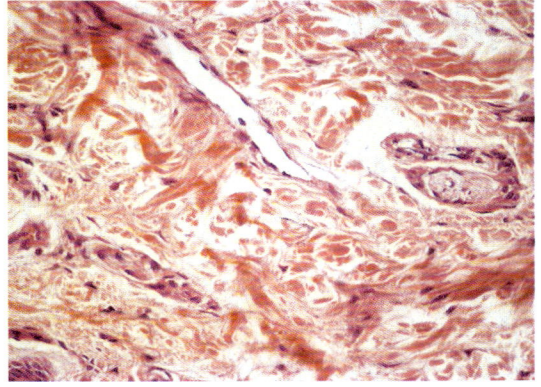

▲ 图4-12　不规则致密结缔组织光镜像
（皮肤真皮　南华大学医学院　图）

（三）脂肪组织

　　脂肪组织（adipose tissue）由大量群集的脂肪细胞构成，被少量疏松结缔组织分隔成小叶。根据脂肪细胞结构和功能的不同，分为黄色脂肪组织与棕色脂肪组织（图4-13）。通常所说的脂肪组织是指黄色脂肪组织，主要分布在皮下组织、网膜和黄骨髓等处，因脂肪细胞中央只有一个大的脂滴，又称单泡脂肪细胞。黄色脂肪组织是体内最大的储能库，还有维持体温、缓冲、保护和填充等功能；单泡脂肪细胞还能分泌瘦素，参与调节新脂肪形成。棕色脂肪组织由大量多泡脂肪细胞集聚而成，组织中有丰富的毛细血管，多泡脂肪细胞较小，细胞质内散在许多大小不等的脂滴，线粒体丰富，核圆，居中；棕色脂肪组织在新生儿及冬眠动物体内较多，为机体活动提供热能。

ER-4-7

ER-4-7　单泡脂肪细胞和多泡脂肪细胞超微结构模式图（图片）

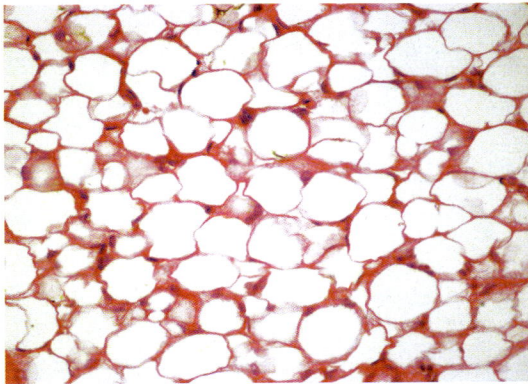

A. 黄色脂肪组织（南华大学医学院　图）

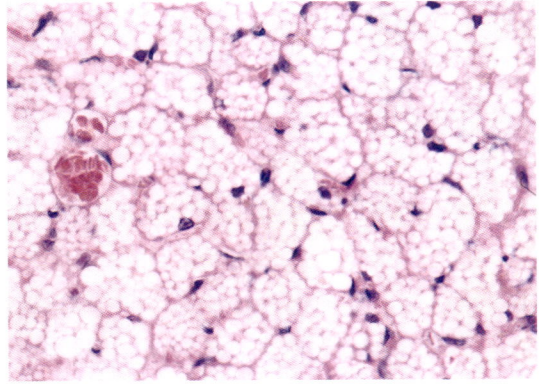

B. 棕色脂肪组织（北京大学医学院　唐军民　图）

▲ 图4-13　脂肪组织光镜像

（四）网状组织

网状组织（reticular tissue）（图4-14）由网状细胞、网状纤维和基质构成。网状细胞呈星形，细胞质弱嗜碱性；核大，染色浅，核仁明显。网状纤维由网状细胞产生，交织成网，形成网状细胞依附的支架。网状组织主要参与构成淋巴组织和造血组织，为淋巴细胞发育和血细胞发生提供适宜的微环境。

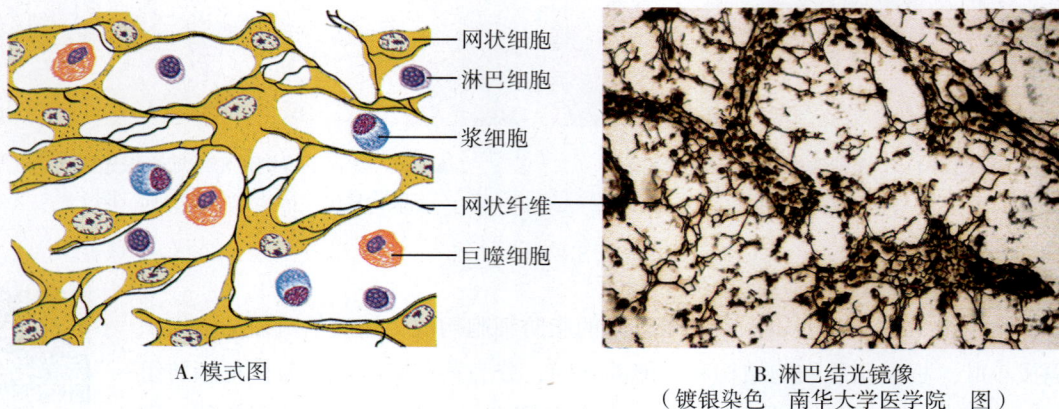

网状细胞
淋巴细胞
浆细胞
网状纤维
巨噬细胞

A. 模式图　　　　　　　　　　　　　　　　B. 淋巴结光镜像
（镀银染色　南华大学医学院　图）

▲ 图4-14　网状组织

二、软骨

软骨（cartilage）由软骨组织及其周围的软骨膜构成，是胚胎早期的主要支架，随着胎儿发育逐渐被骨取代。在成体，软骨仅散在分布。

（一）软骨组织

软骨组织（cartilage tissue）是固态的结缔组织，由软骨细胞和软骨基质组成。

1. 软骨细胞（chondrocyte） 包埋在软骨基质中，所在的腔隙，称软骨陷窝（cartilage lacuna）。软骨细胞的形态、大小和分布有一定的规律。软骨周边部胞体小，幼稚，单个存在，呈扁椭圆形；从周边向中央，细胞逐渐长大成熟，呈椭圆形或圆形，细胞质弱嗜碱性，常2~8个聚集在一起，因这些细胞是由一个软骨细胞分裂而来，故称同源细胞群（isogenous group）（图4-15）。电镜下，可见丰富的粗面内质网和发达的高尔基复合体，还有较多的糖原和脂滴。软骨细胞合成和分泌软骨组织的纤维和基质。

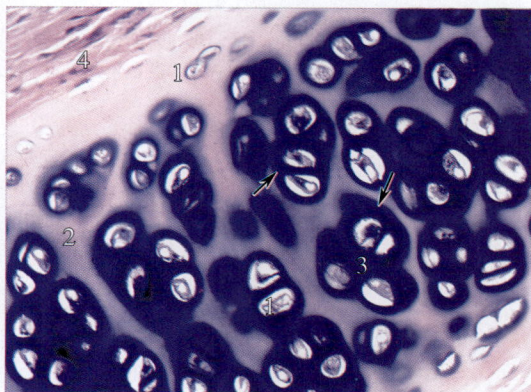

▲ 图4-15　透明软骨光镜像（南华大学医学院　图）
1. 软骨细胞；2. 基质；3. 同源细胞群；
4. 软骨膜；→ 软骨囊。

2. 软骨基质（cartilage matrix） 即软骨细胞产生的细胞外基质，由无定形基质和纤维构成。基质的主要成分是蛋白多糖和水，还有一定量的糖蛋白（如软骨粘连蛋白和锚蛋白 C II 等）。软骨陷窝周围的基质中含硫酸软骨素较多，呈强嗜碱性，称软骨囊（cartilage capsule）（图4-15）。

（二）软骨膜

除关节软骨外，软骨组织表面均被覆软骨膜（perichondrium）（图4-15），为一薄层致密结缔组织，内含血管和成软骨细胞，具有保护、营养软骨组织及形成软骨的功能。

（三）软骨的类型

根据软骨基质内所含纤维的不同，分为透明软骨、弹性软骨和纤维软骨。

1. 透明软骨（hyaline cartilage） 其纤维是由 II 型胶原蛋白构成的胶原原纤维，纤维很细，折光率与基质接近，故 HE 染色切片上不能分辨（图4-15）。透明软骨新鲜时为淡蓝色半透明状，略具弹性和韧性；分布于关节、肋和呼吸道管壁等处。

2. 弹性软骨（elastic cartilage） 基质中含有大量交织分布的弹性纤维，因而具有较强的弹性（图4-16）。分布于耳郭、会厌等处。

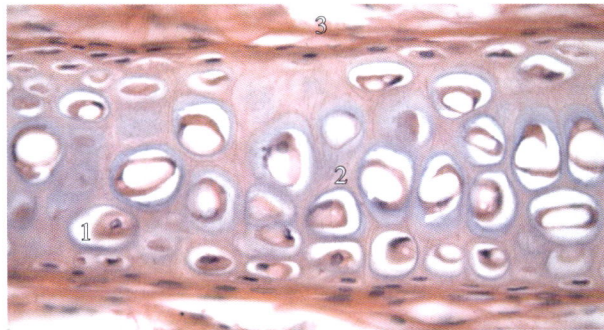

▲ 图4-16 弹性软骨光镜像（南华大学医学院 图）
1. 软骨细胞；2. 弹性纤维；3. 软骨膜。

3. 纤维软骨（fibrocartilage） 基质少，大量的胶原纤维束平行或交叉排列，故具有强大的韧性；软骨细胞成行分布在纤维束之间（图4-17）。纤维软骨分布于椎间盘、耻骨联合及关节盘等处。

三、骨

骨由骨组织、骨膜和骨髓等构成，具有运动、保护和支持等功能。

（一）骨组织的结构

骨组织（osseous tissue）由细胞外基质和多

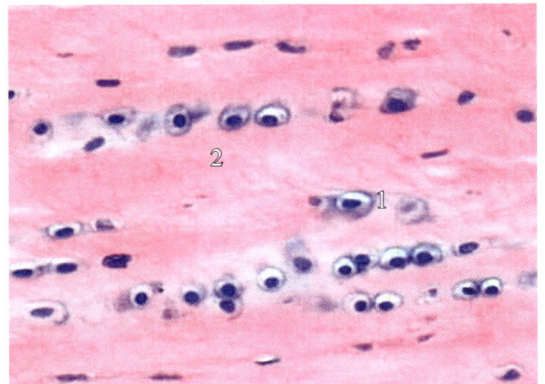

▲ 图4-17 纤维软骨光镜像（南华大学医学院 图）
1. 软骨细胞；2. 胶原纤维束。

种细胞组成。细胞外基质中有大量钙盐沉积，又称骨基质。

1. 骨基质（bone matrix） 由有机质和无机质构成，含极少量的水。

（1）有机质：约占骨干重的35%，包括大量胶原纤维和少量无定形基质，基质由骨细胞分泌形成，呈凝胶状，主要成分是糖胺聚糖和多种糖蛋白。

（2）无机质：又称骨盐，约占骨干重的65%，以羟基磷灰石结晶形式存在，呈细针状，沿胶原原纤维长轴沉积并与之紧密结合。

骨基质中胶原纤维平行排列并借无定形基质黏合在一起，其上有骨盐沉积，形成板层状结构，称骨板（bone lamella）。骨板成层排列，同一层骨板内的胶原纤维平行排列，相邻两层骨板内的纤维相互垂直，这种结构使骨的强度增大。

2. 骨组织的细胞 骨组织的细胞类型包括骨祖细胞、成骨细胞、骨细胞和破骨细胞（图4-18）。

（1）骨祖细胞（osteoprogenitor cell）：为骨组织中的干细胞，位于骨组织表面贴近骨膜处。胞体小，呈梭形，核椭圆形，细胞质弱嗜碱性，能增殖分化为成骨细胞。

（2）成骨细胞（osteoblast）：分布在骨组织的表面。细胞呈立方形或矮柱状，表面有许多细小突起，与相邻的成骨细胞及邻近的骨细胞以突起相连；核大而圆，核仁明显；细胞质嗜碱性。电镜下，粗面内质网和高尔基复合体发达。成骨细胞合成和分泌骨基质的有机成分，形成类骨质（osteoid），同时向类骨质中释放基质小泡（图4-19A），基质小泡是类骨质钙化的重要结构。骨盐沉积后，类骨质则成为骨基质，而被包埋其中的成骨细胞则成熟为骨细胞。

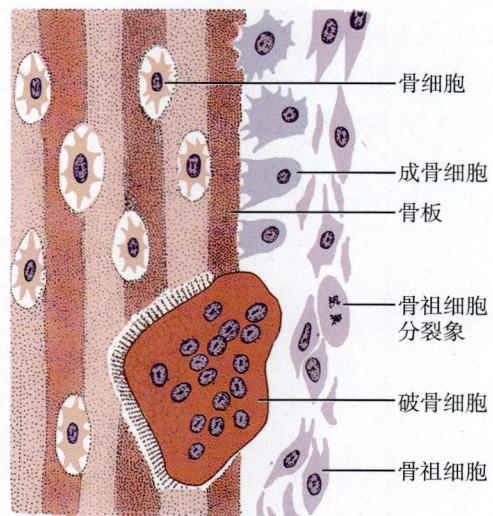

▲ 图4-18　骨组织的各种细胞模式图

骨细胞
成骨细胞
骨板
骨祖细胞分裂象
破骨细胞
骨祖细胞

（3）骨细胞（osteocyte）：数量最多，包埋于骨基质中，分散于骨板间或骨板内。细胞呈扁椭圆形，多突起，细胞质弱嗜碱性或嗜酸性，核扁圆、染色深。电镜下，细胞质内有少量溶酶体、线粒体和粗面内质网。骨细胞胞体所在的腔隙，称骨陷窝（bone lacuna），突起所在的腔隙，称骨小管（bone canaliculus）（图4-21）；相邻骨细胞的突起之间有缝隙连接，骨小管彼此相通，传递营养。

（4）破骨细胞（osteoclast）：数量较少，散在分布于骨组织边缘。破骨细胞是一种多核巨细胞，由多个单核细胞融合而成，核6~50个不等；细胞质嗜酸性。电镜下，贴近骨基质的一侧有发达的微绒毛，即光镜下的皱褶缘（ruffled border）；在其周围有一道环形、含大量微丝而无其他细胞器的亮区；皱褶缘基部细胞质含大量初级溶酶体、吞饮泡和次级溶酶体（图4-19B）。亮区与骨基质紧密贴附，构成一个特殊的微环境，破骨细胞在此释放有机酸和多种水解酶，溶解和吸收骨基质，参与骨的重建和维持血钙的平衡。

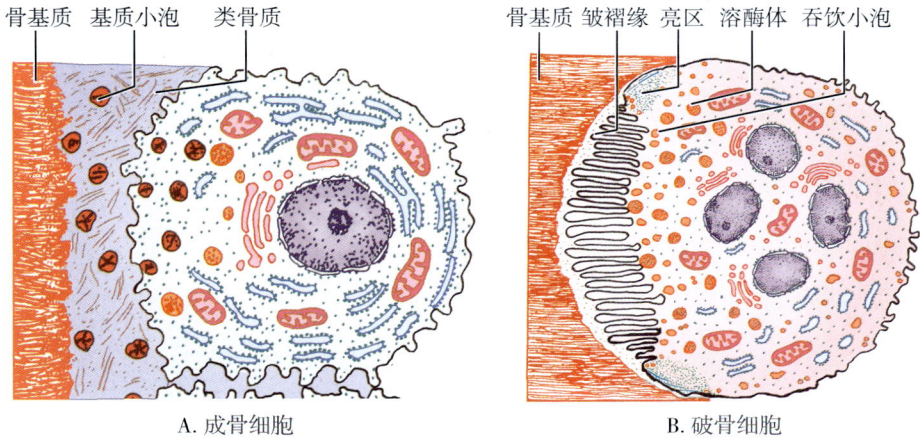

骨基质　基质小泡　类骨质　　　　　骨基质 皱褶缘 亮区 溶酶体 吞饮小泡

A. 成骨细胞　　　　　　　　　　　　B. 破骨细胞

▲ 图4-19　成骨细胞和破骨细胞超微结构模式图

（二）长骨的结构

长骨由骨密质、骨松质、骨膜、骨髓、关节软骨、血管及神经等构成。

1. 骨密质（compact bone）　位于骨干，以及骨骺的外侧。骨板排列十分规则，按其排列方式分为环骨板、骨单位和间骨板。

（1）环骨板（circumferential lamella）：是环绕骨干内、外表面的骨板，分别称内环骨板和外环骨板。外环骨板厚，数层到数十层，绕骨干外表面平行排列，最外层与骨外膜相贴；内环骨板较薄，仅由数层骨板组成，内面衬有骨内膜（图4-20）。内、外环骨板内横向穿越的小管，称穿通管（perforating canal），与纵向排列的骨单位的中央管相通连，内含血管、神经及少量疏松结缔组织。

（2）骨单位（osteon）：又称哈弗斯系统（Haversian system），位于内外环骨板之间，数量多，长筒状，长轴与骨干的纵轴平行。骨单位由多层同心圆排列的骨板围绕中央管（central canal）构成，中央管内有血管、神经和结缔组织（图4-20，图4-21）。

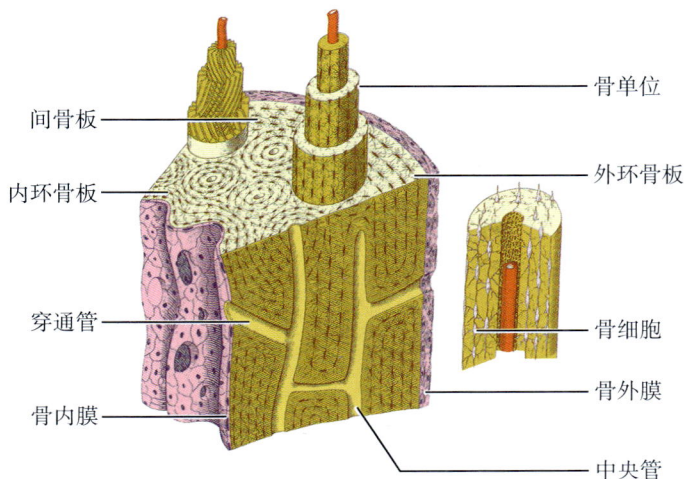

▲ 图4-20　长骨骨干结构模式图

（3）间骨板（interstitial lamella）：位于骨单位之间或骨单位与环骨板之间的一些不规则的骨板（图4-20），是骨生长和改建过程中骨单位或内外环骨板被吸收后残留的部分。

2. **骨松质（spongy bone）** 分布于骨骺，以及骨干的内表面。由大量针状或片状骨小梁相互连接而成的多孔隙网架，网孔与骨干中央的腔连通，共同构成骨髓腔。骨小梁由几层平行排列的骨板和骨细胞构成。

3. **骨膜（periost）** 除关节面以外，骨的外表面覆以骨外膜（periosteum）；在骨髓腔面、穿通管和中央管的内表面、骨小梁的表面均覆以骨内膜（endosteum）。骨膜的主要功能是营养骨组织，参与骨的生长和修复。

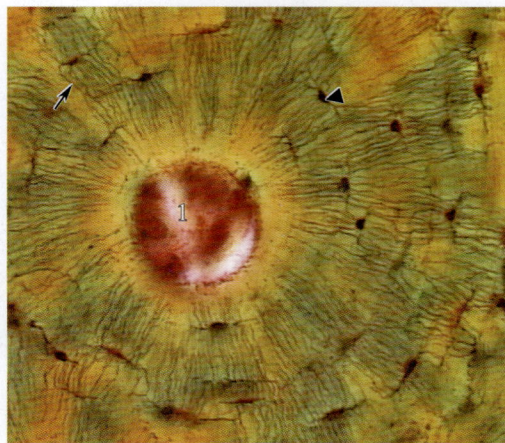

▲ 图4-21　骨单位
（苦味酸染色　南华大学医学院　图）
1. 中央管；▲骨陷窝；→骨小管。

相关链接　|　骨的生长发育

ER-4-8　骨的生长发育（拓展阅读）

（三）骨的发生

骨来源于胚胎时期的间充质，其发生方式有两种。

1. **膜内成骨（intramembranous ossification）** 即在间充质内直接成骨，扁骨和不规则骨以此方式发生。胚胎发生早期，在将要形成骨的部位，中胚层的间充质首先分化为原始的结缔组织膜，接着血管增生，间充质细胞增殖、密集成未来骨的雏形，随后间充质细胞分化为骨祖细胞，继之进一步分化为成骨细胞，分泌类骨质，再钙化为骨基质。成骨区周围的间充质分化为骨膜。

2. **软骨内成骨（endochondral ossification）** 由间充质首先分化成软骨雏形，然后软骨逐渐被骨组织取代，常见于四肢骨、躯干骨的发生（图4-22）。

四、血液

血液（blood）是在心血管系统内循环流动的一种特殊的结缔组织，约占体重的7%，成人约5L，由血浆和血细胞组成。血浆（plasma）相当于结缔组织中的细胞外基质，为淡黄色的液体，其中90%是水，其余为血浆蛋白（白蛋白、球蛋白和纤维蛋白原等）、脂蛋白、酶、激素、多种营养物质和代谢产物等。当血液流出血管发生凝血时，溶解状态的纤维蛋白原则转变为不溶解状态的纤维蛋白（相当于结缔组织中的纤维），网络血细胞形成凝血块，周围析出淡黄色透明的液体，称血清（serum），相当于结缔组织中的基质。血细胞（blood cell）约占血液容积的45%，包括红细胞、白细胞和血小板。

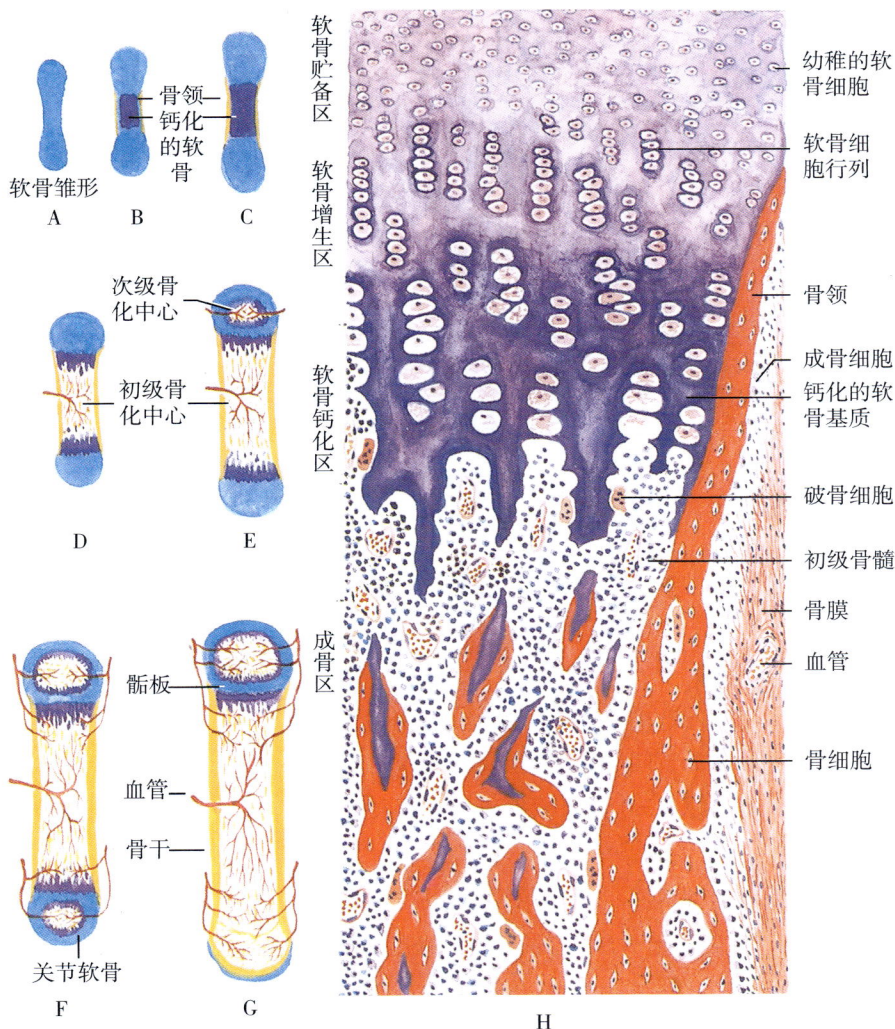

▲ 图4-22　长骨发生与生长
A～G示软骨内成骨及长骨生长；H示软骨被骨取代过程。

血细胞的形态、数量、百分比和血红蛋白含量的测定结果，称血象。血涂片通常采用瑞氏染色（Wright staining）或吉姆萨染色（Giemsa staining），光镜下进行形态学观察（图4-23）。

（一）红细胞

红细胞（erythrocyte，red blood cell）直径7.5～8.5μm，呈双凹圆盘状，中央薄，周缘厚。红细胞的这种结构与同体积的球形结构相比，表面积增大约25%，并且细胞内任何一点距离细胞表面

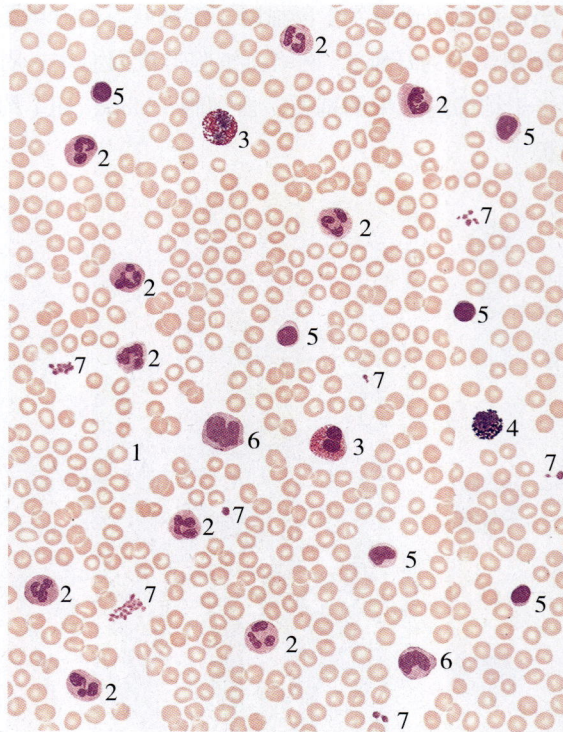

▲ 图4-23　血细胞（瑞氏染色　郝立宏　图）

1. 红细胞；2. 中性粒细胞；3. 嗜酸性粒细胞；4. 嗜碱性粒细胞；
5. 淋巴细胞；6. 单核细胞；7. 血小板。

都不超过 $0.85\mu m$，与细胞内外迅速交换气体相适应。成熟红细胞无细胞核，也无细胞器，细胞质内充满血红蛋白（hemoglobin，Hb），血红蛋白结合和运输 O_2 和 CO_2。成人红细胞的正常值：男性（$4.0\sim5.5$）$\times 10^{12}/L$，女性（$3.5\sim5.0$）$\times 10^{12}/L$。正常成人血红蛋白的含量：男性 120~150g/L，女性110~140g/L。

　　红细胞膜上有 A、B 血型抗原，Rh 抗原等，分别构成人类的 ABO 血型系统和 Rh 血型系统，在临床输血时有重要意义，若血型不合可造成红细胞破裂，血红蛋白溢出，引发溶血（hemolysis）。

相关链接及 课程思政	血型基因分析
	 ER-4-10　血型基因分析（拓展阅读）

　　红细胞的平均寿命约120天，衰老的红细胞在脾、肝等处被巨噬细胞吞噬清除。与此同时，

每天都有新生的未完全成熟的红细胞从骨髓进入血液，这些红细胞内还残留部分核糖体，用煌焦油蓝染色呈细网状，称网织红细胞（reticulocyte）（图4-24），占成人红细胞总数的0.5%~1.5%。临床上，网织红细胞计数常作为衡量骨髓造血能力的一项指标。

（二）白细胞

白细胞（leukocyte，white blood cell）是有核的球形细胞，能做变形运动，参与机体的防御和免疫功能。成人白细胞的正常值为（4~10）×10^9/L，男女无明显区别。根据细胞质内有无特殊颗粒，白细胞分为有粒白细胞和无粒白细胞。

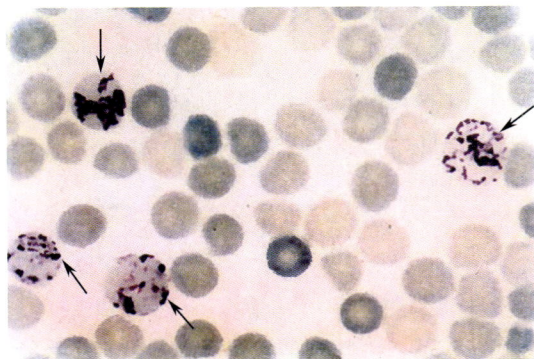

▲ 图4-24　网织红细胞（煌焦油蓝染色）

有粒白细胞又根据颗粒的嗜色性，分为中性粒细胞、嗜酸性粒细胞和嗜碱性粒细胞；无粒白细胞包括淋巴细胞和单核细胞。

1. 中性粒细胞（neutrophil）　占白细胞总数的50%~70%。直径10~12μm，核染色深，呈杆状或分叶状，一般为2~5叶，以2~3叶多见；细胞质内充满细小、分布均匀的浅红色颗粒（图4-23）。颗粒分两种（图4-25A）：① 嗜天青颗粒，体积较大，约占颗粒的20%，它是一种溶酶体，含酸性磷酸酶和过氧化物酶等，能消化分解吞噬的细菌和异物；② 特殊颗粒，较小，呈哑铃形或椭圆形，约占颗粒的80%，含溶菌酶和吞噬素等，具有杀菌作用。

中性粒细胞具有很强的趋化性和吞噬功能，在吞噬细菌后，自身死亡而成为脓细胞。中性粒细胞在组织中可存活2~3天。

理论与实践　　　　　中性粒细胞之细胞核的临床意义

ER-4-11　中性粒细胞之细胞核的临床意义（拓展阅读）

---

2. 嗜碱性粒细胞（basophil）　占白细胞总数的0~1%。直径10~12μm，核分叶或呈"S"形，着色浅；细胞质内含大小不等、分布不均的嗜碱性颗粒（图4-23）。电镜下，颗粒有膜包被（图4-25B），内含肝素、组胺等物质，参与过敏反应。嗜碱性粒细胞在组织中可存活10~15天。

3. 嗜酸性粒细胞（eosinophil）　占白细胞总数的0.5%~3%。直径10~15μm，核多分为2叶；细胞质内充满粗大、均匀的嗜酸性颗粒（图4-23）。电镜下，颗粒呈椭圆形，内为电子密度较高的方形或长方形结晶体（图4-25C），颗粒内含芳基硫酸酯酶和组胺酶，能灭活白三烯和分解组胺，从而减轻过敏反应；含阳离子蛋白，可杀灭寄生虫。嗜酸性粒细胞在组织中可存活8~12天。

4. 淋巴细胞（lymphocyte） 占白细胞总数的25%~30%。直径6~20μm，按其体积分为大、中、小淋巴细胞。核圆形，一侧常有凹痕，染色深；细胞质内含少量嗜天青颗粒和大量的游离核糖体（图4-26A）。小淋巴细胞的细胞质少，在核周形成一窄缘，染成蔚蓝色（图4-23）。淋巴细胞参与机体的免疫应答。

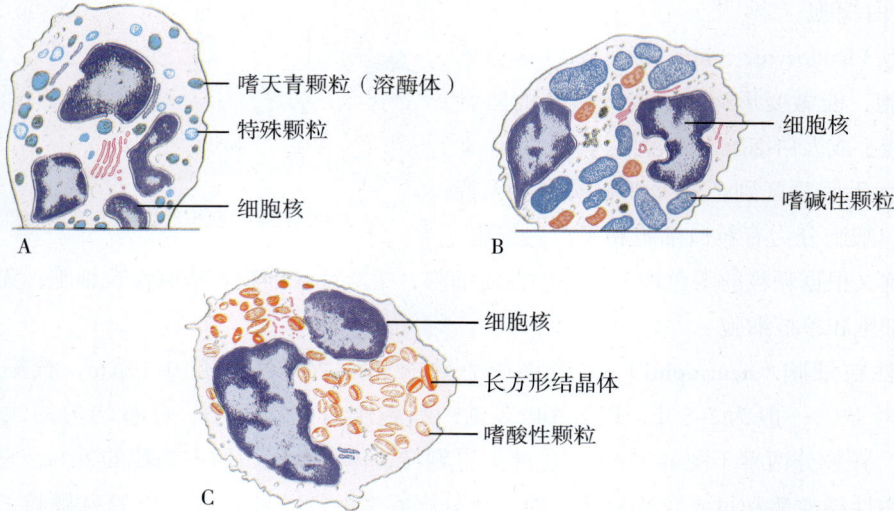

▲ 图4-25 中性粒细胞（A）、嗜碱性粒细胞（B）和嗜酸性粒细胞（C）超微结构模式图

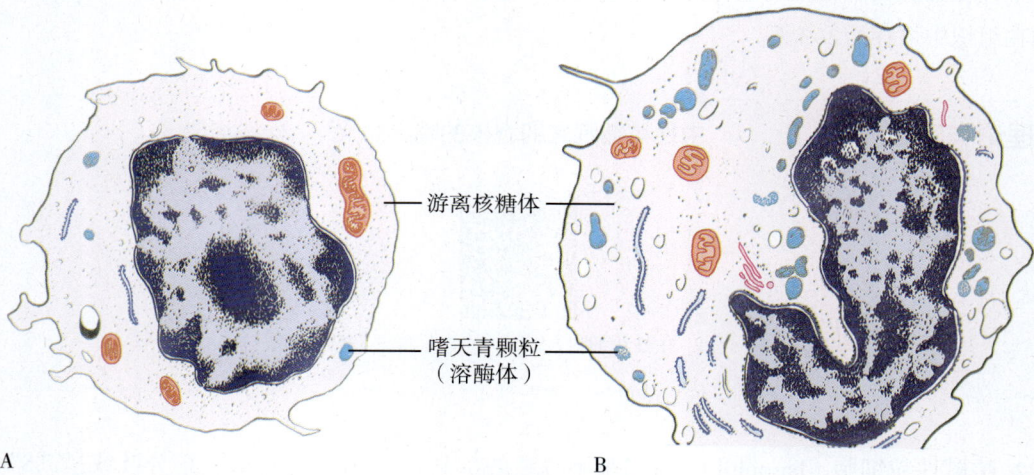

▲ 图4-26 淋巴细胞（A）和单核细胞（B）超微结构模式图

5. 单核细胞（monocyte） 占白细胞总数的3%~8%。直径14~20μm，是白细胞中体积最大的细胞。核卵圆形、肾形或马蹄形，着色浅；细胞质丰富，呈灰蓝色，含许多细密的嗜天青颗粒（图4-23，图4-26B），颗粒内含过氧化物酶、酸性磷酸酶和溶菌酶等。单核细胞在血液中停留12~48小时，然后进入组织分化为巨噬细胞等具有吞噬功能的细胞（参见第八章）。

（三）血小板

血小板（blood platelet）是骨髓中巨核细胞脱落的细胞质小块，故无细胞核，呈双凸圆盘状，直径2~4μm（图4-23）。当受机械或化学刺激时，血小板可伸出突起，呈不规则形。血小板常成群分布，中央可见蓝紫色的颗粒，称颗粒区（granulomere）；周围部呈均质浅蓝色，称透明区（hyalomere）（图4-27）。颗粒区有特殊颗粒和致密颗粒，它们与膜上的凝血因子一起启动凝血过程；透明区含微管和微丝，参与血小板形状的维持和变形。成人血小板的正常值为（100~300）×10⁹/L，寿命为7~14天。

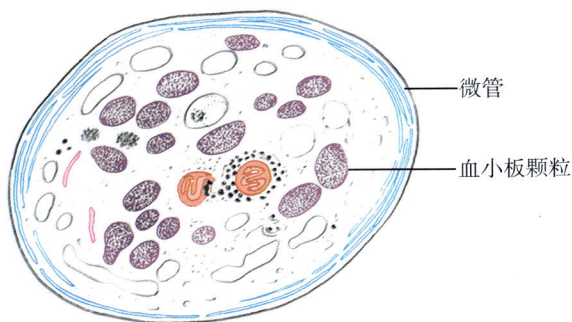

微管

血小板颗粒

▲ 图4-27　血小板超微结构模式图

（四）血细胞的发生

在成人体内，外周血中血细胞的数量维持着动态平衡。每天都有一定数量的血细胞衰老、死亡，同时又有相当数量的血细胞产生。从胚胎后期至出生后，骨髓为主要的造血器官。

1. 造血干细胞和造血祖细胞

（1）造血干细胞（hematopoietic stem cell，HSC）：主要存在于红骨髓，约占骨髓有核细胞的0.5%，具有很强的分裂能力、多向分化能力和自我复制能力。

（2）造血祖细胞（hematopoietic progenitor cell，HPC）：由造血干细胞分化而来、分化方向确定的干细胞，又称定向干细胞（committed stem cell，CSC），只能定向分化为一个或几个血细胞系。

2. 血细胞发生过程中的形态变化规律　各系血细胞发生大致都经历原始、幼稚（又可分早、中、晚3期）和成熟3个阶段（图4-28）。一般规律大致如下：① 细胞体由大变小（巨核细胞由小变大）；② 细胞核由大变小（红细胞的细胞核最终消失，粒细胞的细胞核由杆状至分叶，巨核细胞的细胞核由小变大呈分叶状），核着色由浅变深；③ 细胞质由少变多，嗜碱性变弱，细胞质内特殊颗粒、血红蛋白等从无到有并逐渐增多；④ 细胞分裂能力逐渐减弱至丧失（成熟淋巴细胞具有潜在的分裂能力）。

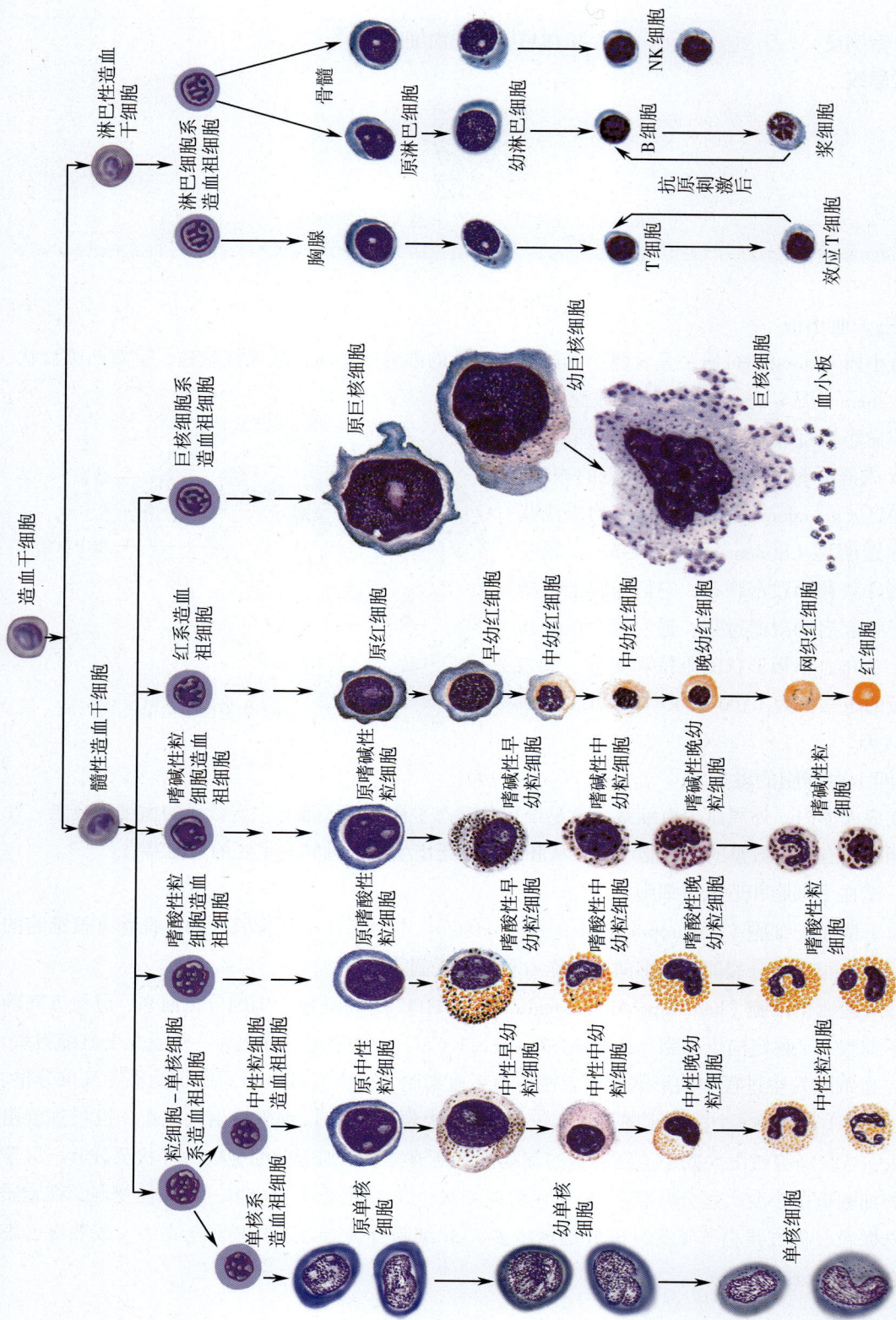

▲ 图 4-28　造血干细胞的演化

ER-4-13 第四章 结缔组织（思维导图）

复习参考题

ER-4-14
第四章
自测题

ER-4-15
第四章
简答题解析

选择题：

1. 能产生疏松结缔组织中的纤维和基质的细胞是
   A. 骨细胞
   B. 软骨细胞
   C. 浆细胞
   D. 成纤维细胞
   E. 成骨细胞

2. 关于同源细胞群，正确的是
   A. 起源于单核细胞
   B. 属于多核细胞
   C. 来源于同一个软骨细胞
   D. 是成骨细胞的前体
   E. 是破骨细胞的前体

3. 能形成皱褶缘的细胞是
   A. 软骨细胞
   B. 骨祖细胞
   C. 成骨细胞
   D. 骨细胞
   E. 破骨细胞

4. 当机体遭受严重的细菌感染时，显著增高的白细胞种类是

   A. 中性粒细胞
   B. 嗜酸性粒细胞
   C. 嗜碱性粒细胞
   D. 单核细胞
   E. 淋巴细胞

5. 患者，女，27岁。因"使用某化妆品后出现面部红、肿，粟粒状小丘疹，痒，皮温高"就诊，诊断为"过敏性皮炎"。经3周抗组胺药治疗后，症状显著减轻，经免疫调节和中药汤剂联合治疗2周后，完全治愈。结合组织学相关知识，分析该疾病发生过程，主要介导参与的细胞是
   A. 成纤维细胞
   B. 肥大细胞
   C. 梅克尔细胞
   D. 淋巴细胞
   E. 巨噬细胞

选择题答案：1. D 2. C 3. E 4. A 5. B

简答题：

1. 比较成纤维细胞、巨噬细胞、浆细胞和肥大细胞的结构与功能。
2. 归纳疏松结缔组织纤维的结构特点和主要功能。
3. 比较5种白细胞的光镜结构与功能。

（龙双涟 丁艳芳）

第五章

肌组织

学习目标

知识目标	掌握	描述骨骼肌纤维、心肌纤维的光镜和电镜结构；熟记肌节的概念和结构；熟记闰盘的超微结构。
	熟悉	理解骨骼肌纤维的收缩原理；简述平滑肌纤维的光镜结构。
	了解	概述平滑肌纤维的电镜结构。
能力目标		1. 从肌纤维的组织结构推理其收缩原理。
		2. 根据肌组织的结构特点，光镜下能辨识各类肌组织。
素质目标		通过肌组织收缩和舒张的同步性，感悟团结一致、同步进退的重要性。

　　肌组织（muscle tissue）主要由肌细胞构成，肌细胞间有少量结缔组织、血管、淋巴管及神经。肌细胞呈细长纤维状，故又称肌纤维（muscle fiber），其细胞膜称肌膜（sarcolemma），细胞质称肌质（sarcoplasm），细胞质中的滑面内质网称肌质网（sarcoplasmic reticulum），能储存 Ca^{2+}。肌组织按其结构与功能分为骨骼肌、心肌和平滑肌。

一、骨骼肌

　　骨骼肌（skeletal muscle）由骨骼肌纤维组成，一般借肌腱附于骨骼。每条骨骼肌纤维外包有薄层结缔组织，称肌内膜（endomysium）；数量不等的肌纤维聚集成肌束，包裹肌束的结缔组织称肌束膜（perimysium）；许多肌束集合成一块肌肉，包裹于其外的致密结缔组织称肌外膜（epimysium），即解剖学中的深筋膜。结缔组织对骨骼肌有支持、连接、营养和保护作用（图5-1）。

（一）骨骼肌纤维的光镜结构

　　骨骼肌纤维呈长圆柱状，长 1~40mm，直径 10~100μm；核呈椭圆形，数量多个（数个~数百个），靠近肌膜，染色浅。肌质内含有许多与细胞长轴平行排列的肌原纤维（myofibril），呈细丝状，直径 1~2μm，其上有明暗相间的带，各条肌原纤维的明带和暗带都准确地排列在同一平面上，使肌纤维在纵切面上呈现明暗相间的周期性横纹；肌原纤维在横切面上呈点状（图5-2）。

　　明带（light band）又称I带，染色浅；暗带（dark band）又称A带，染色深。明带中央深染的细线，称Z线；暗带中部浅染的窄带，称H带，H带中央深色的为M线。相邻两条Z线之间的一段肌原纤维称肌节（sarcomere），包括1/2 I带 + A带 + 1/2 I带，长度2~3μm。肌节递次排列构成肌原纤维，是骨骼肌纤维结构和功能的基本单位（图5-3）。

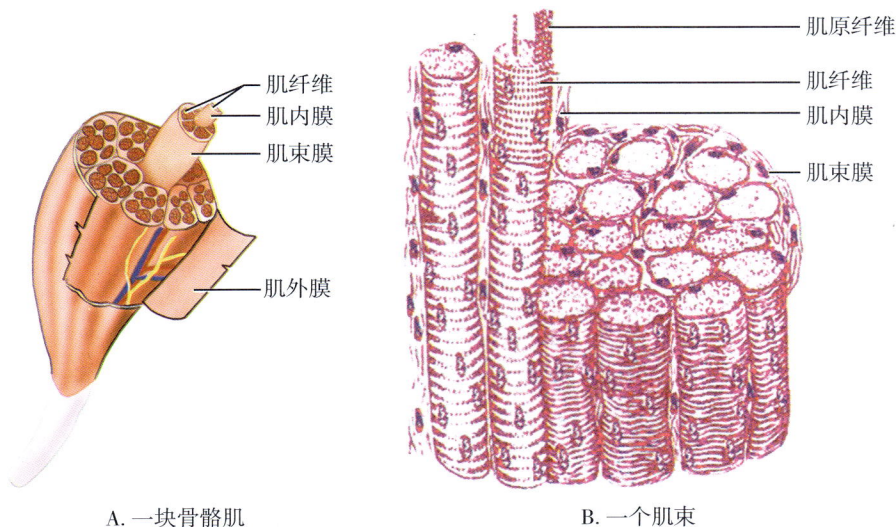

肌原纤维
肌纤维
肌内膜
肌束膜

肌纤维
肌内膜
肌束膜
肌外膜

A. 一块骨骼肌　　　　　　　　　　　B. 一个肌束

▲ 图5-1　骨骼肌结构模式图

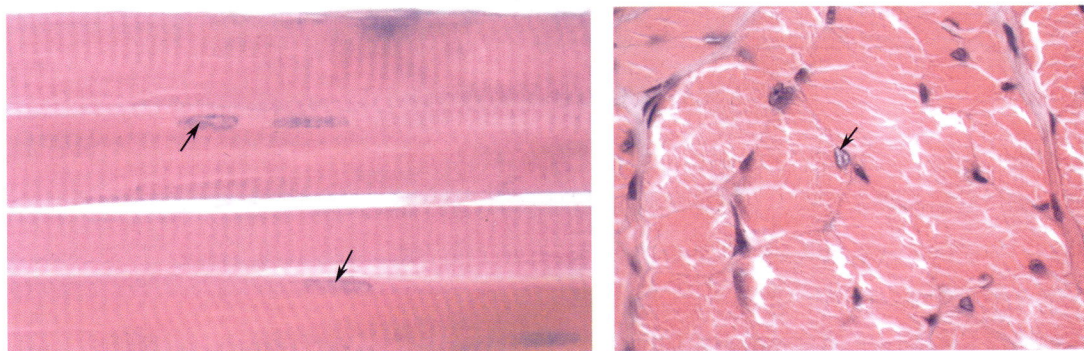

A. 纵切面（南华大学医学院　图）　　　　B. 横切面（四川卫生管理干部学院　图）

▲ 图5-2　骨骼肌纤维光镜像
↑肌细胞核。

（二）骨骼肌纤维的超微结构

1. 肌原纤维　由粗、细两种肌丝（myofilament）组成，肌丝沿肌原纤维长轴有规律地平行排列。粗肌丝（thick myofilament）位于肌节暗带内，中央借M线固定，两端游离；细肌丝（thin myofilament）位于肌节两端，一端固定于Z线，另一端游离，平行伸入粗肌丝之间，止于H带的外侧。明带只有细肌丝，暗带中的H带只有粗肌丝，而其余部分两种肌丝均有（图5-3）。

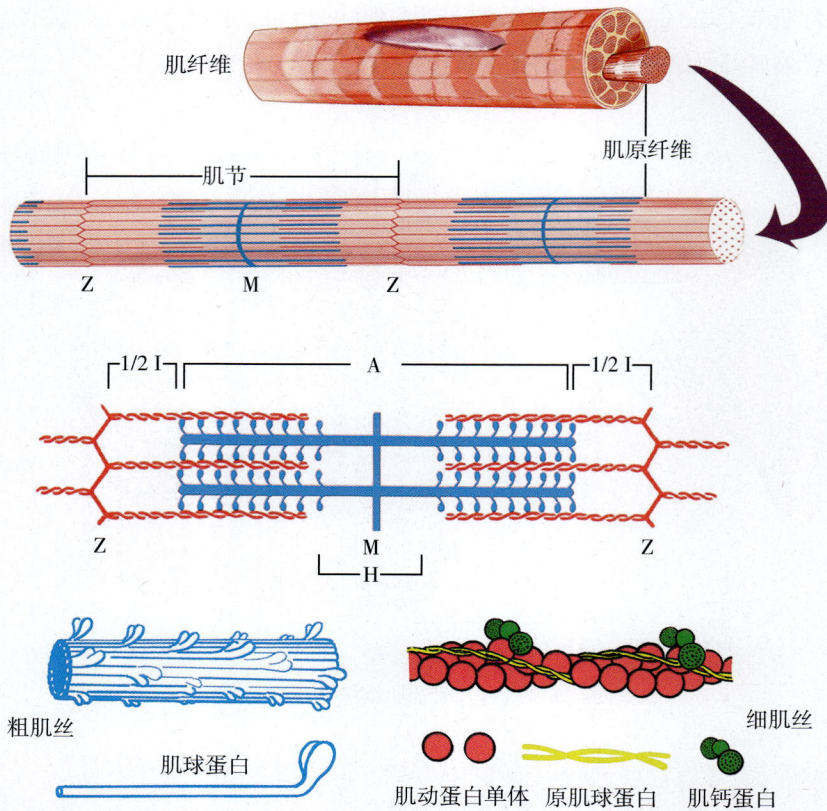

▲ 图5-3　骨骼肌逐级放大结构示意图

粗肌丝长约1.5μm，直径15nm，由肌球蛋白（myosin）分子组成，后者形似豆芽，分头部和杆部。头、杆部连接点及杆上有两处类似关节的结构，可以屈动。所有肌球蛋白分子的头部均朝向两端，称横桥（cross bridge）。肌球蛋白头部具有ATP酶活性，结合肌动蛋白位点后被活化，分解ATP并释放能量，使横桥屈动。

细肌丝长约1μm，直径5nm，由肌动蛋白、原肌球蛋白和肌钙蛋白组成。肌动蛋白（actin）由球形单体连接成串珠状，形成双股螺旋链，有结合肌球蛋白头部的位点，当肌纤维处于舒张状态时，该位点被原肌球蛋白掩盖。原肌球蛋白（tropomyosin）是由两条多肽链螺旋状绞合而成的短索，首尾相连，嵌于肌动蛋白双股螺旋链的浅沟内。肌钙蛋白（troponin）由三个球形亚单位构成，附着于原肌球蛋白分子上，可结合Ca^{2+}。

2. 横小管（transverse tubule）　又称T小管，由肌膜向肌质内凹陷形成，位于明、暗带交界处。同一水平的横小管分支吻合，与肌纤维长轴垂直，环绕每条肌原纤维（图5-4），可将肌膜的兴奋迅速传至肌纤维内部。

3. 肌质网　位于横小管之间，包绕在肌原纤维周围，大部分走行方向与肌纤维长轴一致，又称纵小管（longitudinal tubule），两端邻近横小管处扩大呈囊状，称终池（terminal cisterna）（图5-4）。一条横小管与两侧的终池组成三联体（triad），可将兴奋从肌膜传递到肌质网膜。肌质网膜上有钙泵和钙通道。钙泵能逆浓度差将肌质中的 Ca^{2+} 泵入肌质网中储存，使其内的 Ca^{2+} 浓度为肌质中的上千倍。肌质网膜兴奋后，其上钙通道开放，大量 Ca^{2+} 涌入肌质。

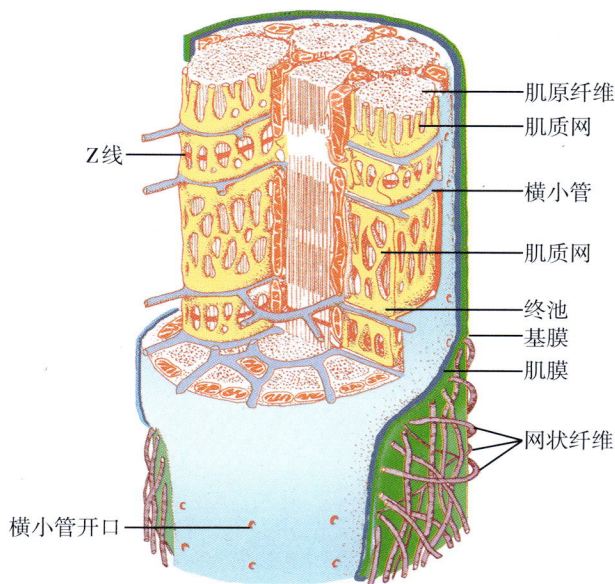

▲ 图5-4　骨骼肌纤维超微结构模式图

此外，肌原纤维之间还可见大量的线粒体、糖原及少量脂滴，肌质内还有可与氧结合的肌红蛋白。

骨骼肌纤维与基膜间有一种扁平、有突起的肌卫星细胞（muscle satellite cell），当骨骼肌纤维受损伤后，该细胞可增殖、分化，参与肌纤维的修复。

ER-5-2 骨骼肌纤维的收缩原理（拓展阅读）

ER-5-3 肌丝滑动（动画）

（三）骨骼肌纤维的收缩原理

骨骼肌纤维的收缩由粗肌丝牵拉细肌丝向M线方向滑动，使肌节缩短。

临床案例　　　　　　　　横纹肌溶解综合征

ER-5-4　横纹肌溶解综合征（临床案例）

二、心肌

心肌（cardiac muscle）主要由心肌纤维和少量结缔组织构成，分布于心壁和邻近心脏的大血管管壁中。

（一）心肌纤维的光镜结构

心肌纤维呈短圆柱状，有分支，相互连接成网；核一个，呈椭圆形，少数为双核，位于细胞中央；心肌纤维纵切面也有明暗相间的周期性横纹。心肌纤维的连接处染色较深，称闰盘（intercalated disk）（图5-5）。

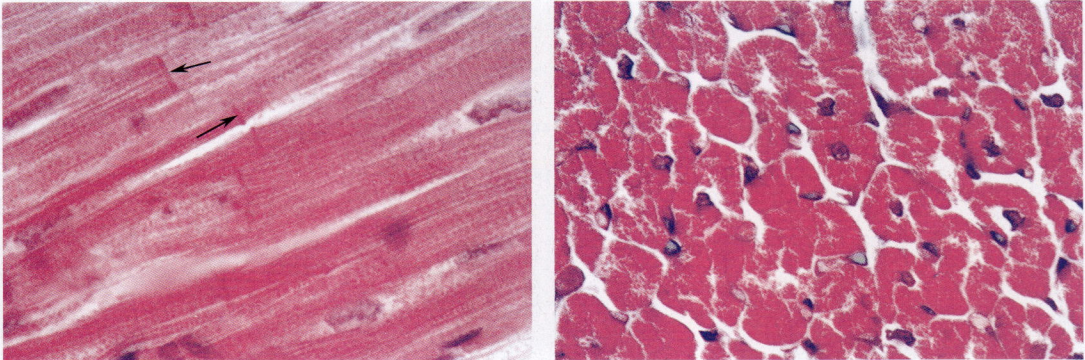

| A. 纵切面 | B. 横切面 |

▲ 图5-5　心肌纤维光镜像（南华大学医学院　图）
↑闰盘。

（二）心肌纤维的超微结构

心肌纤维的超微结构类似骨骼肌，也有粗细两种肌丝及肌节。心肌纤维的特点：肌原纤维分界不明显，被线粒体和肌质网等分隔成粗细不等的肌丝束；横小管较粗，位于Z线水平；肌质网稀疏，纵小管不发达，终池小而少，多为横小管与一侧的终池形成二联体（diad）；肌质中线粒体丰富（图5-6）。闰盘的横向连接部位有中间连接和桥粒，起牢固结合作用；纵向连接部位有缝隙连接，便于细胞间的化学信息交换和电冲动的传导，确保心肌同步舒缩（图5-7）。

> 🔔 问题与思考
> 心肌收缩为什么需要从细胞外摄取钙离子？

理论与实践　　　　扩张型心肌病是以心室扩大，并伴有心肌肥厚为特征的疾病。表现为心肌纤维肥大，核固缩、变形或消失，细胞质内有空泡形成；线粒体肿胀，嵴断裂或消失；肌原纤维可消失。因而，心室收缩功能减退，随着病情发展可引起心力衰竭。

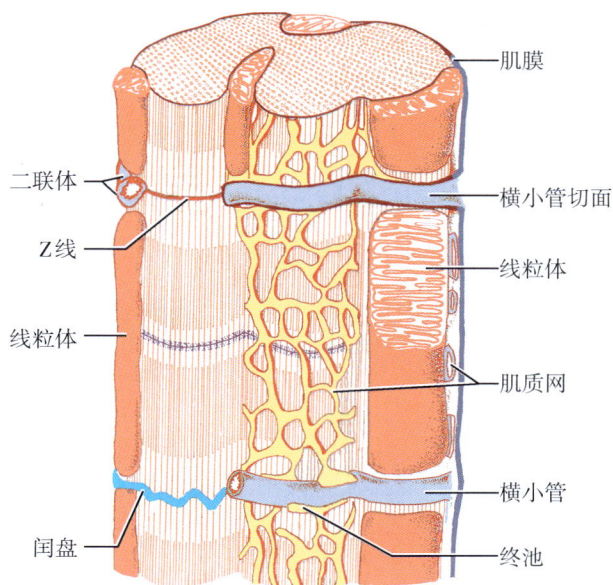

▲ 图5-6　心肌纤维超微结构模式图

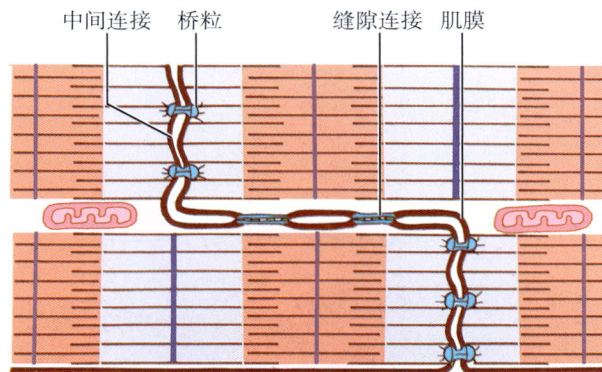

肌膜
二联体
Z线
横小管切面
线粒体
线粒体
肌质网
横小管
闰盘
终池

中间连接　桥粒　　缝隙连接　肌膜

▲ 图5-7　闰盘超微结构模式图

ER-5-5　心肌纤维及闰盘（图片）

三、平滑肌

平滑肌（smooth muscle）由平滑肌纤维和少量结缔组织构成，广泛分布于消化管、呼吸道、泌尿管道以及血管等中空性器官的管壁。

（一）平滑肌纤维的光镜结构

平滑肌纤维呈长梭形，核单个，呈杆状或椭圆形，位于细胞中央，细胞质无横纹。细胞常交错相嵌排列（图5-8）。平滑肌纤维一般长200μm，直径8μm，但大小不均。如小血管管壁的平滑肌短至20μm，妊娠末期子宫壁的平滑肌纤维可长达500μm。

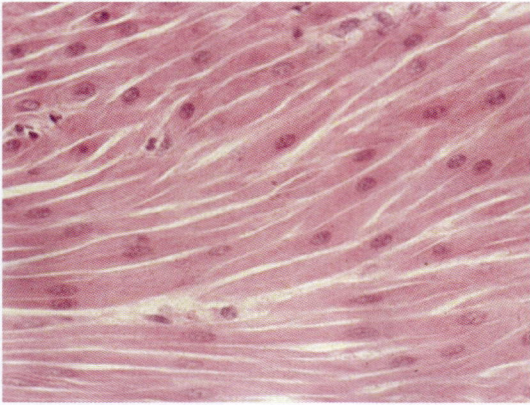

A. 纵切面（南华大学医学院　图）　　　　　　　B. 横切面（郝立宏　图）

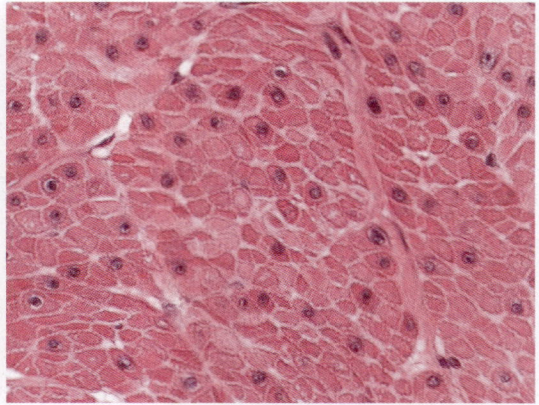

▲ 图5-8　平滑肌光镜像

（二）平滑肌纤维的超微结构

平滑肌纤维内无肌原纤维，有大量的密斑（dense patch）、密体（dense body）、粗肌丝、细肌丝和中间丝等。密斑和密体电子密度较高，密斑靠近肌膜；密体为梭形小体，位于肌质中。细胞膜向细胞质内凹陷形成浅凹，肌质网稀疏（图5-9）。粗肌丝由肌球蛋白构成，细肌丝主要由肌动蛋白组成，一端附着于密斑或密体，另一端游离，环绕在粗肌丝周围，二者共同构成肌丝单位。中间丝两端连于密斑或密体上，形成一定几何图形的细胞骨架。平滑肌纤维之间有较发达的缝隙连接，可迅速传递冲动，使相邻肌纤维同步舒缩。

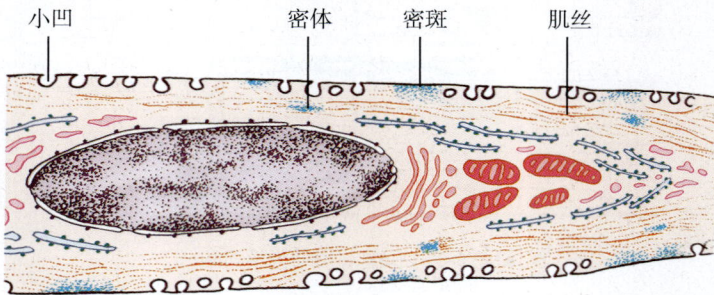

▲ 图5-9　平滑肌纤维超微结构模式图

ER-5-6　平滑肌纤维的
收缩原理（拓展阅读）

ER-5-7　第五章　肌组织
（思维导图）

选择题：

1. 下列关于骨骼肌超微结构的描述，错误的是
   A. 肌质网发达
   B. 肌膜凹陷形成横小管
   C. 肌原纤维大小和粗细较均等
   D. 每条横小管与两侧的终池形成二联体
   E. 粗肌丝位于肌节中部，细肌丝位于肌节两侧

2. 关于肌节的描述，错误的是
   A. 肌节中含有粗肌丝和细肌丝
   B. 收缩时肌节缩短
   C. 是三种肌组织收缩的结构和功能单位
   D. 肌原纤维是由多个肌节连续排列而成
   E. 肌节是指相邻两条Z线之间的一段肌原纤维

3. 心肌纤维之间的连接结构称
   A. 闰盘
   B. 二联体
   C. 三联体
   D. 肌节
   E. 横小管

4. 肌纤维中储存 Ca^{2+} 的结构是
   A. 肌原纤维
   B. 肌红蛋白
   C. 溶酶体
   D. 线粒体
   E. 肌质网

5. 患者，女，78岁，因低血钙诱发心律失常。心肌纤维中的何种细胞器少，使得心肌纤维收缩时主要从细胞外摄取 Ca^{2+}
   A. 分泌小管
   B. 横小管
   C. 肌丝
   D. 肌质网
   E. 微管

选择题答案：1. D 2. C 3. A 4. E 5. D

简答题：

1. 简述肌节的概念及组成。
2. 简述闰盘的结构与功能。
3. 比较三种肌纤维的光镜结构特点。

（贾书花）

第六章

神经组织

学习目标

知识目标	掌握　熟记神经元的结构；熟记化学突触的结构；描述有髓神经纤维的结构。
	熟悉　简述神经胶质细胞的分类及主要功能。
	了解　理解神经和神经纤维的关系；知道神经末梢的分类、结构与主要功能。
能力目标	1. 根据神经元各部分的功能特点推理其结构。
	2. 理解神经元如何接受刺激、整合信息并传导冲动。
素质目标	1. 通过学习神经元的结构、功能，理解只有行使功能活动的神经元才能存在，否则将退化死亡的科学原理，引导学生养成努力学习和终身学习的良好习惯。
	2. 通过学习神经胶质细胞对神经再生作用的前沿知识，培养学生勇于探索和创新的科学精神。

　　神经组织（nerve tissue）主要由神经细胞和神经胶质细胞组成。神经细胞（nerve cell）又称神经元（neuron），具有接受刺激、整合信息和传导冲动的能力，是神经系统结构和功能的基本单位。神经胶质细胞（neuroglial cell）对神经元起支持、保护、营养和绝缘等作用，构成神经元生长和功能活动的微环境。

一、神经元

　　神经元的形态多样，大小不一，但都有胞体和突起（图6-1）。

（一）胞体

　　胞体是神经元的营养和代谢中心，主要位于大脑和小脑皮质、脑干和脊髓灰质以及神经节内。胞体形态多样，常为星形、锥体形、梨形和圆球形等；大小相差悬殊，直径5~150μm。胞体包括细胞膜、细胞质和细胞核（图6-2）。

　　1. 细胞膜　是可兴奋膜，可接受刺激、产生并传导冲动。膜上的膜蛋白有些是受体，还有些是离子通道。

　　2. 细胞核　大而圆，着色浅，多为单个，位于胞体中央，核仁明显。

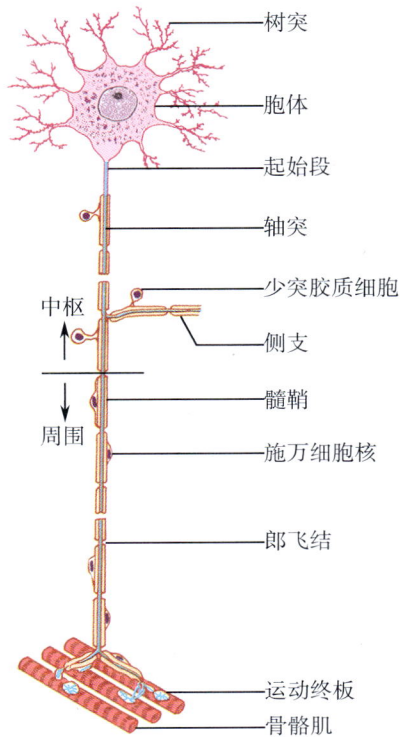

▲ 图6-1 神经元模式图

树突
胞体
起始段
轴突
少突胶质细胞
侧支
髓鞘
施万细胞核
郎飞结
运动终板
骨骼肌

中枢
周围

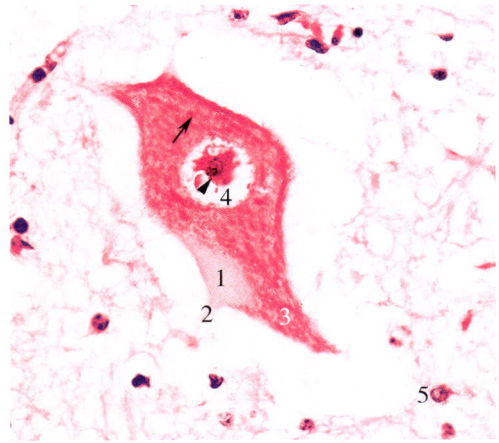

▲ 图6-2 脊髓前角运动神经元光镜像（贾书花 图）
1. 轴丘；2. 轴突；3. 树突；4. 神经元细胞核；5. 神经
胶质细胞核；▲核仁；↑尼氏体。

3. 细胞质 除有发达的高尔基复合体、滑面内质网，丰富的线粒体、溶酶体及脂褐素等结构外，在光镜下可见尼氏体和神经原纤维两种特征性结构。

尼氏体（Nissl body）：HE染色呈紫蓝色的团块或颗粒状（图6-2）。电镜下，由丰富的粗面内质网和游离核糖体构成。表明神经元具有旺盛的合成蛋白质功能，主要合成细胞器更新所需的结构蛋白，以及合成神经递质及神经调质所需的酶类和肽类。

神经原纤维（neurofibril）：HE染色片上无法分辨，镀银染色呈棕黑色细丝状，交错排列成网，并伸入树突和轴突内（图6-3）。神经原纤维由神经丝（由神经丝蛋白构成的一种中间丝）和微管构成，二者构成神经元的细胞骨架，其中微管还参与物质运输。

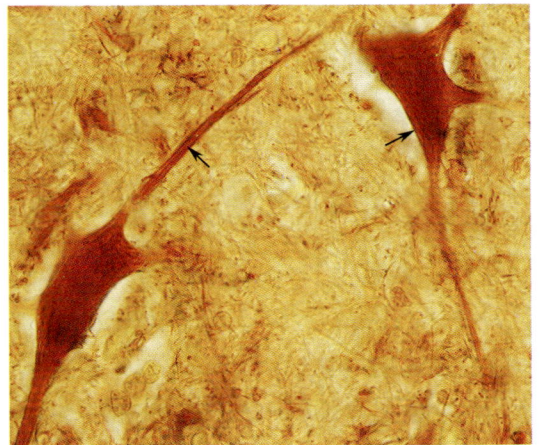

▲ 图6-3 神经元及神经原纤维
（镀银染色 贾书花 图）
↑神经原纤维。

（二）突起

神经元的突起按形态和功能分为树突和轴突（图6-1）。

1. 树突（dendrite） 一个或多个，分支短呈树枝状。表面有大量短小突起，称树突棘（dendritic spine）。树突的结构与胞体相似。树突能接受刺激并将神经冲动传向胞体，树突的分支和树突棘扩大了神经元接受刺激的表面积。

2. 轴突（axon） 只有一个，较细，长度可由数微米到1m以上，分支少且呈直角分出，轴突末端有较多的纤细分支，称轴突终末（axonal terminal）。光镜下，胞体发出轴突的部位呈圆锥形，不含尼氏体，染色浅，称轴丘（axon hillock）。轴突表面的细胞膜称轴膜（axolemma），内含的细胞质称轴质（axoplasm），轴质内无尼氏体，故不能合成蛋白质。轴突的主要功能是将神经冲动从胞体传导至轴突终末。轴丘处的轴膜是神经元产生神经冲动的起始部位，神经冲动的传导在轴膜上进行。

轴突内的物质运送称轴突运输（axonal transport）。胞体内新合成的结构蛋白质、含神经递质或神经调质的小泡及合成递质所需的酶等，由胞体向轴突终末输送，为顺向轴突运输；轴突终末内的代谢产物或由轴突终末摄取的神经营养因子等运输到胞体，为逆向轴突运输。某些病毒或毒素（如狂犬病毒、脊髓灰质炎病毒和破伤风毒素）可通过逆向轴突运输侵犯神经元胞体。

理论与实践　　　　　　**中央性尼氏体溶解**

ER-6-2　中央性尼氏体溶解（拓展阅读）

ER-6-3　神经元的
分类（拓展阅读）

（三）神经元的分类

神经元的种类繁多，常按神经元突起的数目、功能及所释放的神经递质等进行分类。

二、突触

突触（synapse）指神经元与神经元之间，或神经元与效应细胞之间传递信息的结构。突触是特化的细胞连接，按连接的部位不同，可分为轴-树突触、轴-棘突触或轴-体突触等（图6-4）。突触分为化学突触和电突触。化学突触（chemical synapse）是以神经递质作为传递信息的媒介，即一般所说的突触。电突触（electrical synapse）即缝隙连接，通过电流传递信息（参见上皮组织）。

电镜下，化学突触分为突触前成分、突触间隙和突触后成分（图6-5）。突触前成分（presynaptic element）是神经元轴突终末的球状膨大，在镀银染色的切片呈棕黑色纽扣状颗粒，称突触小体（synaptic knob），附在下一神经元的胞体、树突或树突棘上。突触前成分内有许多突触小泡（synaptic vesicle），是突触前成分的特征性结构，内含神经递质或神经调质。突触小泡表面附着一种蛋白质，称突触素（synapsin），将突触小泡连接于细胞骨架。突触后成分（postsynaptic element）为后一神经元或效应细胞与突触前成分相对应的局部区域。突触前、后成分彼此相对的细胞膜，分别称突触前膜和突触后膜，均较一般细胞膜略厚；两者之间有15~30nm的突触间隙（synaptic cleft），内有水解神经递质的酶等。突触前膜细胞质面还附着有排列规则的锥形致密突起，突起间容纳突触小泡；突触后膜有与神经递质或调质特异性结合的受体及离子通道。

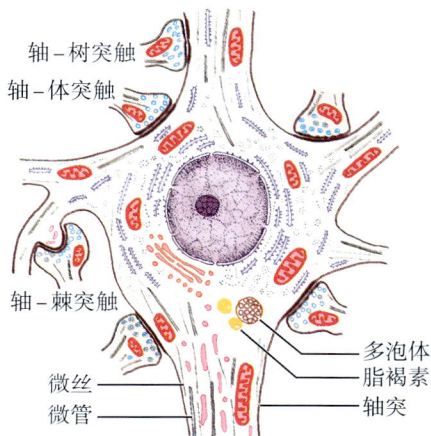

▲ 图6-4　神经元超微结构及不同部位突触模式图

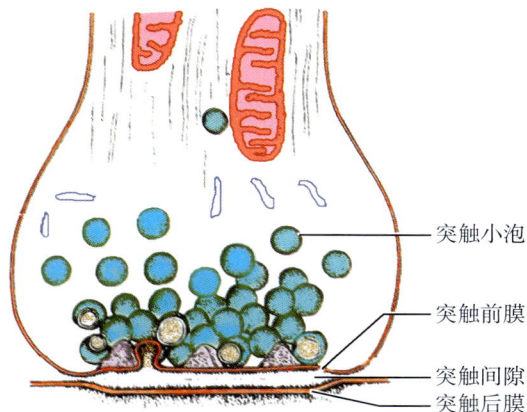

▲ 图6-5　化学突触超微结构模式图

神经冲动传导至突触前膜时，其上的钙离子通道开放，钙离子进入使突触素磷酸化，与突触小泡的亲和力降低，致突触小泡从细胞骨架脱离移至突触前膜并与之融合，以出胞方式释放神经递质，神经递质与突触后膜的受体结合，导致突触后膜的离子通道开放，膜两侧的离子分布改变，产生兴奋性或抑制性的动作电位。

三、神经胶质细胞

神经胶质细胞广泛分布于中枢和周围神经系统，其数量超过神经元的10~50倍。神经胶质细胞也有突起，但不分轴突和树突，无传导神经冲动的功能。HE染色只能显示细胞核和少量细胞质，用银染方法能显示其全貌。

（一）中枢神经系统的神经胶质细胞

1. 星形胶质细胞（astrocyte）　是胶质细胞中数量最多、体积最大的细胞。分为两种：① 原浆性星形胶质细胞，多分布在脑和脊髓的灰质内；突起较粗短，分支多，细胞质内胶质丝较少（图6-6B）。② 纤维性星形胶质细胞，多分布在脑和脊髓的白质内；突起较长，分支较少，细胞质内胶质丝丰富（图6-6A）。星形胶质细胞参与构成血-脑屏障（图6-7），并分泌神经营养因子影响神经元的存活和功能活动。在脑和脊髓损伤时，星形胶质细胞可增生，形成胶质瘢痕填补缺损。研究发现，星形胶质细胞赋予了人类大脑更大的复杂性，帮助人类最终进化出独有的高认知能力，对大脑修复、再生及脑部疾病治疗有重要作用。

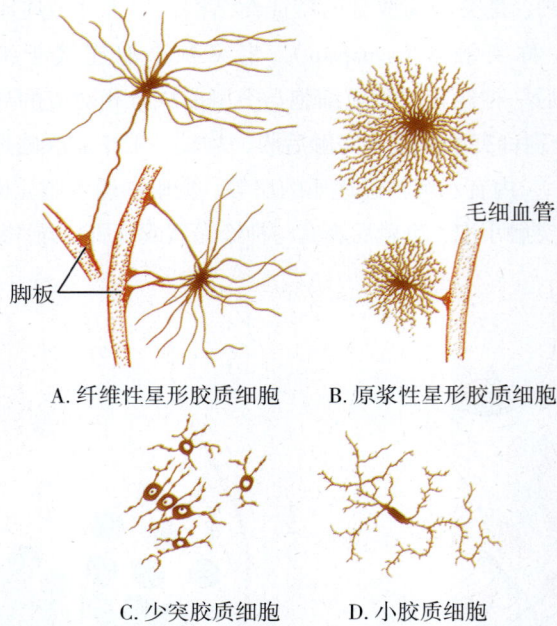

脚板

毛细血管

A. 纤维性星形胶质细胞　　B. 原浆性星形胶质细胞

C. 少突胶质细胞　　D. 小胶质细胞

▲ 图6-6　中枢神经系统的神经胶质细胞模式图

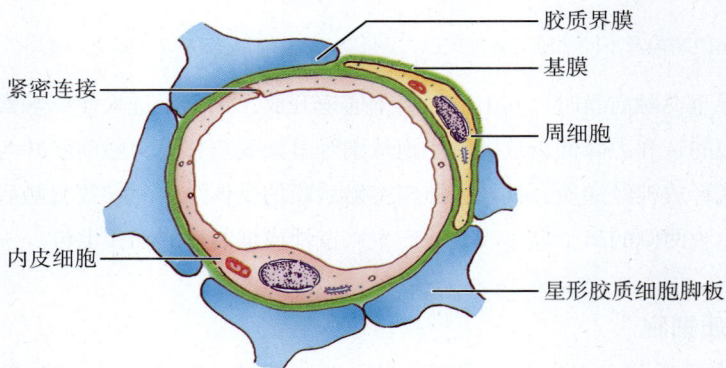

胶质界膜

基膜

周细胞

紧密连接

内皮细胞

星形胶质细胞脚板

▲ 图6-7　血-脑屏障结构模式图

相关链接及
课程思政

星形胶质细胞在人类认知中的作用

ER-6-6　星形胶质细胞在人类认知中的作用（拓展阅读）

2. 少突胶质细胞（oligodendrocyte） 胞体较星形胶质细胞小，核呈圆形或椭圆形，着色略深；突起细而少，分支也少（图6-6C）。电镜下，可见细胞突起的末端扩展成扁平薄膜缠绕轴突表面，形成中枢神经系统有髓神经纤维的髓鞘（图6-10）。

3. 小胶质细胞（microglia） 是神经胶质细胞中胞体最小的一种，呈细长或椭圆形，核呈卵圆形或三角形（图6-6D）。通常认为小胶质细胞来源于血液中的单核细胞，属于单核吞噬细胞系统。中枢神经系统损伤时，小胶质细胞可转变成巨噬细胞，吞噬细胞碎屑及退化变性的髓鞘。

4. 室管膜细胞（ependymal cell） 为衬附于脑室和脊髓中央管腔面的单层立方或柱状细胞。位于脉络丛的室管膜细胞可产生脑脊液。

（二）周围神经系统的神经胶质细胞

1. 施万细胞（Schwann cell） 又称神经膜细胞（neurilemmal cell），包裹神经元的突起构成周围神经系统神经纤维的髓鞘（图6-8）。施万细胞还可分泌神经营养因子，在受损神经元的存活及轴突的再生过程中起诱导作用。

2. 卫星细胞（satellite cell） 又称被囊细胞，是神经节内围绕神经元胞体的一层扁平或立方形细胞，核染色较深，可营养和保护神经节细胞。

ER-6-7 室管膜细胞光镜像（图片）

四、神经纤维和神经

（一）神经纤维

神经纤维（nerve fiber）由神经元的长轴突及包绕在其外面的神经胶质细胞构成。根据神经胶质细胞是否形成髓鞘，分为有髓神经纤维和无髓神经纤维。

1. 有髓神经纤维（myelinated nerve fiber）

（1）周围神经系统的有髓神经纤维：由施万细胞依次节段性包绕神经元的突起而成。神经纤维的中轴，称轴索；施万细胞的细胞膜呈同心圆状反复包绕神经元的长突起，形成髓鞘（myelin sheath）（图6-8）；被挤压在髓鞘外的细胞质及其基膜，称神经膜（neurilemma）。相邻施万细胞之间的轴膜裸露，称郎飞结（Ranvier node）；相邻两个郎飞结之间的一段神经纤维，称结间体（internode）。髓鞘的化学成分主要是脂蛋白，HE染色标本中髓鞘因脂质被溶解而呈丝网状（图6-9）。

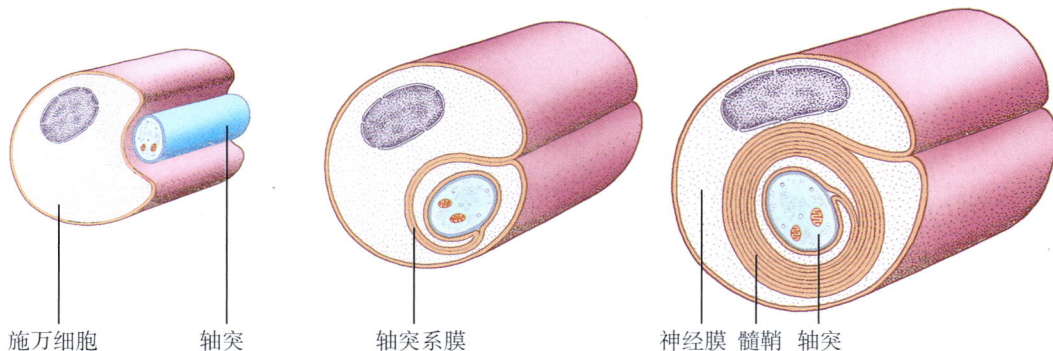

施万细胞 轴突	轴突系膜	神经膜 髓鞘 轴突

▲ 图6-8 周围神经系统有髓神经纤维形成模式图

（2）中枢神经系统的有髓神经纤维：其髓鞘由少突胶质细胞的突起末端形成，一个少突胶质细胞的多个突起末端可包卷多个神经元突起，形成多条神经纤维（图6-10）。

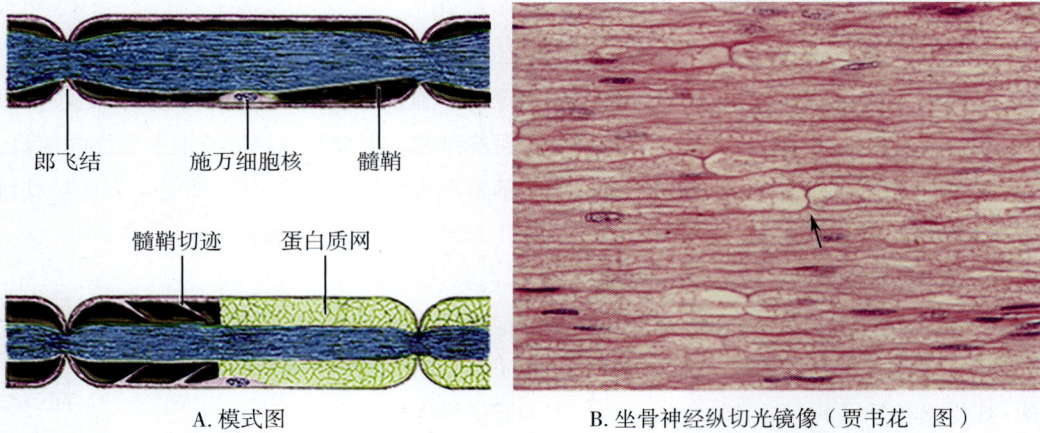

A. 模式图

B. 坐骨神经纵切光镜像（贾书花　图）

▲ 图6-9　周围神经系统有髓神经纤维
↑郎飞结。

2. 无髓神经纤维（unmyelinated nerve fiber）

（1）周围神经系统的无髓神经纤维：施万细胞表面有数量不等、深浅不一的纵沟，神经元的突起陷于其中。因此，一条无髓神经纤维可有多条神经元的突起（图6-11）。

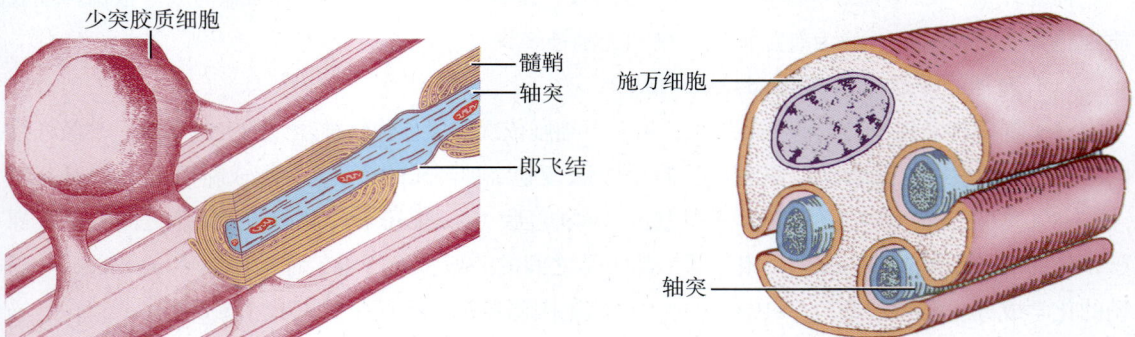

▲ 图6-10　中枢神经系统有髓神经纤维模式图

▲ 图6-11　周围神经系统的无髓神经纤维模式图

（2）中枢神经系统的无髓神经纤维：神经元的突起无神经胶质细胞包裹，因此，神经元的突起裸露。

相关链接 | 　神经冲动以动作电位的形式在神经纤维的轴膜上传导。有髓神经纤维由于髓鞘的绝缘作用，动作电位只能在郎飞结处发生，故呈跳跃式传导，从一个郎飞结跳到下一个郎飞结。轴突越粗，其髓鞘越厚，结间体也越长，神经冲动跳跃的距离便越大，传导速度也越快。无髓神经纤维因无髓鞘和郎飞结，神经冲动是沿着轴膜连续传导的，则传导速度慢。

（二）神经

周围神经系统的神经纤维集合形成神经纤维束，若干条神经纤维束平行排列构成神经（nerve）。多数神经兼含感觉、运动及自主神经纤维。由于有髓神经纤维的髓鞘含髓磷脂，故肉眼观察神经通常呈白色。

包裹在神经表面的致密结缔组织，称神经外膜（epineurium）；包绕神经纤维束的结缔组织，称神经束膜（perineurium）；每条神经纤维表面的结缔组织，称神经内膜（endoneurium）。

ER-6-8

ER-6-8　周围神经（图片）

五、神经末梢

周围神经纤维的终末部分，终止于其他器官或组织，共同构成神经末梢（nerve ending）。神经末梢遍布全身，根据功能分为感觉神经末梢和运动神经末梢。

（一）感觉神经末梢

感觉神经末梢（sensory nerve ending）是感觉神经元（假单极神经元）周围突的末端，它们通常和周围的其他组织共同构成感受器，接收内外环境的刺激并传至中枢。

1. 游离神经末梢（free nerve ending）　由感觉神经纤维终末失去髓鞘，裸露的轴突末端反复分支而成（图6-12）。广泛分布在表皮、角膜和黏膜上皮细胞之间；或结缔组织内，如真皮、骨膜和牙髓等处；感受冷、热、轻触觉和痛觉。

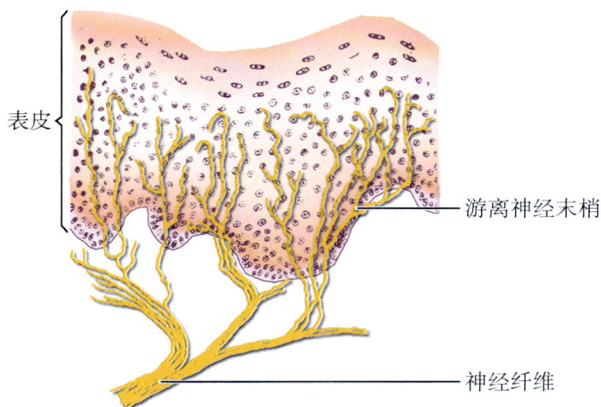

表皮

游离神经末梢

神经纤维

▲ 图6-12　表皮内的游离神经末梢模式图

2. 触觉小体（tactile corpuscle）　呈椭圆形，内有横行排列的扁平细胞，外包结缔组织被囊。有髓神经纤维进入小体前失去髓鞘，分支盘绕在扁平细胞之间（图6-13）。分布于真皮乳头，以手指、足趾掌侧最多，感受应力刺激产生触觉。

3. 环层小体（lamellar corpuscle）　呈卵圆形或圆形，大小不一，被囊由多层同心圆排列的扁平细胞构成，中央为一均质状的圆柱体。有髓神经纤维进入小体时失去髓鞘，穿行于小体中央的圆柱体内（图6-14）。分布在皮下组织、腹膜、肠系膜、韧带和关节囊等处，主要感受压觉和振动觉。

4. 肌梭（muscle spindle） 呈梭形，表面有结缔组织被囊，内有几条较细的梭内肌纤维。梭内肌纤维的核成串排列或集中在肌纤维的中段。感觉神经纤维进入肌梭时失去髓鞘，其终末分支环绕梭内肌纤维的中段；肌梭内还有运动神经末梢，分布在梭内肌纤维的两端（图6-15）。肌梭分布在骨骼肌内，是一种本体感受器，主要感受肌纤维的收缩或舒张的牵张刺激，调节骨骼肌的活动。

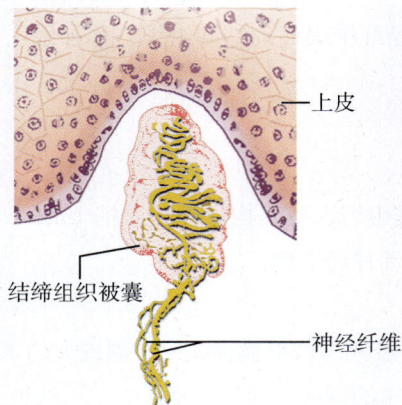

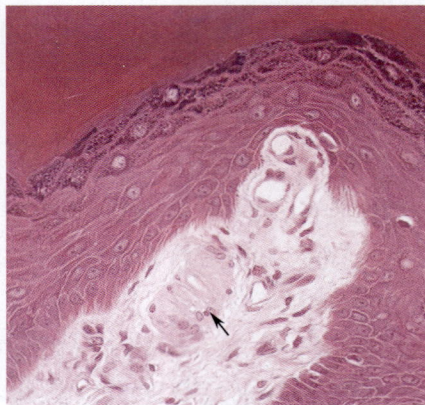

A. 模式图   B. 光镜像（郝立宏 图）

▲ 图6-13 触觉小体

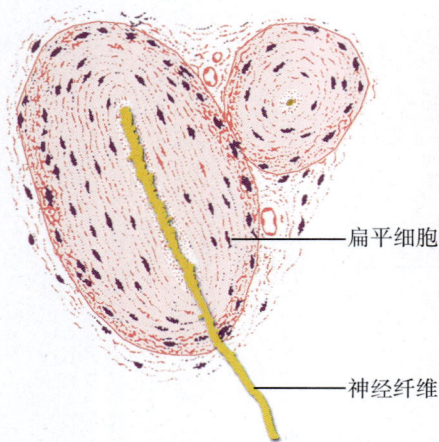

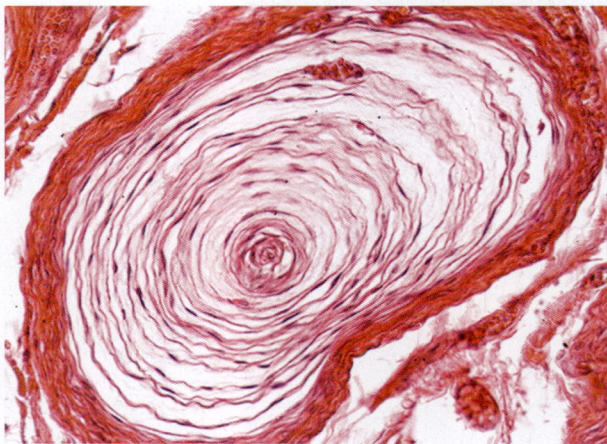

A. 模式图   B. 光镜像（贾书花 图）

▲ 图6-14 环层小体

（二）运动神经末梢

运动神经末梢（motor nerve ending）是运动神经元的轴突终末，终止于肌组织和腺体等共同构成效应器，支配肌纤维的收缩和腺体的分泌。

1. 躯体运动神经末梢 分布于骨骼肌。脊髓灰质前角或脑干部的运动神经元的轴突，抵达骨骼肌时失去髓鞘，在肌纤维表面形成爪状分支，与骨骼肌纤维形成突触连接，称运动终板（motor end plate）或称神经肌连接（neuromuscular junction）（图6-16）。

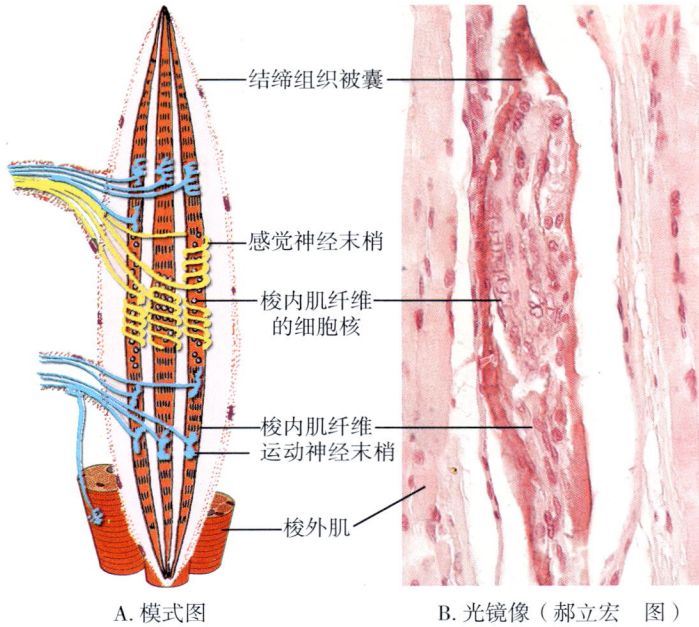

结缔组织被囊

感觉神经末梢

梭内肌纤维
的细胞核

梭内肌纤维
运动神经末梢

梭外肌

A. 模式图　　　　　　　　B. 光镜像（郝立宏　图）

▲ 图6-15　肌梭

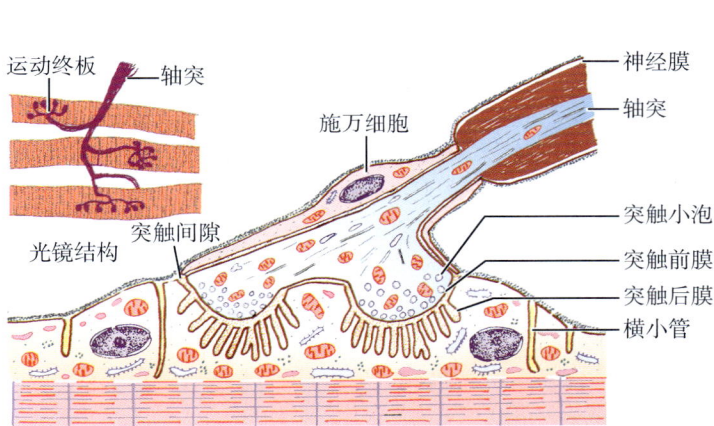

运动终板　　轴突

施万细胞

神经膜

轴突

光镜结构

突触间隙

突触小泡

突触前膜

突触后膜

横小管

A. 超微结构模式图

B. 运动终板
（氯化金染色　长治医学院　图）

▲ 图6-16　运动终板

2. 内脏运动神经末梢　分布于内脏及血管的平滑肌、心肌和腺体等处。这类神经纤维较细，无髓鞘，其轴突终末分支呈串珠样膨体（varicosity），贴于肌纤维的表面，或穿行于腺上皮细胞之间与效应细胞建立突触联系（图6-17）。

> 🔔 **问题与思考**
> 学习了运动终板之后，你能够将肌肉收缩与神经支配联系起来了吗？

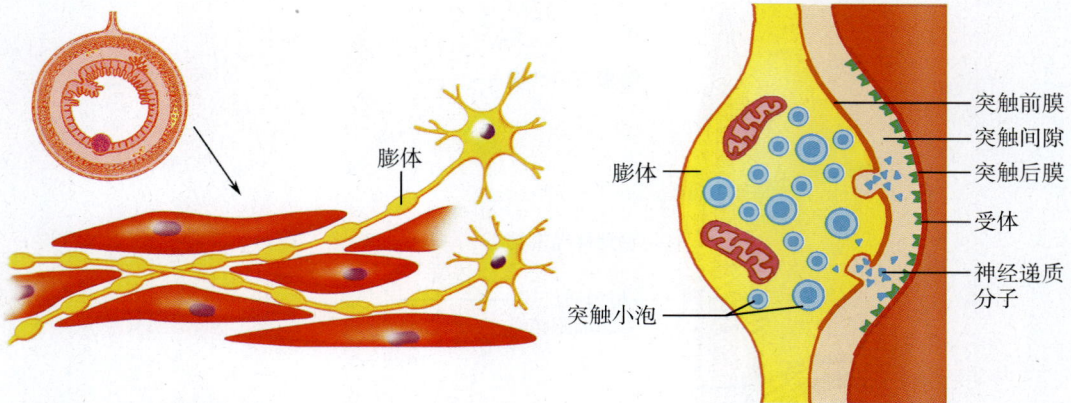

A. 内脏运动神经纤维及其末梢　　　　　B. 膨体超微结构

突触前膜
突触间隙
突触后膜
受体
神经递质分子

膨体
突触小泡

▲ 图6-17　内脏运动神经纤维及其末梢与膨体超微结构模式图

相关链接 ｜　　　神经元是高度分化的细胞，它的再生较为困难和复杂。周围神经的轴突损伤能在神经胶质细胞的诱导和神经营养因子的共同作用下得以修复，而神经元胞体的损伤和中枢神经系统的轴突损伤则难以修复。以往认为，中枢神经系统的神经元在出生前或出生后不久，就失去再生能力。近年发现，神经组织也存在一些具有增殖和分化潜能的细胞，称神经干细胞（neural stem cells，NSC），它可以通过不对等的分裂方式产生神经组织的各类细胞。成人脑组织中NSC主要存在于侧脑室下层和海马齿状回。有研究发现，在缺血缺氧条件下内源性NSC可分化为神经元和神经胶质细胞，因而提示中枢神经系统可通过自身内源性干细胞来修复。

临床案例 ｜　　　　　　　　　　**脑萎缩**

ER-6-9　脑萎缩（临床案例）

ER-6-10　第六章　神经组织（思维导图）

复习参考题

选择题：

1. 神经元中神经原纤维分布于
    A. 整个神经元
    B. 神经元突起内
    C. 轴突内
    D. 只有胞体内
    E. 胞体和树突内
2. 躯体运动神经元通过何结构支配骨骼肌的运动
    A. 肌梭
    B. 触觉小体
    C. 环层小体
    D. 游离神经末梢
    E. 运动终板
3. 光镜下，轴突的鉴别要点是
    A. 轴突长
    B. 轴突细
    C. 轴丘、轴突内无尼氏体
    D. 轴突分支少
    E. 轴突表面光滑
4. 参与构成血-脑屏障的神经胶质细胞是
    A. 施万细胞
    B. 少突胶质细胞
    C. 室管膜细胞
    D. 星形胶质细胞
    E. 小胶质细胞
5. 患儿，男，3岁。因先天发育缺陷无痛觉，手触开水烫伤。患儿皮肤中缺失的结构是
    A. 角化细胞
    B. 游离神经末梢
    C. 汗腺
    D. 朗格汉斯细胞
    E. 黑素细胞

选择题答案：1. A 2. E 3. C 4. D 5. B

简答题：

1. 简述神经元的结构。
2. 什么是突触？试述化学突触的光镜及电镜结构。
3. 以周围神经系统为例，简述有髓神经纤维的结构。

（贾书花）

循环系统

ER-7-1
第七章 循环
系统（课件）

学习目标

知识目标	掌握	描述血管壁的一般结构；熟记动脉的结构特点及其与功能的关系；分析动、静脉结构的差异；归纳3种毛细血管的结构特点及分布；描述心壁的结构。
	熟悉	简述静脉瓣和心瓣膜的结构，简述心脏传导系统细胞的结构特点及功能。
	了解	知道微循环的组成；了解淋巴管的结构特点。
能力目标		1. 应用中等动脉的典型结构，推演其他各级动脉管壁的结构特点及其功能差异。
		2. 应用平滑肌纤维迁入血管内膜增生、合成并分泌细胞外基质的特性，阐明动脉粥样硬化的组织学结构变化。
素质目标		1. 认识不良生活习惯如高脂饮食、吸烟等对诱发冠心病的影响。
		2. 了解我国科学家在微循环研究领域作出的贡献。

循环系统（circulatory system）是连续而封闭的管道系统，包括心血管系统和淋巴管系统。心血管系统（cardiovascular system）由心脏、动脉、毛细血管和静脉组成，血液在心血管系统中定向地循环流动，不断实现物质运输和交换。淋巴管系统（lymphatic system）由毛细淋巴管、淋巴管和淋巴导管组成，是一个辅助的循环管道，主要功能是回收部分组织液形成淋巴，并将其导入静脉。循环系统中的一些细胞还具有内分泌功能。

一、血管壁的一般结构

循环系统的器官除毛细血管和毛细淋巴管外，管壁结构一般分为3层，内膜、中膜和外膜（图7-1）。

（一）内膜

内膜（tunica intima）为管壁的最内层，较薄，由内皮和内皮下层组成。

1. 内皮（endothelium） 为单层扁平上皮。光镜下，游离面光滑，可减少血流阻力。电镜下，内皮细胞有如下结构：

（1）胞质突起：内皮细胞游离面向管腔中伸出胞质突起，有助于扩大表面积，减缓血流速度，促进内皮细胞和血液进行物质交换。

（2）质膜小泡（plasmalemmal vesicle）：或称吞饮小泡，由细胞膜向细胞质凹陷形成，内皮细胞通过质膜小泡，进行物质交换，以毛细血管内皮细胞尤为典型。

（3）W–P小体（Weibel–Palade body）：由单位膜包裹，呈长杆状，是内皮细胞特有的细胞器。W–P小体内含许多平行细管，功能可能与合成和储存第Ⅷ因子相关抗原（factor Ⅷ related antigen，F Ⅷ RAg）有关。F Ⅷ RAg可同时与胶原纤维和血小板结合，促进血栓形成与凝血。

相关链接 | 第Ⅷ因子相关抗原

ER-7-2

ER-7-2 第Ⅷ因子相关抗原（拓展阅读）

（4）复杂的酶系统：内皮细胞通过复杂的酶系统合成和分泌生物活性物质，如内皮素和一氧化氮（NO）等。前者使血管壁平滑肌纤维收缩，后者反之。

2. 内皮下层（subendothelial layer） 为薄层结缔组织，含少量胶原纤维。由于很薄，光镜下有时不易辨认。

3. 内弹性膜（internal elastic membrane） 部分动脉内皮下层深面可见的由弹性蛋白构成的有孔膜。在血管横切面上，因标本收缩，此膜常呈波浪状，可作为内膜和中膜的分界。

（二）中膜

中膜（tunica media）介于内膜和外膜之间，其厚度和组成因血管种类而异。大动脉中膜以弹性膜为主，其余动、静脉中膜以平滑肌纤维为主，动脉和静脉的中膜还含胶原纤维等结缔组织。弹性膜和弹性纤维可使扩张的血管回缩，平滑肌纤维的收缩为血液流动提供动力，胶原纤维发挥支持及维持管壁张力的作用；此外，血管平滑肌纤维是成纤维细胞的亚型，能合成胶原纤维、弹性纤维和基质中的蛋白质。

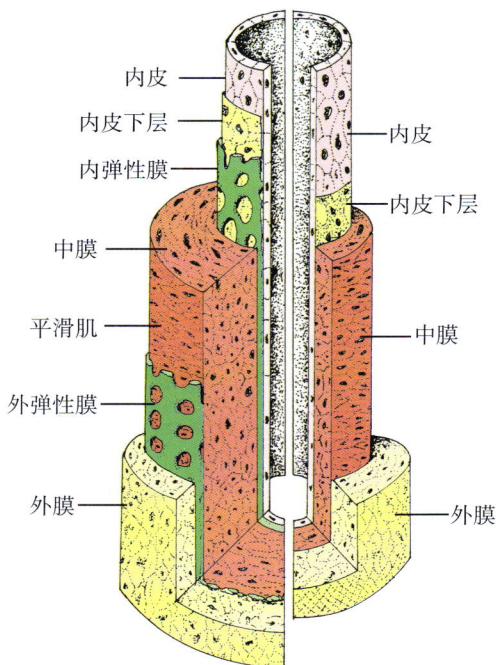

▲ 图7-1 血管壁结构模式图

（三）外膜

外膜（adventitia）由疏松结缔组织构成。部分动脉的外膜和中膜交界处，有外弹性膜（external elastic membrane）。

二、动脉

动脉（artery）是将心脏泵出的血液输送到毛细血管的管道，分为大动脉、中动脉、小动脉和微动脉，随着管腔的逐渐缩小，管壁组织成分和厚度会发生变化，以中膜最明显。

（一）大动脉

大动脉（large artery）包括主动脉、肺动脉、颈总动脉、髂总动脉和锁骨下动脉等。管壁主要由弹性膜构成，平滑肌纤维较少，故又称弹性动脉（elastic artery）（图7-2）。弹性动脉起心脏辅助泵的作用，保持血液连续流动状态。

1. **内膜**　内皮中W-P小体最为丰富。内皮下层较厚，由疏松结缔组织构成。含内弹性膜，但由于与中膜的弹性膜相连，故内弹性膜不易辨识，内膜与中膜分界亦不明显。

2. **中膜**　最厚，主要由40~70层弹性膜构成。由于血管收缩，血管横切面弹性膜呈波浪状。各层弹性膜由弹性纤维相连，弹性膜之间还有少量环行平滑肌纤维和胶原纤维。

3. **外膜**　较中膜薄，由疏松结缔组织构成，分布有小的营养血管和神经束，供应动脉管壁外侧部分的营养，无明显的外弹性膜。

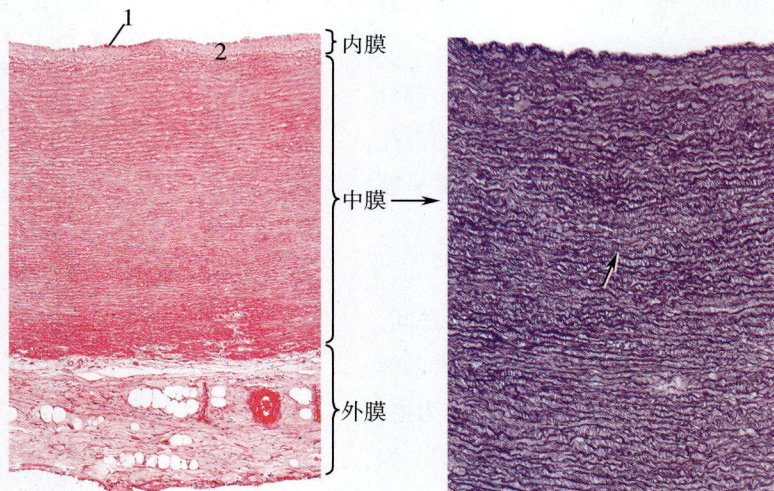

A. HE染色（大连医科大学　图）　　B. 弹性染色（吉林医药学院　窦肇华　图）

▲ 图7-2　大动脉光镜像

1. 内皮；2. 内皮下层；↑弹性膜。

　　　　　病理状态下，动脉中膜的平滑肌纤维可穿过内弹性膜的网孔进入内膜增生，合成分泌结缔组织，使内膜增厚，还可吞噬脂质形成肌源性泡沫细胞，这是动脉粥样硬化发生的重要病理基础。动脉粥样硬化是随着人年龄增长而出现的血管疾病，可使动脉管壁增厚、变硬，失去弹性，管腔狭小。致病因素包括高脂血症、高血压、吸烟和遗传因素等。

ER-7-3　动脉粥样硬化发病机制示意图（图片）

（二）中动脉

除大动脉外，凡在解剖学中有命名的动脉多属中动脉（medium-sized artery）。中动脉管壁的平滑肌纤维相当丰富，故又名肌性动脉（muscular artery）。中动脉管壁的舒缩可分配身体各部和各器官的血流量。在所有血管中，中动脉管壁的3层结构分界最明显（图7-3）。

1. 内膜　内皮下层薄或缺如，与中膜之间有1~2层明显的内弹性膜。

2. 中膜　较厚，由10~40层环行排列的平滑肌纤维组成，肌纤维间有少量弹性纤维和胶原纤维，均由平滑肌纤维产生。

3. 外膜　厚度与中膜相近，由疏松结缔组织构成，含营养性小血管和较多的神经纤维。在外膜与中膜的交界处有相比内弹性膜更细且断续的外弹性膜。

（三）小动脉

小动脉（small artery）管径0.3~1.0mm，结构类似中动脉，但各层均变薄，仅在较大的小动脉内膜可见明显的内弹性膜。中膜有3~9层环行平滑肌纤维，故也属肌性动脉。外膜厚度与中膜相近，一般无外弹性膜（图7-4）。

（四）微动脉

管径在0.3mm以下的动脉，称微动脉（arteriole）。微动脉各层均薄，无内、外弹性膜，中膜仅含1~2层平滑肌纤维（图7-4）。

小动脉和微动脉的平滑肌纤维舒缩受神经等多种因素影响，可调节局部组织的血流和血压，故又称外周阻力血管。

三、毛细血管

毛细血管（capillary）连接于动静脉之间。管径小，多为7~9μm，分布最为广泛，多形成分支并互相吻合成网。毛细血管是血液与周围组织进行物质交换的主要部位。不同组织器官内毛细血管网的疏密程度差别很大，代谢旺盛的组织和器官，如骨骼肌、心肌、肺和肾等，毛细血管网很密集；代谢较低的如骨、肌腱和韧带等，毛细血管网则较稀疏。

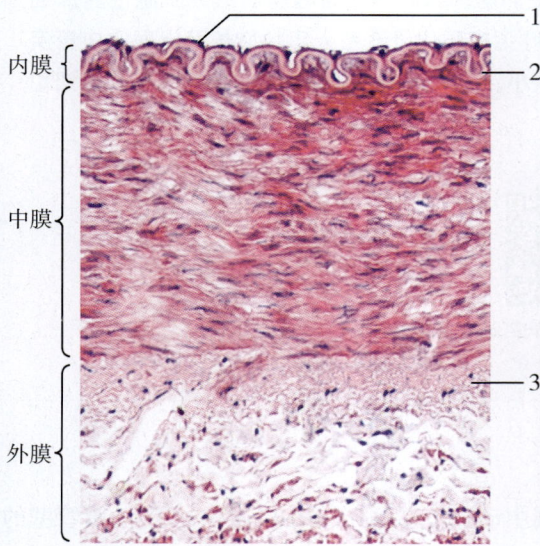

▲ 图7-3　中动脉光镜像（大连医科大学　图）
1. 内皮；2. 内弹性膜；3. 外弹性膜。

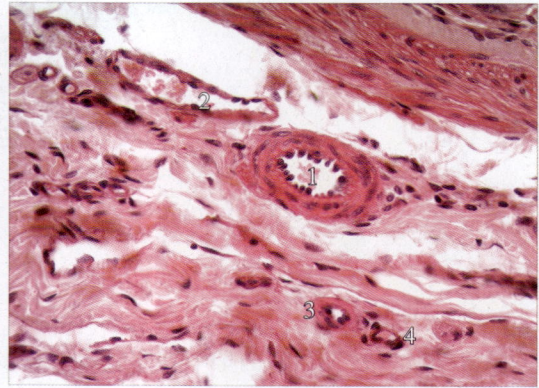

▲ 图7-4　小动脉与小静脉光镜像（南华大学医学院　图）
1. 小动脉；2. 小静脉；3. 微动脉；4. 微静脉。

（一）毛细血管的结构

　　毛细血管管壁薄，主要由内皮细胞和基膜组成，二者之间常有散在的周细胞（图7-5）。依据管径粗细不同，管壁由1~4个内皮细胞围成。基膜薄，只有基板。周细胞（pericyte）呈扁平状，有突起（图7-6），内含微丝和肌球蛋白等，有收缩功能；周细胞还有分化潜能，毛细血管受损时，可增殖分化为内皮细胞和成纤维细胞，参与创伤修复过程中的组织再生。

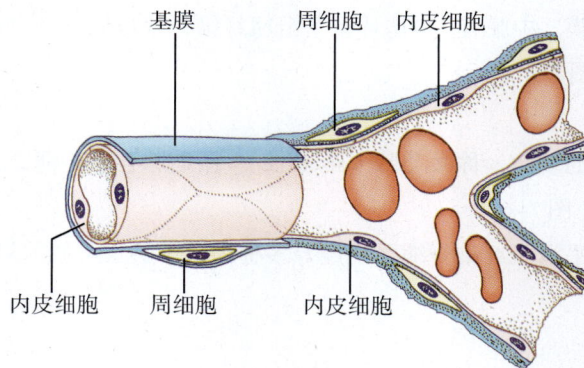

▲ 图7-5　毛细血管立体模式图

（二）毛细血管的分类

　　电镜下，根据内皮细胞的结构特征，毛细血管分为3类。

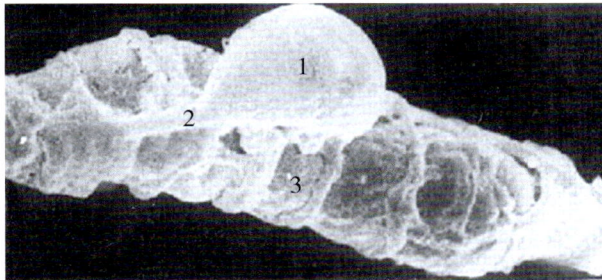

▲ 图7-6　毛细血管周细胞扫描电镜像
1. 周细胞胞体；2. 周细胞突起；3. 毛细血管。

1. 连续毛细血管（continuous capillary） 内皮细胞连续无孔，细胞间由紧密连接封闭，基膜完整（图7-7）。内皮细胞质中含有许多质膜小泡，为血管内外物质运输的主要方式。常见于结缔组织、肌组织、肺和中枢神经系统等处。在机体各处的屏障中，绝大部分由连续毛细血管参与。

2. 有孔毛细血管（fenestrated capillary） 内皮不含核的部分细胞质极薄，有许多贯穿内皮的窗孔，孔径60~80nm，多有厚度4~6nm的隔膜封闭；细胞间有紧密连接，基膜完整（图7-7）。内皮窗孔有利于毛细血管内外中、小分子物质的交换。主要分布于胃肠黏膜、某些内分泌腺和肾血管球等处。

3. 血窦（sinusoid） 又称窦状毛细血管（sinusoidal capillary），管腔较大（直径可达30~40μm），形状不规则。内皮细胞间有较大的间隙，基膜可不完整或缺如，有的内皮有窗孔，但常无隔膜封闭（图7-7）。血窦的结构特点有利于大分子物质甚至血细胞出入血管。主要分布在肝、脾、骨髓和一些内分泌腺中。

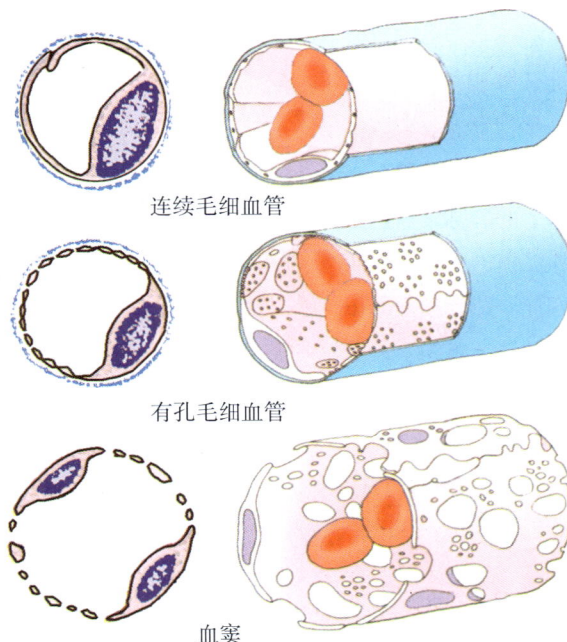

▲ 图7-7　毛细血管分类模式图

四、静脉

静脉（vein）收集毛细血管的血液并运回心脏，由细至粗逐级汇合，管壁也逐渐增厚。根据管径大小分为微静脉、小静脉、中静脉和大静脉。静脉腔大、壁薄，与伴行的动脉相比，静脉中膜薄、外膜厚，因此管壁平滑肌纤维较少，而结缔组织较多。故切片中的静脉管壁常呈塌陷状。三层之间的界限不如动脉明显。

1. 微静脉（venule） 管径50~200μm。微静脉的起始端称毛细血管后微静脉（postcapillary venule），管壁结构类似毛细血管，但管径较毛细血管略粗。微静脉管壁结构类似毛细血管，内皮细胞间隙较大，故通透性较大，有利于物质交换。淋巴组织和淋巴器官内的毛细血管后微静脉还具有特殊的结构和功能。随着微静脉管径增粗，中膜平滑肌纤维开始出现并逐渐增多（图7-4）。

2. 小静脉（small vein） 管径一般在200μm以上。内、外膜均很薄，中膜有一至数层较完整的平滑肌纤维，外膜逐渐变厚（图7-4）。

3. 中静脉（medium-sized vein） 除大静脉外，凡有解剖学命名的静脉多属中静脉，管径为2~9mm。内膜薄，内皮下层含少量平滑肌纤维，内弹性膜不发达或缺如。中膜较相伴行的动脉薄许多，含数层排列疏松的环行平滑肌纤维。外膜比中膜厚，无外弹性膜，有时可见纵行平滑肌纤维束。

4. 大静脉（large vein） 大静脉管径大于10mm。内膜较薄，无内弹性膜，中膜很不发达，为数层稀疏的环行平滑肌纤维。外膜则很厚，结缔组织内可见大量纵行平滑肌束（图7-8）。

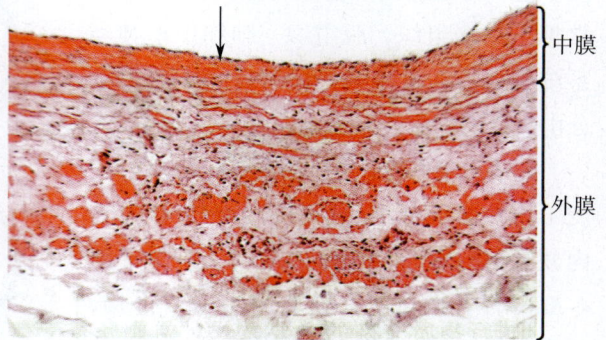

5. 静脉瓣（venous valve） 管径2mm以上的静脉常有静脉瓣，为成对的半月形薄片，由内膜凸入管腔折叠而成，根部与内膜相连。瓣膜表面覆以内皮，内部为含弹性纤维的结缔组织。静脉瓣的游离缘朝向血流方向，可防止血液逆流。

各级动脉和静脉之间管壁结构特点各异，差别较大。这些差别正是不同血管行使不同功能的基础。

ER-7-4 中静脉（局部横切面）光镜像（图片）

中膜

外膜

▲ 图7-8 大静脉（局部横切面）光镜像
↓内膜。

相关链接 | 各级动、静脉的管壁结构与功能的相关性

ER-7-5 各级动、静脉的管壁结构与功能的相关性（拓展阅读）

五、微循环

微循环（microcirculation）指微动脉到微静脉之间的血液循环，是血液循环的基本功能单位。通过微循环，可以按组织的需要调节局部血流量，以适应组织器官的代谢水平，满足物质交换的

需要。微循环一般都由下述几部分组成（图7-9）。

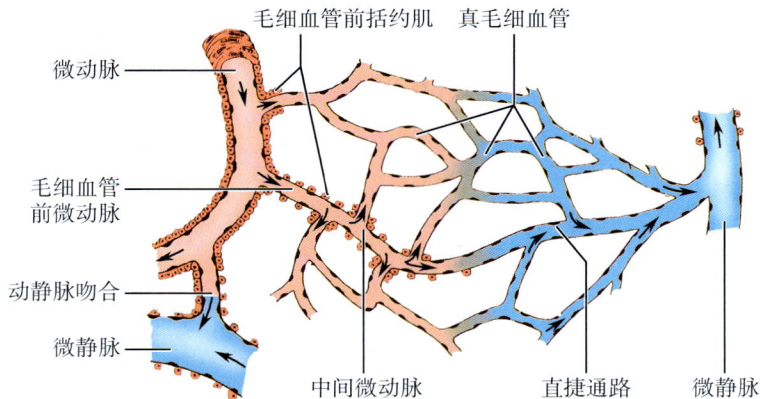

▲ 图7-9 微循环模式图

1. 微动脉 管壁平滑肌纤维可受体内神经体液因素的调节而产生舒缩活动，控制微循环血流量，因此称其为微循环的"总闸门"。

2. 毛细血管前微动脉和中间微动脉 微动脉的分支称毛细血管前微动脉（precapillary arteriole），后者继而分支为中间微动脉（metaarteriole），其管壁平滑肌纤维稀疏分散。

3. 真毛细血管（true capillary） 指中间微动脉分支形成相互吻合的毛细血管网，即通常所说的毛细血管。真毛细血管行程迂回曲折，血流甚慢，是物质交换的主要部位。在真毛细血管的起点，有少许环行平滑肌纤维组成的毛细血管前括约肌（precapillary sphincter），是调节微循环的"分闸门"。

4. 直捷通路（thoroughfare channel） 是中间微动脉与微静脉直接相通、距离最短的毛细血管。其结构与毛细血管相似，管径略粗。一般情况下，微循环的血流大部分由微动脉经中间微动脉和直捷通路快速进入微静脉，只有小部分血液流经真毛细血管。当组织功能活跃时，毛细血管前括约肌开放，大部分血液流经真毛细血管网，进行充分的物质交换。

5. 动静脉吻合（arteriovenous anastomosis） 是指由微动脉发出的侧支直接与微静脉相通的血管。其管壁较厚，有发达的平滑肌纤维和丰富的血管运动神经末梢。动静脉吻合一般为关闭状态，血液由微动脉流入毛细血管；在应急情况下，动静脉吻合开放，微动脉血液经此直接流入微静脉，从而缩短循环途径，使血液迅速返回心脏。

6. 微静脉 管壁有散在平滑肌纤维分布，是微循环的"后闸门"。

课程思政 | 平滑肌纤维的收缩和舒张在微循环调节中均起关键作用。我国科学家修瑞娟发现，山莨菪碱能够解除乙酰胆碱所致的血管壁平滑肌痉挛，从而改善微循环。她提出关于微循环的"修氏理论"获美国微循环学会"Benjamin W.Zweifach"奖。此为近40年来，中国人在此领域首次获奖。

六、心脏

心脏（heart）是有腔的肌性器官，心壁很厚，主要由心肌纤维构成，又称工作心肌；心壁内还有特殊心肌纤维组成的传导系统，产生冲动并传导至工作心肌。心肌纤维节律性收缩和舒张，赋予血液流动的动力。心脏还有内分泌功能。

（一）心壁的结构

心壁从内向外由心内膜、心肌膜和心外膜组成（图7-10）。

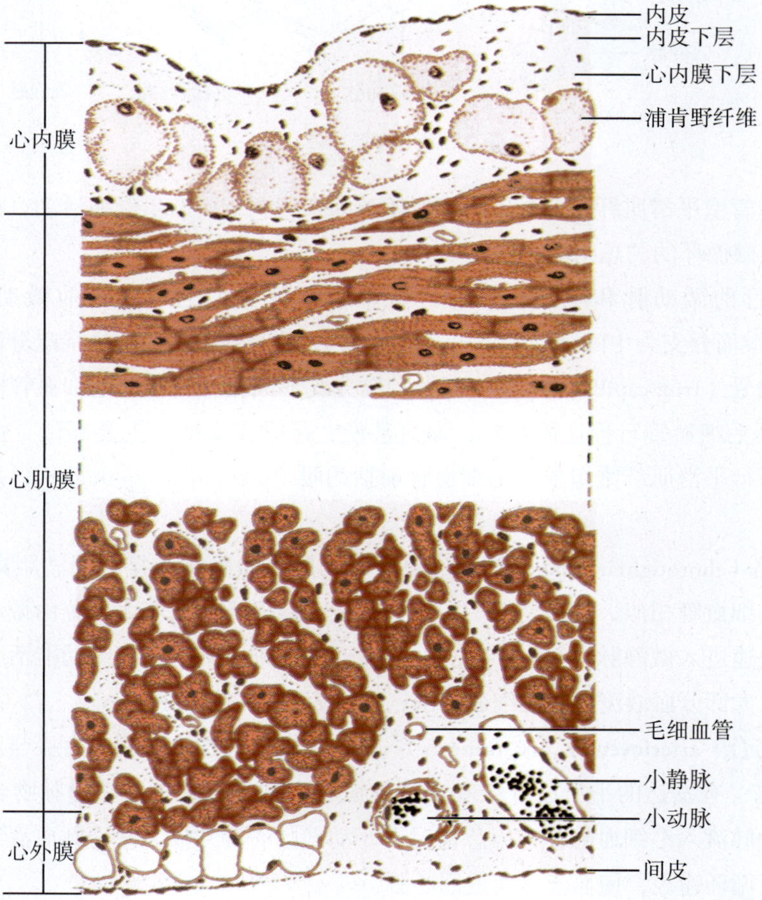

▲ 图7-10　心壁结构模式图

1. 心内膜（endocardium） 分为内皮和内皮下层。内皮与大血管的内皮相连续。内皮下层分为内层和外层：内层是薄层细密结缔组织，含少量平滑肌纤维；外层靠近心肌膜，又称心内膜下层（subendocardial layer），为疏松结缔组织，含小血管和神经。心室的心内膜下层有浦肯野纤维，是心脏传导系统的分支（图7-11）。

2. 心肌膜（myocardium） 最厚，主要由心肌纤维构成。心室的心肌膜较心房厚，左心室最厚。心肌纤维多集合成束，呈螺旋状排列，大致可分为内纵、中环和外斜3层，肌束间有丰富的毛细血管。心肌纤维对缺血很敏感，当心肌缺血不足时，易引起心绞痛。心房肌和心室肌之间不连续，两者之间存在由致密结缔组织组成的支架结构，称**心骨骼**（cardiac skeleton）。心房肌和心室肌则分别附着于心骨骼上。

心室和心房的肌纤维结构和功能基本相同。电镜下，可见部分心房肌纤维含电子致密的分泌颗粒，称**心房特殊颗粒**（specific atrial granule），有膜包裹，内含肽类物质，即**心房钠尿肽**（atrial natriuretic peptide，ANP）。此激素具有强大的利尿、排钠、扩张血管和降低血压的作用。此外，心肌纤维还具有合成血管紧张素的能力，其能促进心肌纤维生长及增强心肌收缩力。

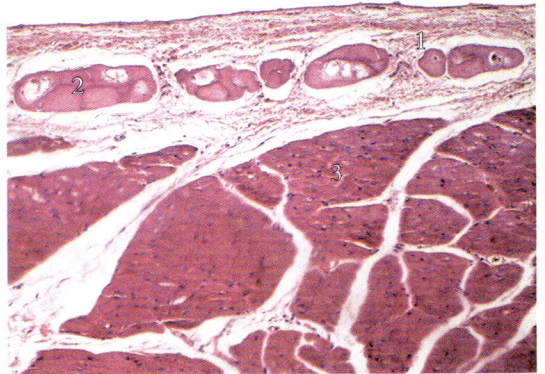

▲ 图7-11　心内膜与心肌膜光镜像
（南华大学医学院　图）
1. 心内膜；2. 浦肯野纤维；3. 心肌膜。

相关链接 ｜　　　心房钠尿肽（atrial natriuretic peptide，ANP），又称心房利钠肽，由28个氨基酸残基组成。ANP的主要功能是舒张血管平滑肌，促进肾排钠和排水，从而降低血压，利钠、利尿和调节循环血量。当心房壁因血量过多或中心静脉压升高等原因受牵拉时，可刺激心房肌细胞释放ANP。

3. 心外膜（epicardium）　即心包的脏层，表面有间皮，为浆膜。间皮深面为结缔组织，内含有血管、神经和脂肪组织。

4. 心瓣膜（cardiac valve）　位于心脏的房室孔和动脉口处，是心内膜突向心腔形成的薄片状结构，包括动脉瓣、二尖瓣和三尖瓣。心瓣膜表面覆以内皮，内部为致密结缔组织，含平滑肌纤维和弹性纤维。心瓣膜的功能是阻止心房、心室和动脉之间的血液逆流。

临床案例 ｜　　　　　　　　　　冠心病

ER-7-6　冠心病（临床案例）

（二）心脏传导系统

心脏传导系统由特殊的心肌纤维组成，包括窦房结、房室结、房室束及分支（图7-12）。窦房结位于上腔静脉与右心耳交界的外膜深部。房室结、房室束及其主要分支位于心内膜下层，而房室束可进一步分支进入心肌膜。这些特殊的心肌纤维含少量或不含肌原纤维，基本无收缩功能，其功能为产生冲动和传导冲动，亦受相应神经纤维的支配。组成心脏传导系统的细胞有3种。

1. 起搏细胞（pacemaker cell） 又称P细胞，位于窦房结和房室结的中央。细胞较小，着色浅；细胞质呈空泡状，含细胞器较少，有少量肌原纤维和吞饮小泡，含糖原较多。P细胞是心脏产生节律性收缩的起搏点。

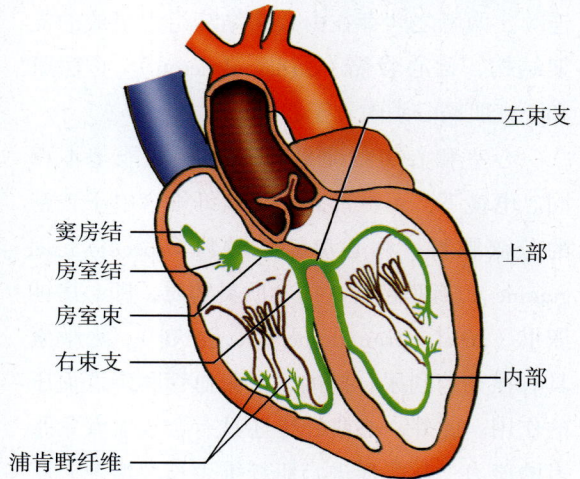

▲ 图7-12 心脏传导系统分布模式图

2. 移行细胞（transitional cell） 又称T细胞，主要位于窦房结和房室结的周边及房室束。位于窦房结的T细胞，可与心房中的心肌纤维相连，并将冲动传递于此。而目前冲动由窦房结到房室结的传递过程，尚不明确。T细胞形态结构介于P细胞和工作心肌纤维之间：细胞比工作心肌纤维细而短，细胞质内含肌原纤维较P细胞略多。T细胞起传导冲动的作用。

3. 浦肯野纤维（Purkinje fiber） 又称束细胞，组成房室束及其分支，位于心室的心内膜下层和也可见于心肌膜。浦肯野纤维比工作心肌纤维短而粗，细胞质中富含线粒体和糖原，肌原纤维较少且呈松散的细丝状，位于细胞周边（图7-11），细胞间有发达的闰盘。房室束分支末端的浦肯野纤维与工作心室肌纤维通过缝隙连接相连，将冲动传递至心室各处，引发心室同步收缩。

> 🔔 **问题与思考**
> 学习了心脏传导系统的结构，可以理解为什么心脏的舒缩具有自主性吗？

ER-7-7 淋巴管系统（拓展阅读）

七、淋巴管系统

淋巴管系统是回收组织液形成淋巴，并将其导入静脉的一个辅助系统，主要由毛细淋巴管、淋巴管和淋巴导管组成。

ER-7-8 第七章 循环系统（思维导图）

复习参考题

ER-7-9
第七章
自测题

ER-7-10
第七章
简答题解析

选择题:

1. 以下关于心脏的描述,错误的是
   A. 心肌纤维呈螺旋状排列
   B. 心壁由心内膜、心肌膜和心外膜构成
   C. 部分心房肌纤维内含有心房钠尿肽
   D. 心内膜还可分为内皮、内皮下层和心内膜下层
   E. 心骨骼由骨骼肌构成

2. 大动脉被称为弹性动脉是因为其管壁中含丰富的
   A. 平滑肌纤维
   B. 胶原纤维
   C. 内弹性膜
   D. 外弹性膜
   E. 中膜内的弹性膜

3. 连续毛细血管分布于
   A. 小肠绒毛
   B. 大脑和脊髓
   C. 肝和脾
   D. 甲状腺
   E. 肾

4. 以下关于心瓣膜的结构特点,错误的是
   A. 表面覆盖内皮
   B. 内部为致密结缔组织
   C. 由心外膜突向心腔形成的薄片状结构
   D. 内含平滑肌纤维
   E. 可防止血液倒流

5. 患者,男,68岁。下肢出现明显酸胀感,脚踝部轻微水肿。下肢表层的血管出现明显的曲张,凸出皮肤,呈现一个扭曲的团状或者结节状,形状似"蚯蚓"。持续站立后,上述不适感加重。请问该患者的上述病症,可能是由于下述哪种结构异常导致
   A. 内皮
   B. 内皮下层
   C. 中膜
   D. 静脉瓣
   E. 外膜

   答案: 1. E 2. E 3. B 4. C 5. D

简答题:

1. 大动脉和中动脉主要有哪些结构特点与其功能相适应?
2. 简述各类毛细血管壁的结构特点及分布。
3. 简述心壁的组织学结构。

(葛盈盈)

第八章

免疫系统

学习目标

知识目标	掌握	记住淋巴组织的分类及结构特点；熟知血-胸腺屏障的结构及功能；描述胸腺、淋巴结和脾的结构及功能。
	熟悉	概述淋巴细胞的分类及功能。
	了解	理解淋巴细胞再循环的概念，知道扁桃体的结构及功能。
能力目标		1. 在光镜下辨认胸腺、淋巴结和脾。
		2. 运用T、B淋巴细胞在淋巴器官中的分布特点，揭示细胞免疫和体液免疫的区别与联系。
素质目标		1. 能够从免疫系统功能视角，理解临床常见的免疫系统疾病的发病原因。
		2. 学会运用辩证统一的观点分析免疫系统在机体中的作用，启迪哲学与自然科学的辩证关系。

　　免疫系统（immune system）是机体的防御性系统，主要由免疫细胞、淋巴组织和淋巴器官组成。免疫系统的功能主要有3方面。① 免疫防御：识别和清除侵入机体的微生物、异体细胞或抗原物质；② 免疫监视：识别和清除表面抗原发生变异的细胞，如肿瘤细胞和病毒感染的细胞等；③ 免疫稳定：识别和清除体内衰老和死亡的细胞，维持机体内环境的稳定。

一、免疫细胞

　　免疫细胞或聚集于淋巴组织中，或分散于血液、淋巴及其他组织内，包括淋巴细胞、巨噬细胞与单核吞噬细胞系统、抗原呈递细胞，以及粒细胞和肥大细胞等。

（一）淋巴细胞

　　淋巴细胞是构成免疫系统的主要细胞群体，是执行免疫功能的主要成员。根据发生来源、表面标志、结构和功能的不同，一般分为3类。

　　1. 胸腺依赖淋巴细胞（thymus dependent lymphocyte） 简称T淋巴细胞，由骨髓造血干细胞分化为淋巴系造血祖细胞，再经血液循环进入胸腺，在胸腺中完成T淋巴细胞的发育。T淋巴细胞数量最多，占淋巴细胞总数的60%~75%，其功能最复杂，受抗原刺激后增殖分化，大部分形成有免疫功能的效应T细胞，小部分恢复为静息状态的记忆性T细胞。T淋巴细胞一般分为3个亚群：① 细胞毒性T细胞（cytotoxic T cell，Tc细胞），能直接攻击带异抗原的肿瘤细胞、病毒感染细胞和异体细胞，是细胞免疫应答的主要细胞；② 辅助性T细胞（helper T cell，Th 细胞），能识别抗原，通过分泌细胞因子辅助Tc细胞产生细胞免疫应答，辅助B淋巴细胞产生体液免疫应答；③ 调节性T细胞（regulatory T cell，Tr 细胞），数量较少，常在免疫应答后期增多，通过分泌抑制因子减弱或抑制免疫应答。

2. 骨髓依赖淋巴细胞（bone marrow dependent lymphocyte） 简称B淋巴细胞，由骨髓中的淋巴干细胞增殖、分化而成，数量较少，占淋巴细胞总数的10%~15%。B淋巴细胞受抗原刺激后增殖分化，大部分形成效应B细胞，即浆细胞，通过分泌抗体清除相应的抗原，参与体液免疫应答；小部分细胞形成记忆B细胞。

3. 自然杀伤细胞（nature killer cell） 简称NK细胞，与B淋巴细胞来源相同，胞体常较T、B淋巴细胞大，约占淋巴细胞总数的10%。NK细胞无须抗原预先致敏即可直接杀伤肿瘤细胞和病毒感染细胞，是非特异性免疫的重要组成部分。

（二）巨噬细胞与单核吞噬细胞系统

巨噬细胞由血液中的单核细胞在不同部位穿出血管壁进入组织和器官内分化而来。单核细胞和由其分化而来的具有吞噬功能的细胞，统称单核吞噬细胞系统（mononuclear phagocyte system，MPS）。该系统广泛分布于机体内，包括血液中的单核细胞、淋巴组织和结缔组织的巨噬细胞、肝巨噬细胞（库普弗细胞）、肺巨噬细胞（尘细胞）、神经组织的小胶质细胞及骨组织的破骨细胞等，它们均来源于骨髓内的幼单核细胞。这些细胞有很强的吞噬功能，并参与免疫应答。

（三）抗原呈递细胞

抗原呈递细胞（antigen presenting cell）指能够捕获、吞噬、加工和处理抗原，并将抗原呈递给T淋巴细胞，激发T淋巴细胞活化、增殖的一类细胞。这类细胞广泛分布于人体与外界接触部位及淋巴组织内，专职性抗原呈递细胞主要有巨噬细胞、树突状细胞和B淋巴细胞，是免疫应答起始阶段的重要辅佐细胞。

树突状细胞（dendritic cell，DC）来源于骨髓多能干细胞，数量少，分布广，包括血液树突状细胞，表皮和消化管上皮的朗格汉斯细胞，心、肝、肺、肾和消化管的间质树突状细胞、淋巴组织中的交错突细胞等。成熟的树突状细胞具有大量的树枝状突起。树突状细胞的抗原呈递能力强于其他抗原呈递细胞。

相关链接 | B淋巴细胞与抗原呈递

ER-8-2　B淋巴细胞与抗原呈递（拓展阅读）

二、淋巴组织

淋巴组织（lymphoid tissue）以网状组织为支架，网眼中含有大量的淋巴细胞和其他免疫细胞，是免疫应答的场所。一般将淋巴组织分为弥散淋巴组织和淋巴小结。

（一）弥散淋巴组织

弥散淋巴组织（diffuse lymphoid tissue）淋巴细胞呈弥散性分布，与周围无明显界限。主要含有T淋巴细胞，也含少量B淋巴细胞和浆细胞。弥散淋巴组织中常有毛细血管后微静脉（postcapillary venule），其特征是内皮细胞为杆状，在横切面呈立方形或矮柱状，故又称高内皮微静脉，细胞间有间隙，基膜不完整，是淋巴细胞由血液迁入淋巴组织的重要通道。当弥散淋巴组织受抗原刺激时，可出现淋巴小结。

（二）淋巴小结

淋巴小结（lymphoid nodule）又称淋巴滤泡，由B淋巴细胞密集而成，呈圆形或椭圆形，边界清楚。淋巴小结的数量和结构随生长发育程度和免疫功能状态而处于动态变化之中。在抗原刺激下，淋巴小结增多增大，形成生发中心（图8-1），是体液免疫应答的重要标志，抗原被清除后淋巴小结逐渐消失。淋巴小结以两种形式存在：无生发中心的淋巴小结较小，称初级淋巴小结；有生发中心的称次级淋巴小结。

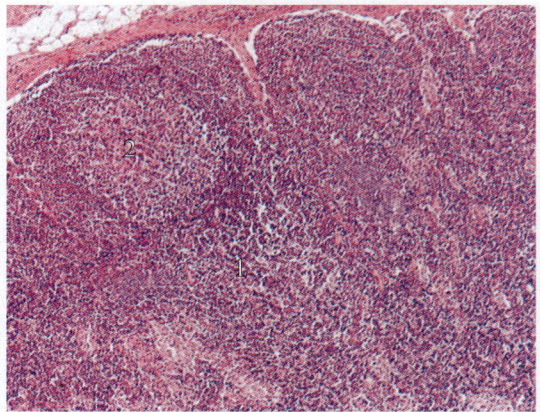

▲ 图8-1 淋巴组织光镜像
（吉林医药学院 李质馨 图）
1.弥散淋巴组织；2.淋巴小结（可见浅染的生发中心）。

淋巴细胞再循环（lymphocyte recirculation）：周围淋巴器官和淋巴组织内的淋巴细胞可经大淋巴管（右淋巴导管与胸导管）进入血液循环于全身，又可通过毛细血管后微静脉，再回到淋巴器官或淋巴组织内，如此周而复始，此现象称淋巴细胞再循环。通过再循环，淋巴细胞可以周流全身各淋巴器官或淋巴组织，使分散在全身各处的淋巴细胞成为一个相互关联的统一体，增加了淋巴细胞识别抗原的机会，有利于发现和识别抗原，促进免疫细胞间的协作，使免疫系统成为有机整体。

ER-8-3 淋巴细胞再循环示意图（图片）

三、淋巴器官

淋巴器官是以淋巴组织为主要成分的器官，依据结构和功能的不同分为两类。① 中枢淋巴器官（central lymphoid organ）：包括胸腺和骨髓，此处的淋巴系造血干细胞在特殊的微环境影响下，经历不同的分化发育途径，在胸腺形成初始T细胞，在骨髓形成初始B细胞和初始NK细胞。② 外周淋巴器官（peripheral lymphoid organ）：包括淋巴结、脾和扁桃体，接受中枢淋巴器官输送来的淋巴细胞，在抗原刺激下，器官内的淋巴细胞增殖为效应细胞，是进行免疫应答的主要场所。外周淋巴器官的发育较中枢淋巴器官晚。

（一）胸腺

胸腺（thymus）是T淋巴细胞分化、发育和成熟的场所。其大小和结构随年龄增长改变明显。新生期胸腺重15~20g，幼年期后迅速增大，青春期达到高峰（重30~40g）。青春期后，胸腺随年龄增长而逐渐萎缩退化，老年期胸腺组织被脂肪取代，胸腺微环境改变，淋巴细胞减少，导致老年人免疫功能减退。

1. 胸腺的结构　胸腺表面有薄层结缔组织被膜，被膜的结缔组织随同神经、血管伸入胸腺实质形成小叶间隔，将胸腺分成许多不完整的小叶（图8-2）。每个小叶分为皮质和髓质，相邻小叶的髓质彼此相连。

（1）皮质：位于胸腺小叶周边，以胸腺上皮细胞为支架，间隙内含有大量胸腺细胞和少量巨噬细胞等（图8-3）。

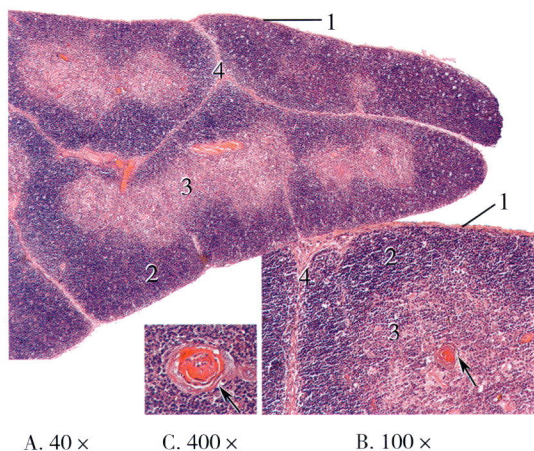

▲ 图8-2　胸腺光镜像（吉林医药学院　李质馨　图）
1. 被膜；2. 皮质；3. 髓质；4. 小叶间隔；↑胸腺小体。

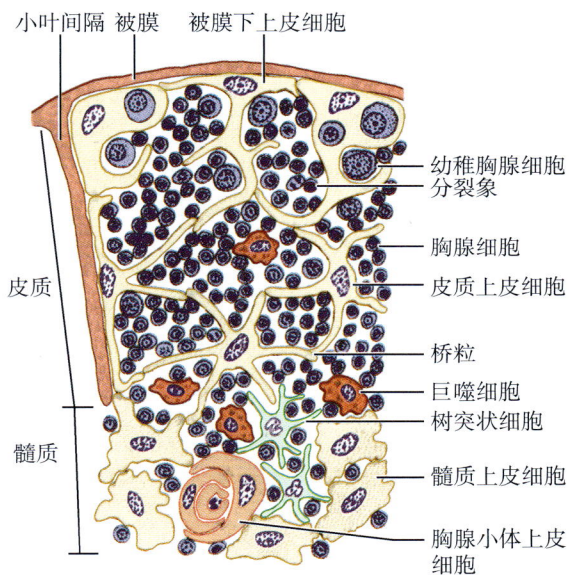

▲ 图8-3　胸腺内细胞分布模式图

胸腺上皮细胞（thymic epithelial cell）：又称上皮性网状细胞，分布于被膜下和胸腺细胞之间，呈星形，有突起，相邻细胞的突起以桥粒相连形成网架。某些被膜下上皮细胞体积较大，细胞质丰富，包绕着一些胸腺细胞，称哺育细胞（nurse cell）。胸腺上皮细胞能分泌胸腺素（thymosin）和胸腺生成素（thymopoietin），为胸腺细胞发育所必需。

胸腺细胞（thymocyte）：即胸腺内处于不同发育阶段的T淋巴细胞，密集于皮质内，占胸腺皮质细胞总数的85%~90%，故皮质染色较深。皮质浅层的淋巴细胞较大而幼稚，近髓质处的淋巴细胞较小而成熟。只有5%左右的胸腺细胞发育成熟，绝大多数的胸腺细胞发生凋亡，被巨噬细胞吞噬清除。

（2）髓质：胸腺上皮细胞较多，胸腺细胞较少、分布稀疏，故染色较浅。髓质胸腺上皮细胞呈球形或多边形，胞体较大，细胞间以桥粒相连。部分胸腺上皮细胞形态扁平，呈同心圆状排列形成胸腺小体（thymic corpuscle），是胸腺的特征性结构（图8-2，图8-3）。胸腺小体周围的上皮细胞较幼稚，可分裂，近中央的上皮细胞核消失，细胞逐渐角化，常崩解，染色呈嗜酸性。胸腺小体功能未明，但缺乏胸腺小体的胸腺不能培育出成熟的T淋巴细胞。

（3）血-胸腺屏障（blood-thymus barrier）：是阻挡血液内的大分子及抗原物质进入胸腺实质的结构。包括：① 连续毛细血管内皮，内皮细胞间存在完整的紧密连接；② 内皮周围连续的基膜；③ 毛细血管周隙，内含巨噬细胞；④ 胸腺上皮细胞基膜；⑤ 一层连续的胸腺上皮细胞（图8-4）。血-胸腺屏障对维持胸腺内环境的稳定，保证胸腺细胞的正常发育起重要作用。

▲ 图8-4 血-胸腺屏障模式图

上皮性网状细胞突起
细胞连接
上皮基膜
内皮细胞
内皮基膜
毛细血管周隙
淋巴细胞

2. 胸腺的功能 胸腺是培育和选择T淋巴细胞的重要器官，胸腺上皮细胞产生的胸腺激素可促进胸腺细胞分化成熟。培育的初始T细胞经血流输送至外周淋巴器官和淋巴组织进一步分化成熟。胸腺对于新生儿和婴幼儿淋巴组织的正常发育至关重要。若切除新生动物的胸腺，将导致机体缺乏T淋巴细胞，不能排斥异体移植物，机体产生抗体的能力也明显下降。

3. 胸腺的年龄变化 胸腺的结构与功能状态随年龄有明显改变，在胚胎期至两岁内发育最快，青春期后逐渐退化萎缩。到老年时期，胸腺大部被脂肪组织代替，仅存少量的皮质和髓质。

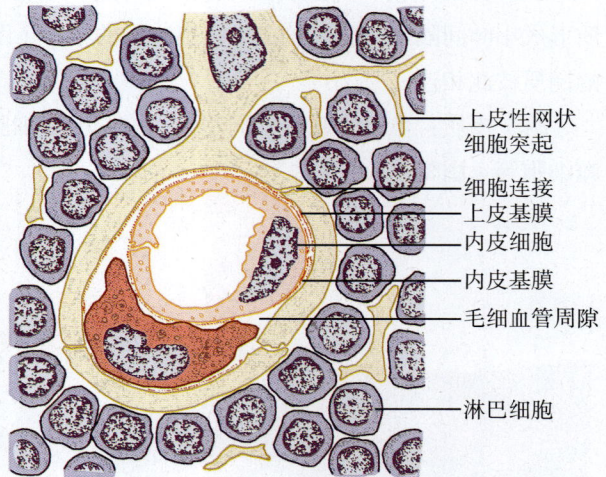

相关链接 | 胸腺功能的发现

ER-8-4

ER-8-4 胸腺功能的发现（拓展阅读）

（二）淋巴结

淋巴结（lymph node）呈球形或肾形，位于淋巴回流通路上，其大小和结构与机体的免疫功能状态密切相关。

1. 淋巴结的结构 淋巴结表面覆盖薄层被膜，在其凸面有数条输入淋巴管（afferent lymphatic vessel）穿过被膜通入被膜下淋巴窦。淋巴结的一侧凹陷，为门部，血管、神经和输出淋巴管（efferent lymphatic vessel）由此进出。被膜和门部的结缔组织伸入淋巴结实质形成相互连接的小梁，构成淋巴结的粗支架；实质内的网状组织构成细支架，其内充满大量淋巴组织及其他免疫细胞。淋巴结实质由皮质和髓质组成，两者间无截然分界（图8-5）。

（1）皮质：位于被膜下方，由浅层皮质、副皮质区及皮质淋巴窦组成（图8-6）。

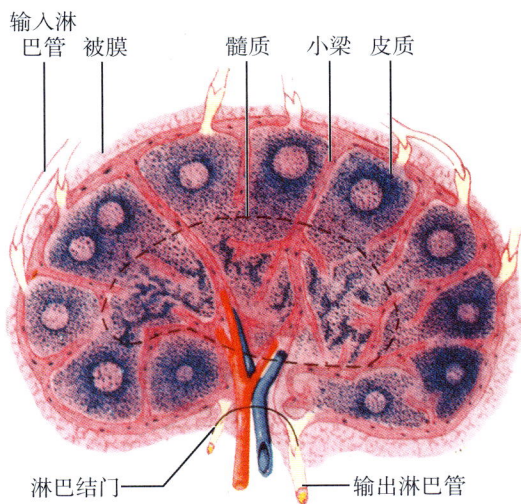

▲ 图8-5 淋巴结仿真图

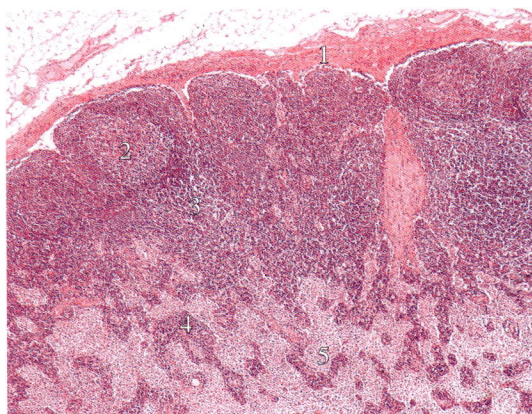

▲ 图8-6 淋巴结光镜像（吉林医药学院 李质馨 图）
1. 被膜；2. 淋巴小结；3. 副皮质区；4. 髓索；5. 髓窦。

浅层皮质（superfacial cortex）：紧贴被膜下窦的薄层淋巴组织，可见淋巴小结及其间的弥散淋巴组织，主要由B淋巴细胞组成。

副皮质区（paracortical area）：位于皮质深层，为较大片的弥散淋巴组织，主要由T淋巴细胞聚集而成，为胸腺依赖区。副皮质区有许多毛细血管后微静脉。血液流经此段时，约有10%的淋巴细胞穿越内皮细胞进入副皮质区。

皮质淋巴窦（cortical sinus）：包括被膜下窦和小梁周窦。被膜下窦是包围整个淋巴结实质的大扁囊，其被膜侧有数条输入淋巴管通入（图8-7）。小梁周窦是一些末端为盲管的淋巴窦，属于被膜下窦随小梁的延伸。

📢 问题与思考
　为什么切除新生动物的胸腺，淋巴结副皮质区将不能发育？

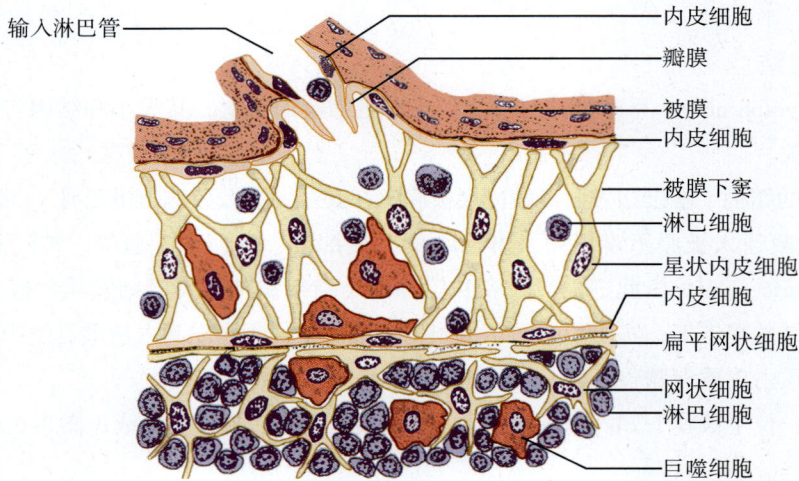

▲ 图8-7　被膜下窦模式图

（2）髓质：位于淋巴结深部，由髓索和髓窦组成。髓索（medullary cord）是相互连接的索条状淋巴组织，主要含B淋巴细胞、浆细胞及巨噬细胞。髓窦（medullary sinus）与皮质淋巴窦结构相似，但较宽大，腔内的巨噬细胞较多，故有较强的滤过作用。

（3）淋巴结内的淋巴通路：淋巴从输入淋巴管进入被膜下窦和小梁周窦，部分渗入皮质淋巴组织，然后流入髓窦；部分经小梁周窦进入髓窦；最后经输出淋巴管离开淋巴结。输出的淋巴液中含有较多的抗体和淋巴细胞。

淋巴窦：是淋巴结内淋巴流动的通道。窦壁有内皮贴衬，内皮外有薄层基质、少量网状纤维及一层扁平的网状细胞。窦腔内有许多网状细胞和网状纤维相互交织成网支撑窦腔，网孔内有淋巴细胞和巨噬细胞等。淋巴在淋巴窦内受到网状细胞和网状纤维等阻挡，缓慢流动，有利于巨噬细胞清除异物和捕获抗原。

2. 淋巴结的功能

（1）滤过淋巴：进入淋巴结的淋巴液中常带有各种抗原，如毒素、细菌和病毒等。当淋巴缓慢流经淋巴窦时，巨噬细胞即可清除其中的异物，如对细菌的清除率可达99.5%，但对病毒及肿瘤细胞的清除率常较低。

（2）免疫应答：病原微生物等抗原进入淋巴结后，巨噬细胞和交错突细胞可捕获与处理抗原，然后将抗原信息传递给T淋巴细胞、B淋巴细胞，T淋巴细胞和B淋巴细胞受抗原刺激后母细胞化，再大量分裂增殖，最后分化成效应性T细胞和浆细胞，分别参与细胞免疫应答和体液免疫应答。

（三）脾

脾（spleen）是位于血液循环通路上唯一的淋巴器官。

1. 脾的结构　脾表面覆盖较厚的被膜，被膜表面被覆间皮。脾的一侧凹陷为门部，有血管、淋巴管和神经出入。被膜的结缔组织伸入脾内形成许多分支的小梁，它们相互连接构成脾的粗支架。被膜和小梁内富含弹性纤维及平滑肌纤维，其伸缩可调节脾的容积和血量。脾实质由含大量血细胞的淋巴组织构成，分为白髓和红髓（图8-8）。

（1）**白髓**（white pulp）：在新鲜脾切面上呈分散的灰白色小点状，故称白髓。白髓为密集的淋巴组织，由动脉周围淋巴鞘、脾小体和边缘区构成。

动脉周围淋巴鞘（periarterial lymphatic sheath）：脾小梁中的动脉分支离开小梁进入脾实质，称中央动脉。围绕在中央动脉周围的弥散淋巴组织，即动脉周围淋巴鞘，主要含大量T淋巴细胞，但无毛细管后微静脉。当发生细胞免疫应答时，T淋巴细胞分裂增殖，动脉周围淋巴鞘增厚。

脾小体（splenic nodule）：即脾内的淋巴小结，位于动脉周围淋巴鞘一侧，主要含大量B淋巴细胞。健康人脾内淋巴小结很少，当抗原侵入引起体液免疫应答时，淋巴小结数量增多，体积增大，抗原被清除后又逐渐减少。

▲ 图8-8　脾光镜像（吉林医药学院　李质馨　图）
1. 被膜；2. 小梁；3. 脾小体；4. 边缘区；5. 红髓。

边缘区（marginal zone）：位于白髓和红髓交界处，宽约100μm，该区的淋巴细胞较脾小体和动脉周围淋巴鞘稀疏，但较红髓密集，含有B淋巴细胞、T淋巴细胞和较多的巨噬细胞，并有少

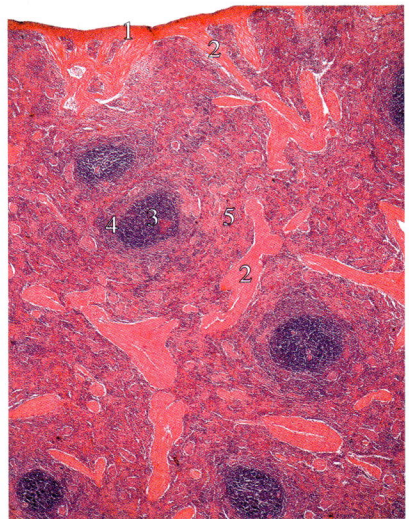

量红细胞。从骨髓或胸腺迁入脾的初始淋巴细胞常先聚集于此区继续成熟。中央动脉侧支末端在此区膨大形成的小血窦，称边缘窦（marginal sinus），是血液内抗原以及淋巴细胞进入淋巴组织的重要通道，为脾内最先接触抗原引起免疫应答的重要部位。白髓内的淋巴细胞也可进入边缘窦，参与淋巴细胞再循环。

（2）红髓（red pulp）：因含有大量血细胞，在新鲜脾切面上呈现红色，约占脾实质的2/3，分布于被膜下、小梁周围及白髓边缘区外侧。红髓由脾索及脾血窦组成（图8-9）。

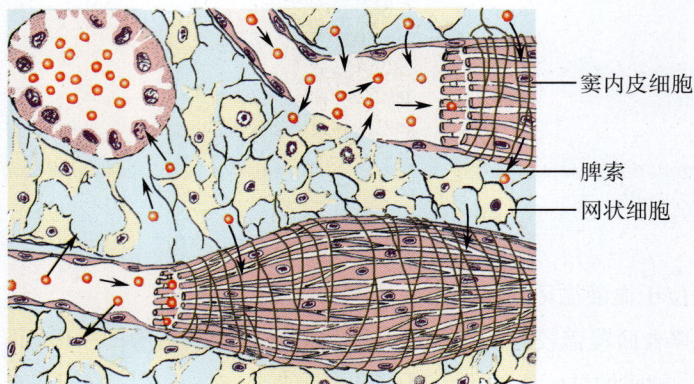

▲ 图8-9　脾红髓模式图

脾索（splenic cord）：为富含血细胞的索状淋巴组织，宽窄不等，在血窦之间相互连接成网。索内主要含B淋巴细胞、浆细胞、树突状细胞及巨噬细胞，是脾滤血的主要场所。

脾血窦（splenic sinusoid）：即脾索之间的血窦，形态不规则。窦壁内皮细胞呈长杆状，沿血窦长轴排列，内皮细胞之间的间隙较大，呈栅栏状，基膜不完整，利于血细胞自由进出（图8-9）。血窦外侧有较多的巨噬细胞，其突起可通过内皮间隙伸向窦腔。

2. 脾的血液循环　脾动脉从脾门入脾后，分支进入小梁形成小梁动脉。小梁动脉分支进入动脉周围淋巴鞘形成中央动脉。中央动脉发出侧支形成毛细血管供应白髓，末端膨大形成边缘窦。中央动脉主干穿出白髓，进入红髓脾索，形成许多细小分支，状如笔毛，称笔毛微动脉。笔毛微动脉大部分开口于脾索，小部分直接开口于脾血窦。脾血窦汇入小梁内的小梁静脉，最后在门部汇成脾静脉出脾（图8-10）。

3. 脾的功能

（1）滤血：滤血的主要部位是脾索

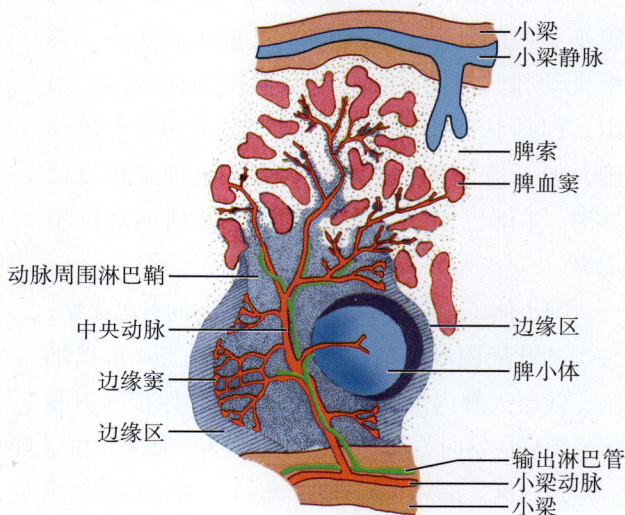

▲ 图8-10　脾血液循环通路模式图

和边缘区，此处含大量巨噬细胞，可吞噬清除血液中的病原体和衰老、死亡的血细胞。当脾功能亢进时，红细胞破坏过多，可引起红细胞或血小板的减少。

（2）造血和储血：胚胎早期的脾有造血功能，自骨髓开始造血后，脾则逐渐变为淋巴器官。但脾内仍含有少量造血干细胞，当机体严重缺血或某些病理状态下，脾可以恢复造血功能。脾可储血约40ml，主要储存于血窦内，当机体缺血时，脾被膜和小梁的平滑肌收缩，可将血液输入血循环，以应急需。

（3）免疫应答：侵入血液的病原体，如细菌、寄生虫等，可使脾内产生免疫应答。体液免疫应答时，淋巴小结增多增大，脾索内浆细胞增多；细胞免疫应答时，动脉周围淋巴鞘显著增厚。脾是体内产生抗体最多的器官。

理论与实践 脾大

ER-8-7　脾大（拓展阅读）

（四）扁桃体

扁桃体包括腭扁桃体、咽扁桃体和舌扁桃体。腭扁桃体呈卵圆形，黏膜表面覆有复层扁平上皮，上皮向固有层内陷入形成10~30个分支的隐窝（crypt）。隐窝周围的固有层内有大量弥散淋巴组织及淋巴小结。隐窝深部的复层扁平上皮内含有较多T淋巴细胞、B淋巴细胞、浆细胞和少量巨噬细胞与朗格汉斯细胞等，称上皮浸润部。咽扁桃体和舌扁桃体的体积较小，结构与腭扁桃体相似。

扁桃体是一个易于接受抗原刺激的周围淋巴器官，可引起局部或全身的免疫应答，对机体有重要的防御、保护作用。同时也容易遭受病菌侵袭，常引起炎症。

ER-8-8　第八章　免疫系统（思维导图）

选择题：

1. 构成免疫系统的核心细胞是
   A. 巨噬细胞
   B. 单核细胞
   C. 浆细胞
   D. 淋巴细胞
   E. 肥大细胞

2. 胸腺皮质内数目最多的细胞是
   A. 被膜下上皮细胞
   B. 星形上皮细胞
   C. 巨噬细胞
   D. 胸腺细胞
   E. 胸腺哺育细胞

3. 淋巴结髓窦内滤过作用较强，是由于
   A. B淋巴细胞较多
   B. T淋巴细胞较多
   C. 巨噬细胞较多
   D. 浆细胞较多
   E. 网状细胞较多

4. 脾的红髓是指
   A. 脾窦和脾小体
   B. 脾索和动脉周围淋巴鞘
   C. 脾索和脾窦
   D. 脾小体和边缘区
   E. 脾窦和边缘区

5. 患儿，女，2岁3个月，因"发热及颌下局部皮肤肿胀压痛4天"入院。呼吸急促，哭闹不止。体格检查：T 38.5℃，扪及颌下淋巴结肿大，有压痛，活动度尚可，局部皮肤发红，变硬，皮温高。血象白细胞计数明显增高，有核左移现象。予以抗炎补液，达到临床治愈。该病引起颌下淋巴结肿大的原因是
   A. 免疫应答
   B. 过滤血液
   C. 产生大量初始T细胞
   D. 产生大量初始B细胞
   E. 产生大量淋巴生成素

选择题答案：1. D 2. D 3. C 4. C 5. A

简答题：

1. 简述血–胸腺屏障的结构及作用。
2. 试述脾的微细结构及功能。
3. 在细胞免疫应答和体液免疫应答过程中，淋巴结和脾的结构各发生哪些变化？

（廖礼彬）

内分泌系统

ER-9-1
第九章 内分泌系统（课件）

学习目标

知识目标	**掌握** 区分含氮激素细胞和类固醇激素细胞的超微结构特点；描述甲状腺、肾上腺和垂体的光镜结构及其功能。
	熟悉 概述甲状旁腺的内分泌细胞及其所分泌的激素；简述下丘脑与腺垂体和神经垂体功能的关联性。
	了解 判断内分泌的主要方式；概述下丘脑-垂体-靶器官轴和弥散神经内分泌系统的概念及组成。
能力目标	1. 运用甲状腺合成、释放甲状腺激素的过程以及甲状腺激素的生物学作用，解析地方性甲状腺肿、呆小症等疾病的临床表现。
	2. 通过归纳总结下丘脑、垂体与肾上腺皮质的关系，分析垂体性库欣综合征的诊疗关键。
素质目标	1. 理解内分泌腺分泌功能异常给患者带来的情绪、行为、性格等变化，重视精神因素和社会因素对内分泌疾病患者的治疗支持作用。
	2. 感悟首诊医生知识储备和发散性思维的重要性，强化职业责任心和社会责任感，避免误诊漏诊给患者带来的病痛。

  内分泌系统（endocrine system）是机体重要的功能调节系统，与免疫系统和神经系统相互作用，形成神经-内分泌-免疫网络系统，共同完成对机体生命活动的调节。内分泌系统主要由内分泌细胞组成，这些内分泌细胞在体内有3种主要存在形式：① 独立的内分泌器官（又称内分泌腺），如甲状腺、甲状旁腺、肾上腺、垂体和松果体等；② 位于其他器官内的内分泌细胞团，如胰腺中的胰岛、睾丸中的睾丸间质细胞、卵巢中的黄体等；③ 散在分布于消化管、呼吸道和肾等处的内分泌细胞。

  内分泌腺表面被覆薄层结缔组织被膜，腺细胞排列成索状、网状、团状或围成滤泡状，无输送分泌物质的导管，含丰富的有孔毛细血管或血窦。内分泌细胞的分泌物称激素（hormone）。能接受激素调节的器官或细胞，称靶器官（target organ）或靶细胞（target cell）。内分泌最经典的方式是激素通过血液循环作用于远处的靶细胞，实现长距离细胞间通信，所以内分泌又称远距分泌（telecrine）。此外，激素还能短距离直接作用于邻近的细胞，称旁分泌（paracrine）。有的内分泌细胞还能接受自身激素的调节，称自分泌（autocrine）。某些特殊的神经元能分泌激素并沿轴突运

ER-9-2 含氮激素细胞超微结构模式图（图片）

输、释放到特定的效应部位，被称神经内分泌（neuroendocrine）。

内分泌细胞按其分泌激素的化学性质不同可分为2类。① 含氮激素细胞（nitrogenous hormone cell）：细胞质内有丰富的粗面内质网、高尔基复合体及有膜包被的分泌颗粒，机体绝大部分内分泌细胞属于此类；② 类固醇激素细胞（steroid hormone cell）：细胞质内有丰富的滑面内质网、管状嵴线粒体和较多的脂滴，仅包括肾上腺皮质和性腺的内分泌细胞。

一、甲状腺

ER-9-3 类固醇激素细胞超微结构模式图（图片）

甲状腺（thyroid gland）分为左、右两叶，中间以峡部相连。腺表面覆盖有薄层结缔组织被膜，结缔组织伸入实质，将其分为许多大小不等的小叶，每个小叶内含大量的甲状腺滤泡，滤泡间有少量结缔组织和丰富的毛细血管。

（一）甲状腺滤泡

甲状腺滤泡（thyroid follicle）大小不等，呈圆形或不规则形，由单层的滤泡上皮细胞围成，滤泡腔内充满均质状嗜酸性的胶质（colloid），为滤泡上皮细胞所分泌并储存的碘化甲状腺球蛋白。滤泡上皮细胞的形态和胶质含量与甲状腺的功能状态密切相关。

滤泡上皮细胞（follicular epithelial cell）一般情况下为单层立方状。当甲状腺功能旺盛时，滤泡上皮细胞增高呈柱状，腔内胶质减少；反之，滤泡上皮细胞变矮呈扁平状，腔内胶质增加（图9-1）。

电镜下，细胞游离面有少量微绒毛，侧面有紧密连接，基底部有少量质膜内褶。细胞质内有散在的线粒体、发达的粗面内质网及溶酶体；近游离面的细胞质内有高尔基复合体、分泌颗粒和胶质小泡（图9-2）。

滤泡上皮细胞合成甲状腺激素（thyroid hormone），增进机体新陈代谢，促进机体生长发育，提高神经系统的兴奋性，尤其对婴儿的骨骼和中枢神经系统的发育影响很大。

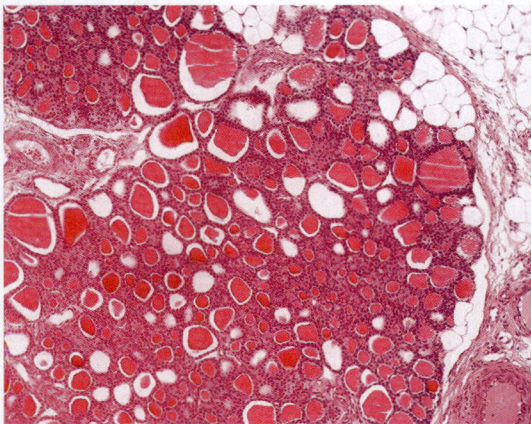

A. HE染色低倍

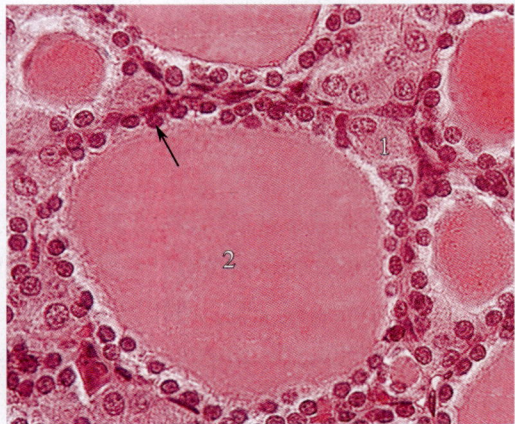

B. HE染色高倍

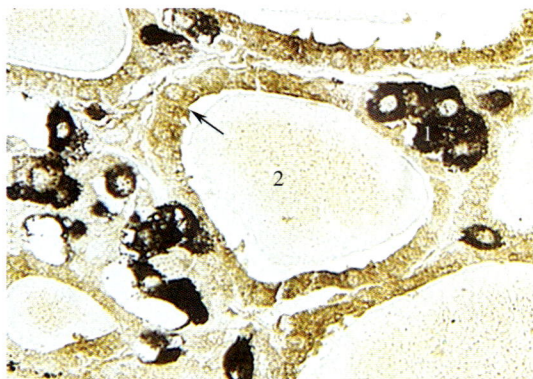

C. 镀银染色

▲ 图9-1 甲状腺光镜像（郝立宏 图）
↑滤泡上皮细胞；1. 滤泡旁细胞；2. 胶质。

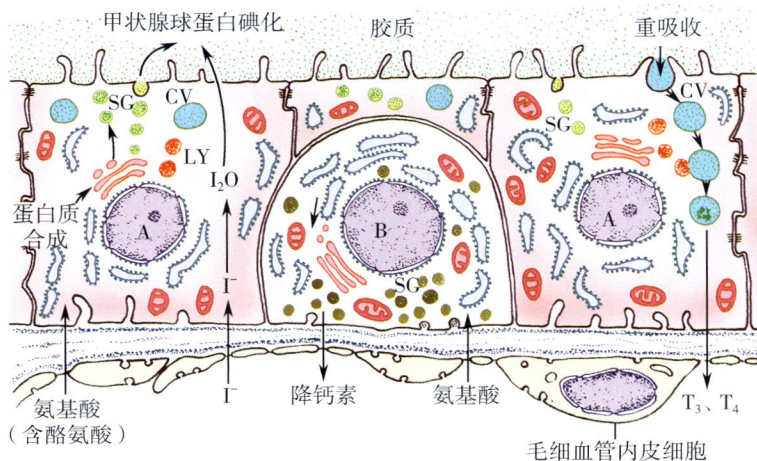

甲状腺球蛋白碘化　胶质　重吸收

SG　CV

LY

I₂O

蛋白质
合成

A　B

SG

A

CV

SG

ER-9-4 甲
状腺激素的
合成与释放
（拓展阅读）

I⁻

氨基酸
（含酪氨酸）

I⁻　降钙素　氨基酸

毛细血管内皮细胞

T₃、T₄

▲ 图9-2 滤泡上皮细胞（A）和滤泡旁细胞（B）超微结构和激素合成与分泌模式图
SG. 分泌颗粒；CV. 胶质小泡；LY. 溶酶体。

甲状腺激素的形成要经过合成、碘化、储存、重吸收、分解和释放等一系列过程。

理论与实践　　在胎儿和婴幼儿时期，从母体获得或合成的甲状腺激素不足或缺乏可
引起"呆小症"（又称"克汀病"），患儿主要表现为四肢短小、智力低下等
生长发育障碍。在少年及成人时期，甲状腺激素分泌不足，可使组织和器官的氨基多糖沉积，出现
黏液性水肿，患者还会出现怕冷、嗜睡、动作迟缓等临床表现。

（二）滤泡旁细胞

滤泡旁细胞（parafollicular cell）单个或成群分布于滤泡之间，少量镶嵌在滤泡上皮细胞之间。细胞体积较大，HE染色标本上细胞质着色较浅；银染法可见细胞质内有嗜银的分泌颗粒（图9-1）。滤泡旁细胞分泌降钙素（calcitonin），通过两个途径降低血钙浓度：① 促进成骨细胞的活动，使钙盐沉积于类骨质；② 减少胃肠道和肾小管对Ca^{2+}的吸收。

🔔 问题与思考
　　成年人出现哪些临床表现，可能提示其甲状腺激素水平过高？

二、甲状旁腺

甲状旁腺（parathyroid gland）位于甲状腺左、右两侧叶的背面，一般上、下各有一对。腺表面覆盖有薄层结缔组织被膜。腺细胞呈团、索状分布，分为主细胞和嗜酸性细胞。间质中含有丰富的毛细血管和少量的结缔组织。

（一）主细胞

主细胞（chief cell）是甲状旁腺实质的主要细胞，呈圆形或多边形，体积较小，核圆居中，HE染色细胞质着色浅（图9-3）。电镜下，细胞质内含大量粗面内质网、高尔基复合体和有膜包被的分泌颗粒，亦可见糖原颗粒、脂滴、溶酶体和脂褐素等。

▲ 图9-3　甲状旁腺光镜像（郝立宏　图）
1. 主细胞；2. 嗜酸性细胞。

主细胞分泌甲状旁腺激素（parathyroid hormone），其作用与甲状腺滤泡旁细胞所分泌的降钙素作用相反：① 增强破骨细胞的溶骨作用，溶解骨盐；② 增加胃肠道和肾小管对钙离子的吸收，使得血钙浓度增高。甲状旁腺激素和降钙素的拮抗作用，维持了机体内的血钙稳定。

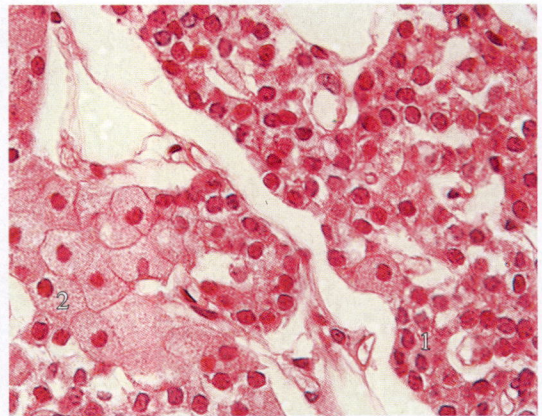

（二）嗜酸性细胞

从青春期开始，甲状旁腺内出现嗜酸性细胞（oxyphil cell），并随年龄增长而增多。细胞单个或成群地分布于主细胞之间，体积较大，核小而圆，染色深，细胞质内充满嗜酸性颗粒（图9-3），即电镜下的线粒体，其他细胞器不发达。该细胞功能不清。

🔔 问题与思考
　　甲状腺手术时，如误伤甲状旁腺会导致什么后果？

ER-9-5 甲状旁腺细胞超微结构模式图（图片）

三、肾上腺

肾上腺（adrenal gland）位于左、右两侧肾的上方。腺表面覆盖结缔组织被膜，少量结缔组织伴随神经、血管深入实质。肾上腺实质由周边的皮质和中央的髓质构成。二者在结构、功能和胚胎发育上均存在着显著差异。皮质来源于中胚层，分泌类固醇激素；髓质来源于外胚层，分泌含氮激素。

（一）皮质

皮质占肾上腺体积的80%~90%，由腺细胞、血窦和少量结缔组织构成。根据腺细胞的形态、排列及功能的不同，皮质由外向内分为球状带、束状带和网状带，各带之间无明显的分界（图9-4）。肾上腺皮质的腺细胞均具有类固醇激素细胞的超微结构特点（图9-5A）。

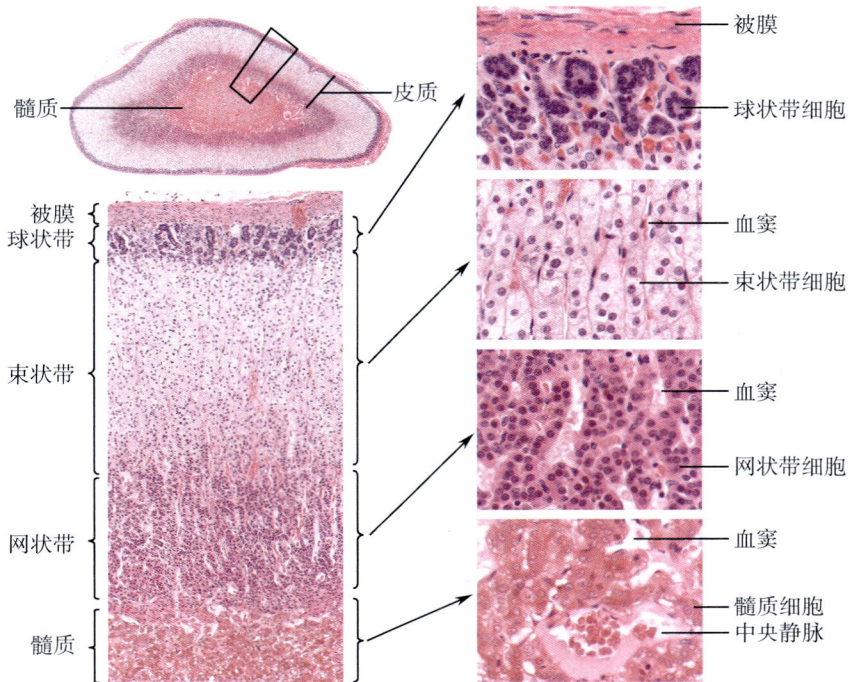

▲ 图9-4 肾上腺光镜像（郝立宏 图）

1. 球状带（zona glomerulosa） 位于被膜下方，较薄，约占皮质的15%。腺细胞排列成球、团状。胞体较小，呈多边形，细胞核小，染色深，细胞质较少，含少量脂滴（图9-4）。

球状带细胞分泌**盐皮质激素**（mineralocorticoid），其主要成分为醛固酮，能促进肾远曲小管和集合管重吸收 Na^+ 和排出 K^+。球状带细胞的分泌活动受肾素-血管紧张素系统的调控（参见第十二章）。

2. 束状带（zona fasciculata） 位于球状带深层，是皮质最厚的区域，约占皮质的78%。腺细胞排列成单行或双行的细胞索。细胞较大，呈多边形，细胞质内充满较大的脂滴，后者在制片过程中被溶解，故染色较浅而呈泡沫状（图9-4）。

束状带细胞分泌**糖皮质激素**（glucocorticoid），主要成分为皮质醇和皮质酮。人体多种细胞的细胞质内有糖皮质激素的受体，所以该激素生物学作用广泛而复杂。例如：可促使蛋白质及脂肪分解转变成糖，从而升高血糖；可参与应激反应，提高机体对创伤、感染、中毒和缺氧等应激原的耐受能力；可增强骨髓造血能力，升高红细胞、血小板；可抑制炎症反应和免疫反应，发挥抗炎、抗毒、抗过敏和抗休克等作用。

3. 网状带（zona reticularis） 位于皮质的最深层，靠近髓质，约占皮质的7%。腺细胞排列成索状，并互相连接成网。胞体较小，形态不规则，核小，染色深，细胞质嗜酸性，内含脂滴少而小，但含较多的脂褐素颗粒，且随年龄增加而增多（图9-4）。网状带细胞主要分泌雄激素，也可以分泌少量糖皮质激素和雌激素。

临床案例 | **库欣综合征**

ER-9-6 库欣综合征（临床案例）

（二）髓质

髓质约占肾上腺体积的10%，位于肾上腺的中央，主要由排列成索、团状的髓质细胞组成（图9-4），其间有丰富的血窦、少量的结缔组织和散在的交感神经节细胞。交感神经节细胞的体积大，细胞质嗜碱性，核圆，染色浅，核仁清晰。髓质中央可见中央静脉。

ER-9-7 肾上腺髓质细胞（铬盐染色）光镜像（图片）

髓质细胞较大，呈多边形，经含铬盐的固定液固定后，细胞质内可见黄褐色的嗜铬颗粒，故又称嗜铬细胞（chromaffin cell）。嗜铬细胞为含氮激素细胞（图9-5B），主要分泌肾上腺素（adrenaline），以及少量的去甲肾上腺素（noradrenaline）和肾上腺髓质素（adrenomedullin）。临床上，前两者常用于抢救心搏骤停、休克的患者；后者因具有舒张血管、降低外周阻力、利尿等作用，在高血压的发病和防治中受到越来越广泛的重视。

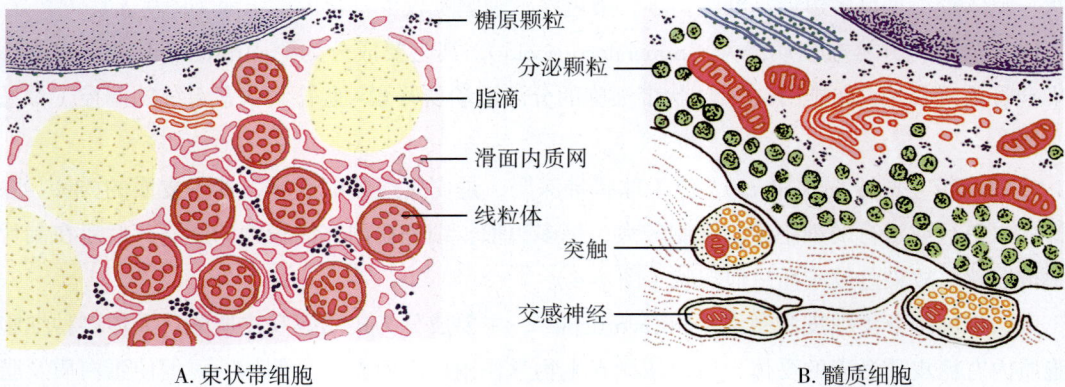

A. 束状带细胞　　　　　　　　　　B. 髓质细胞

▲ 图9-5　肾上腺细胞的超微结构模式图

肾上腺髓质细胞表面常与交感神经末梢形成突触。当机体遭遇恐惧、焦虑、愤怒、搏斗、低血糖、低血压和寒冷等刺激处于紧急情况时，可通过交感神经的兴奋引起髓质细胞分泌肾上腺素和去甲肾上腺素。此时，机体处于警觉状态，反应极为机敏，心率加快，血压升高，呼吸加深加快，全身血量重新分配（心、脑和骨骼肌增加，皮肤、黏膜和内脏减少），脂肪分解，血糖升高，机体完成潜能动员，参与应急反应，以提高对环境突变的应变能力。而肾上腺皮质束状带分泌的糖皮质激素，则是在机体完成潜能动员的基础上，参与应激反应，提高机体对有害刺激的耐受能力。但强烈持久的应激反应，可导致应激性溃疡等应激性疾病。学会通过认知调适、合理宣泄、积极防御、理智控制和及时求助等方式，有意识地调适、缓解、激发情绪，可让糖皮质激素这把"双刃剑"发挥更好的效用。

四、垂体

垂体（hypophysis）位于颅骨蝶鞍垂体窝内，表面包被结缔组织被膜，由腺垂体和神经垂体组成。腺垂体（adenohypophysis）由胚胎原始口腔外胚层上皮分化而来，包括远侧部、结节部和中间部。神经垂体（neurohypophysis）由胚胎间脑底部的神经外胚层分化而来，分为神经部和漏斗（包括正中隆起和漏斗柄），漏斗与下丘脑相连。远侧部和结节部合称垂体前叶，中间部和神经部合称垂体后叶（图9-6）。垂体能够调控多种内分泌腺的分泌活动，其本身的内分泌活动又直接受下丘脑的控制，因此垂体在神经系统和内分泌器官的相互作用中处于枢纽地位。

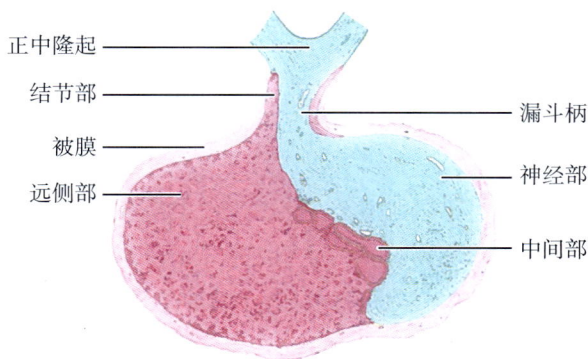

▲ 图9-6 垂体矢状切面模式图

（一）腺垂体

1. 远侧部（pars distalis） 腺细胞排列成团状或索状，少数围成小滤泡，细胞间有少量结缔组织和丰富的血窦。在HE染色标本中，根据细胞对染料的亲和力差异，分为嗜酸性细胞和嗜碱性细胞（二者合称嗜色细胞）及嫌色细胞（图9-7A）。电镜下，各种腺细胞均有含氮激素细胞的超微结构特点。腺垂体的各种腺细胞以其所分泌的激素来命名。

（1）嗜酸性细胞（acidophil cell）：数量较多，细胞体积大，圆形或卵圆形，细胞质内充满嗜酸性颗粒。嗜酸性细胞可以分为：① 生长激素细胞（somatotroph），分泌生长激素（growth hormone，GH），促进机体的生长和代谢，刺激骺软骨生长，使骨增长。② 催乳激素细胞（mammotroph），分泌催乳素（prolactin，PRL），能促进女性的乳腺发育，发动并维持乳腺泌乳。

（2）嗜碱性细胞（basophil cell）：数量较嗜酸性细胞少，细胞大小不等，椭圆形或多边形，细胞质内含有嗜碱性颗粒。嗜碱性细胞可以分为：① 促甲状腺激素细胞（thyrotroph），分泌促甲状腺激素（thyroid stimulating hormone，TSH），促进甲状腺的发育与甲状腺激素的合成和释放。② 促性腺激素细胞（gonadotroph），分泌卵泡刺激素（follicle stimulating hormone，FSH）和黄体生成素（luteinizing hormone，LH），卵泡刺激素在女性可促进卵泡发育，在男性则促进精子发生；黄体生成素在女性可促进卵巢排卵和黄体形成，在男性则刺激睾丸间质细胞分泌雄激素。③ 促肾上腺皮质激素细胞（corticotroph），分泌促肾上腺皮质激素（adrenocorticotropic hormone，ACTH）和促脂解素（lipotropin，LPH），前者可促进肾上腺皮质的腺细胞分泌糖皮质激素，后者作用于脂肪细胞，促进脂肪分解为脂肪酸。

（3）嫌色细胞（chromophobe cell）：数量最多，细胞体积小，细胞质少，着色浅，细胞轮廓不清。电镜下，有些嫌色细胞含少量分泌颗粒，故认为它们可能是脱颗粒的嗜色细胞，或处于形成阶段的嗜色细胞。其余的多数嫌色细胞有突起，伸入腺细胞之间起支持作用。

2. 中间部（pars intermedia） 位于远侧部与神经部之间的狭窄部分。有较小细胞围成的大小不等的滤泡，腔内含有胶质。在滤泡周围还散在一些嫌色细胞和嗜碱性细胞，后者可合成阿黑皮素原（pro-opiomelanocortin，POMC），并最终裂解形成促黑素细胞激素（melanocyte stimulating hormone，MSH）和β-内啡肽。

3. 结节部（pars tuberalis） 呈套状包围在神经垂体的漏斗柄周围，在漏斗柄的前方较厚，后方较薄或缺如。结节部有丰富的纵行毛细血管，称垂体门微静脉。腺细胞沿血管呈索状排列，细胞较小，主要是嫌色细胞及少量嗜色细胞，此处的嗜碱性细胞分泌促性腺激素。

（二）神经垂体

神经垂体由大量无髓神经纤维和神经胶质细胞组成，含有丰富的有孔毛细血管。神经部的胶质细胞又称垂体细胞（pituicyte），是神经部的主要细胞成分，形态多样，细胞质内常含褐色的色素颗粒。电镜下，垂体细胞包绕着含有分泌颗粒的无髓神经纤维，其突起附着于毛细血管壁上。垂体细胞对神经纤维有支持和营养作用，并可能通过活性物质的释放，促进新生神经纤维的生长，并诱导神经纤维的再生。在HE染色切片上可见神经垂体内存在大小不等的嗜酸性团块，为赫林体（图9-7B）。

（三）下丘脑-垂体-靶器官的相互关系

下丘脑的视上核和室旁核的神经内分泌细胞可以合成抗利尿激素（antidiuretic hormone，ADH）和催产素（oxytocin，OXT）。这些神经内分泌细胞的轴突组成下丘脑-垂体束下行进入神经部，构成该部的无髓神经纤维。含这两种激素的分泌颗粒沿着轴突运输，经漏斗进入神经部。

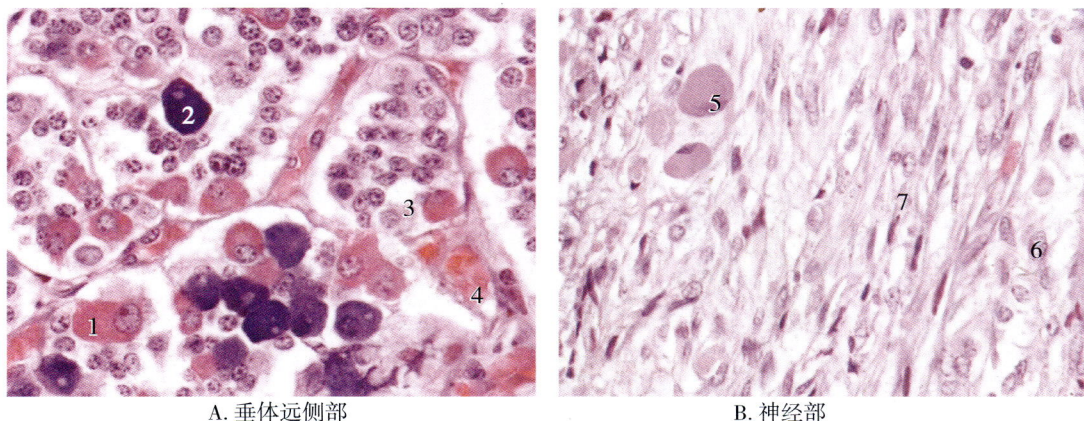

A. 垂体远侧部　　　　　　　　　　　　B. 神经部

▲ 图9-7　垂体远侧部及神经部光镜像（郝立宏　图）

1. 嗜酸性细胞；2. 嗜碱性细胞；3. 嫌色细胞；4. 血窦；5. 赫林体；6. 垂体细胞；7. 神经纤维。

分泌颗粒在轴突的沿途和终末，常聚集成串珠状膨大，即赫林体（Herring body），为激素在神经垂体的临时储存形式。ADH生理水平的升高，主要促进肾远曲小管和集合小管对水的重吸收，使尿液浓缩，发挥抗利尿作用。当机体脱水或失血时，ADH水平明显增高，可使皮肤、肌肉和内脏等处的血管广泛收缩，升高血压，又称血管升压素（vasopressin，VP）。催产素可引起妊娠子宫平滑肌收缩，并促进乳腺排乳。神经垂体只是储存和释放下丘脑所产生激素的部位，二者在结构和功能上有着直接联系，共同组成下丘脑－神经垂体系统（图9-8）。

　　下丘脑与腺垂体的联系通过垂体门脉系统实现。腺垂体的血液供应主要来自大脑基底动脉环发出的垂体上动脉。垂体上动脉进入垂体后，在正中隆起和漏斗柄处分支并吻合形成第一级毛细血管网。毛细血管网下行，在结节部汇集成数条垂体门微静脉，继续下行至远侧部再次分支并吻合形成第二级毛细血管网。垂体门微静脉及两端的毛细血管网共同构成垂体门脉系统（hypophyseal portal system）（图9-8）。远侧部的毛细血管最后汇集成垂体静脉离开垂体。

　　下丘脑视上区和结节区（如结节漏斗核等）的一些神经内分泌细胞可以分泌多种激素，对腺垂体细胞的分泌活动进行调节：起促进作用的激素，称释放激素（releasing hormone，RH）；起抑制作用的激素，则称释放抑制激素（release inhibiting hormone，RIH）。这些神经内分泌细胞将含有上述激素的分泌颗粒沿轴突运输并释放于漏斗处，在该处扩散进入第一级毛细血管网，经垂体门微静脉运送到远侧部，继而从第二级毛细血管网扩散至周围组织，分别对远侧部相应腺细胞的分泌活动产生调节（图9-8）。

　　下丘脑与腺垂体虽无结构上的直接联系，一方面，由其所产生的激素经垂体门脉系统调节腺垂体的分泌活动，而腺垂体分泌的各种激素又可调节相应靶器官的分泌和功能活动；另一方面，靶细胞所分泌的激素和其他物质，又可影响腺垂体和下丘脑的分泌活动。该调节机制称为反馈性调节，机体正是通过反馈性调节来维持内环境的稳态和正常的生理功能。

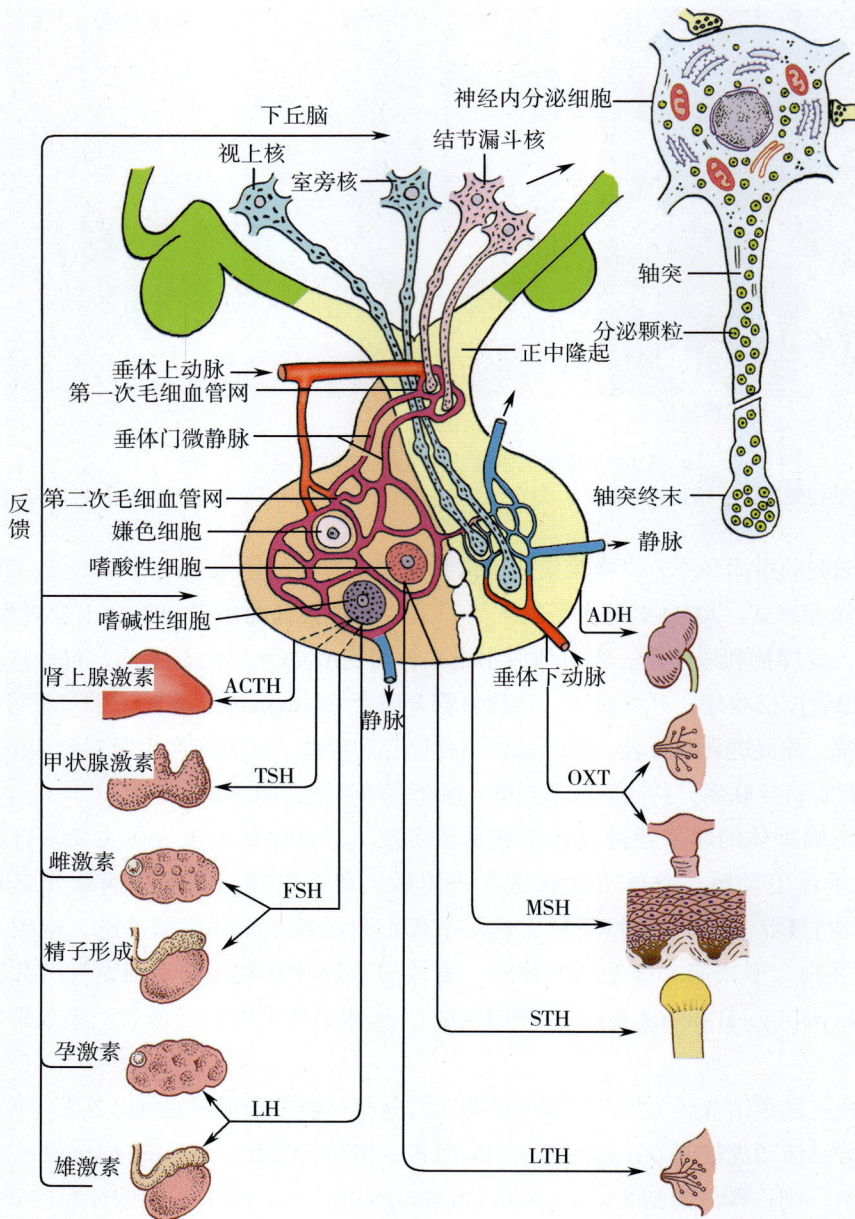

▲ 图9-8 垂体的血管分布及其下丘脑−垂体−靶器官的相互关系示意图

理论与实践　　　　　垂体直接调控下游多种内分泌腺的分泌活动，其功能异常可导致内分泌系统的紊乱和疾病的发生。例如：生长激素分泌亢进，在未成年时期可导致巨人症，而在成年后则会导致肢端肥大症；相反在幼年时期如生长激素分泌不足，可引起垂体性侏儒症。在儿童时期当促性腺激素分泌亢进时，可导致性早熟；相反如果促性腺激素分泌不足，则可导致肥胖性生殖无能症。垂体后叶的功能低下可导致抗利尿激素分泌不足，进而引发尿崩症。

五、松果体

松果体（pineal body）主要由松果体细胞、神经胶质细胞和无髓神经纤维组成。其主要功能是分泌褪黑素（melatonin），且分泌活动表现出节律性特点。

ER-9-8　松果体（拓展阅读）

六、弥散神经内分泌系统

机体内除上述内分泌腺外，在神经系统以及其他器官内还存在大量散在分布的内分泌细胞，分泌多种激素或激素样物质。这些细胞都具有摄取胺前体并在细胞内脱羧后合成和分泌胺和/或肽类物质的共同特点，称弥散神经内分泌系统（diffuse neuroendocrine system，DNES）。至今已知DNES细胞有50余种，分中枢和周围两部分。中枢部分包括下丘脑-垂体轴的细胞（如视上核、室旁核、结节漏斗核、腺垂体远侧部和中间部的内分泌细胞）和松果体细胞。周围部分包括胃肠道和呼吸道的内分泌细胞、胰岛细胞、肾的球旁细胞、甲状腺滤泡旁细胞、甲状旁腺主细胞、肾上腺髓质细胞、胎盘内分泌细胞和部分心肌与平滑肌纤维等。DNES把神经系统和内分泌系统联系起来成为一个整体，共同调节机体生理活动的平衡。

ER-9-9　第九章　内分泌系统（思维导图）

复习参考题

选择题：

1. 以下不属于人体内分泌腺的是
   A. 垂体
   B. 松果体
   C. 甲状腺
   D. 肾上腺
   E. 胰岛

2. 可分泌生长激素的器官是
   A. 垂体
   B. 甲状腺
   C. 甲状旁腺
   D. 肾上腺
   E. 松果体

3. 分泌肾上腺素和去甲肾上腺素的结构是
   A. 肾上腺皮质球状带
   B. 肾上腺皮质束状带
   C. 肾上腺皮质网状带
   D. 肾上腺髓质细胞
   E. 甲状腺滤泡旁细胞

4. 婴幼儿时期分泌不足导致侏儒症的是
   A. 促甲状腺激素
   B. 甲状腺激素
   C. 甲状旁腺激素
   D. 降钙素
   E. 生长激素

5. 长期摄入食物缺碘，可导致甲状腺激素合成和分泌不足，引起甲状腺增生肥大，这是由于
   A. 腺垂体嗜酸性细胞分泌促甲状腺激素
   B. 腺垂体嗜碱性细胞分泌促甲状腺

激素

C. 神经垂体嗜酸性细胞分泌促甲状腺激素释放激素

D. 神经垂体嗜碱性细胞分泌促甲状

腺激素释放激素

E. 下丘脑的神经内分泌细胞分泌促甲状腺激素

选择题答案：1. E 2. A 3. D 4. E 5. B

简答题：

1. 试述含氮激素细胞和类固醇激素细胞的超微结构特点及其分布。

2. 联系功能说明甲状腺中有哪些内分泌细胞，各分泌何种激素？

3. 试述肾上腺的结构和功能。

4. 腺垂体的内分泌细胞有哪些？各分泌何种激素？

（赵敏）

第十章 消化系统

学习目标

知识目标	掌握 描述消化管壁的一般结构；熟记胃底腺、小肠绒毛和小肠腺的结构及功能；熟记胰腺泡、胰岛、肝小叶和门管区的结构与功能。
	熟悉 简述食管、结肠和阑尾的结构特点。
	了解 理解舌乳头、大唾液腺和胆囊的结构。
能力目标	1. 灵活运用消化管的一般结构对消化管各段的结构进行举一反三。
	2. 联系肝细胞的光镜和电镜结构特点分析肝细胞的功能，具备一定的分析和推理能力。
素质目标	1. 重视消化内镜检查，可早期发现胃和肠道的某些病变，从而早期治疗，提高治愈率。
	2. 重视日常生活饮食习惯对疾病发生发展的作用，能够认同良好、规律的生活饮食习惯的重要性。

消化系统（digestive system）由消化管和消化腺组成。

一、消化管

消化管（digestive tract）是从口腔至肛门的一条连续性管道，包括口腔、咽、食管、胃、小肠和大肠。其主要功能是对食物进行消化和吸收，供给机体生长和代谢的需要。

（一）消化管壁的一般结构

除口腔与咽外，消化管壁自内向外一般分为4层（图10-1）。

1. 黏膜（tunica mucosa） 是消化管各段结构差异最大、功能最重要的部分，自内向外分为3层。

（1）上皮：其类型因部位而异。口腔、咽、食管及肛门（即消化管两端）为复层扁平上皮，以保护功能为主；胃、小肠和大肠为单层柱状上皮，以消化和吸收功能为主。上皮向固有层内凹陷形成小消化腺。

（2）固有层（lamina propria）：为疏松结缔组织，含丰富的血管和淋巴管。胃、肠固有层内有大量小消化腺和丰富的淋巴组织。

（3）黏膜肌层（muscularis mucosa）：为薄层平滑肌，其收缩和舒张可加速固有层内腺体分泌物的排出，同时加快血液运行，有利于营养物质的吸收。

111

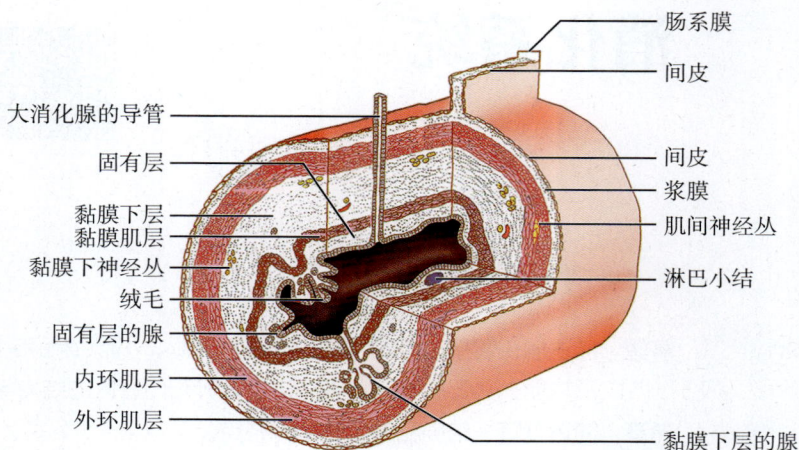

图10-1　消化管壁一般结构模式图

图中标注（从左上起）：
大消化腺的导管
固有层
黏膜下层
黏膜肌层
黏膜下神经丛
绒毛
固有层的腺
内环肌层
外环肌层

右侧标注：
肠系膜
间皮
间皮
浆膜
肌间神经丛
淋巴小结
黏膜下层的腺

2. 黏膜下层（submucosa）　由较致密的结缔组织组成，内含较大的血管与淋巴管，此外还可见黏膜下神经丛，由多极神经元与无髓神经纤维构成，可调节黏膜肌层的舒缩和腺体的分泌。在食管和十二指肠的黏膜下层，分别有食管腺与十二指肠腺。

黏膜与部分黏膜下层共同向消化管腔内突入，形成环行或纵行的皱襞（plica）。绒毛与皱襞均扩大了消化管的表面积。

3. 肌层（tunica muscularis）　一般分内环行、外纵行两层。除口腔、咽、食管上段与肛门处的肌层为骨骼肌外，其余大部均为平滑肌。两层肌之间有肌间神经丛，结构与黏膜下神经丛相似，由神经节和节间纤维束构成网络状结构，可调节肌纤维的舒缩活动。

4. 外膜（tunica adventitia）　分为纤维膜和浆膜。仅由结缔组织构成者，称纤维膜（fibrosa），与周围组织无明显界限。由薄层结缔组织与间皮共同构成者，称浆膜（serosa），其表面光滑，利于器官活动。

（二）口腔与咽

1. 口腔（oral cavity）　黏膜只有上皮和固有层，无黏膜肌层。上皮为复层扁平上皮，仅在硬腭部出现角化。固有层突向上皮，其内毛细血管丰富，故黏膜呈红色。口腔底部的上皮较薄，通透性好，利于某些化学物质的吸收，如治疗心绞痛的硝酸甘油，通过舌下含服可迅速吸收。

舌由表面的黏膜和深部的舌肌组成。黏膜由复层扁平上皮与固有层组成；舌肌由纵行、横行及垂直走向的骨骼肌纤维束交织构成。舌背部黏膜形成许多乳头状隆起，称舌乳头（lingual papillae），主要有丝状乳头、菌状乳头和轮廓乳头，其中菌状乳头和轮廓乳头的上皮内分布有一些卵圆形小体，称味蕾（taste bud），为味觉感受器（图10-2）。

　　　　组织学与胚胎学

2. 咽（pharynx） 是消化管和呼吸道的交叉部位，分鼻咽、口咽和喉咽。咽壁的结构从内向外依次为黏膜、肌层和外膜。黏膜由上皮和固有层组成。鼻咽部的上皮为假复层纤毛柱状上皮，口咽部与喉咽部的上皮为未角化的复层扁平上皮；固有层的结缔组织内有丰富的淋巴组织、黏液腺或混合腺。肌层由内纵行与外斜行或环行的骨骼肌组成，其间可见黏液腺。外膜为纤维膜，是富含血管及神经纤维的结缔组织。

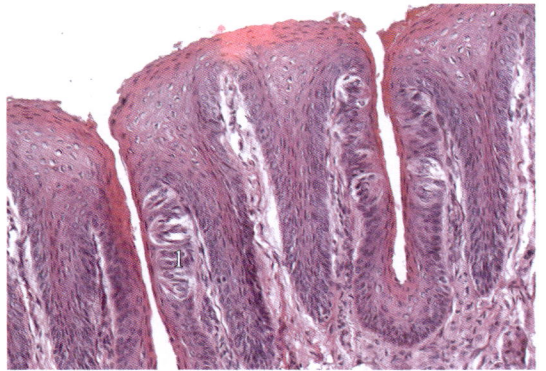

▲ 图10-2　菌状乳头光镜像（哈尔滨医科大学　图）
1. 味蕾。

（三）食管

食管（esophagus）腔面有7~9条纵行皱襞，无食物通过时，皱襞相互靠拢使食管几乎呈封闭状态，食物通过时则皱襞消失。

1. 黏膜　表面为未角化的复层扁平上皮，下端与胃贲门部的单层柱状上皮骤然相接，是食管癌的好发部位；固有层为结缔组织；黏膜肌层由薄层纵行平滑肌束构成（图10-3）。

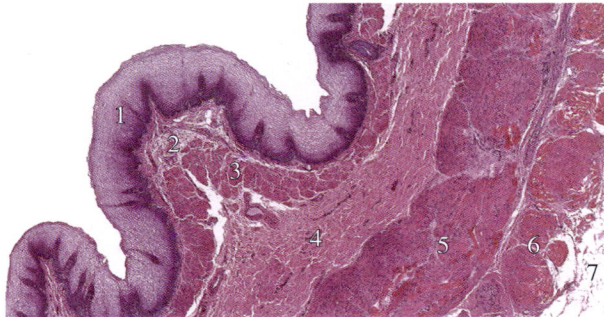

▲ 图10-3　食管光镜像（哈尔滨医科大学　图）
1. 上皮；2. 固有层；3. 黏膜肌层；4. 黏膜下层；5. 内环肌层；6. 外纵肌层；7. 外膜。

2. 黏膜下层　为较致密的结缔组织，含有黏液性的食管腺，其导管穿过黏膜，开口于食管腔。

3. 肌层　分内环行、外纵行两层。食管上1/3段为骨骼肌，下1/3段为平滑肌，中1/3段兼有骨骼肌与平滑肌。食管两端的内环行肌增厚，分别形成食管上、下括约肌。

4. 外膜　为纤维膜。

相关链接 ｜　食管肌层的最突出特点是存在骨骼肌。在大多数哺乳动物，骨骼肌几乎占据食管肌层的全长，并可延伸入胃肌层。这种结构特点对于某些动物的反刍十分重要。

（四）胃

胃（stomach）是消化管膨大的部分，能储存食物，并将食物与胃液混合为食糜，可初步消化蛋白质，吸收部分水、无机盐和醇类。

1. 黏膜　胃空虚时腔面可见许多纵行皱襞，充盈时皱襞几乎消失。黏膜表面有许多浅沟，将黏膜分成直径2~6mm的胃小区。黏膜表面遍布约350万个不规则的小孔，为上皮凹陷入固有层形成的胃小凹。每个胃小凹底部有3~5条胃腺开口（图10-4，图10-5）。

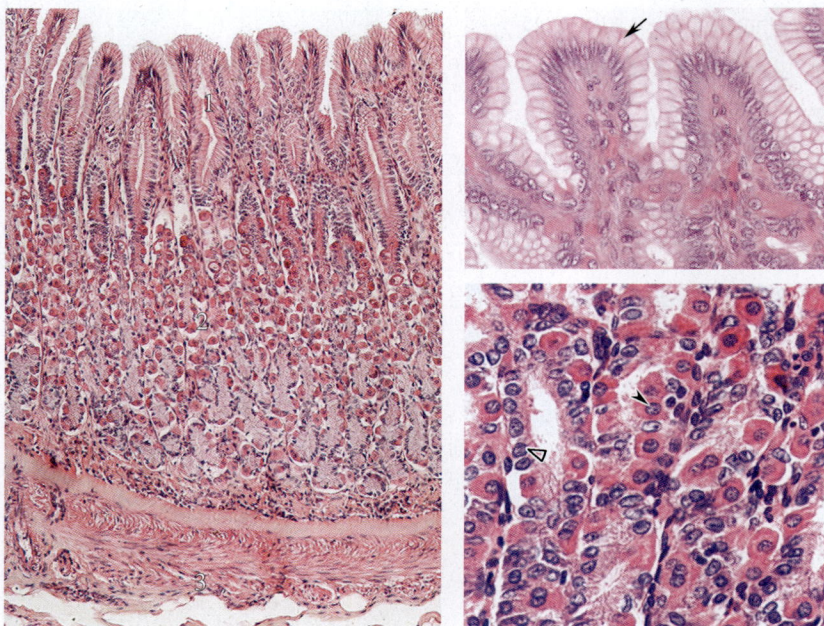

▲ 图10-4　胃黏膜光镜像（大连医科大学　图）
1. 胃小凹；2. 胃底腺；3. 黏膜肌层；↑表面黏液细胞；▶壁细胞；△主细胞。

（1）上皮：为单层柱状上皮，主要由表面黏液细胞和极少量的内分泌细胞组成。表面黏液细胞（surface mucous cell）呈柱状，核椭圆形，位于细胞基部；顶部细胞质内充满黏原颗粒，在HE染色切片上着色浅；细胞侧面有紧密连接。此细胞分泌富含HCO_3^-的不可溶性黏液，覆盖于上皮表面，防止胃酸的侵蚀及中和胃酸。表面黏液细胞3~5天更新一次，由胃小凹底部的干细胞增殖补充。

（2）固有层：为结缔组织，内有大量胃腺。根据胃腺所在部位不同，分为胃底腺、贲门腺和幽门腺。其中胃底腺数量最多，功能最为重要。

胃底腺（fundic gland）：分布于胃底和胃体部，腺体为单管状或分支管状，每个腺体分为颈部、体部和底部；由主细胞、壁细胞、颈黏液细胞、干细胞及内分泌细胞组成（图10-5）。

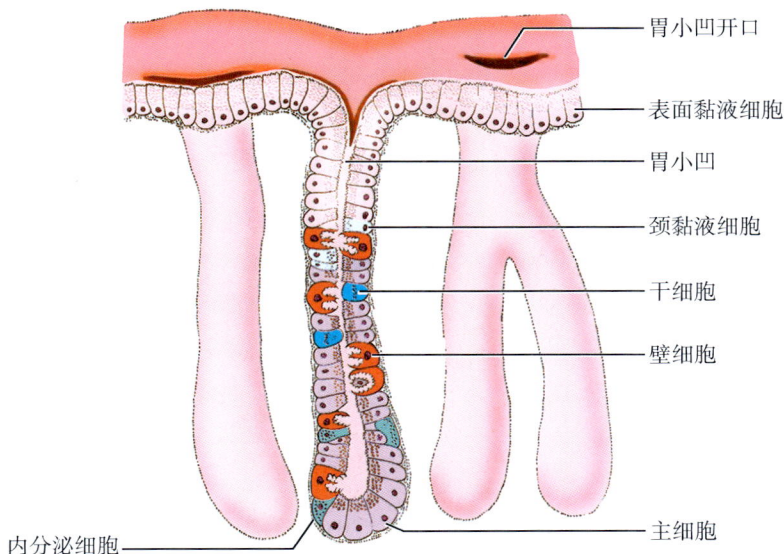

▲ 图 10-5　胃上皮与胃底腺立体模式图

胃小凹开口
表面黏液细胞
胃小凹
颈黏液细胞
干细胞
壁细胞
主细胞
内分泌细胞

1）主细胞（chief cell）：又称胃酶细胞（zymogenic cell），数量最多，主要分布于腺的体部和底部。细胞呈柱状，核圆形，位于基部；细胞质基部呈强嗜碱性，顶部含大量的酶原颗粒，在普通固定 HE 染色的切片上，此颗粒多被溶解，故该部位呈空泡状。电镜下，细胞质内有大量的粗面内质网和丰富的高尔基复合体（图 10-6）。主细胞分泌胃蛋白酶原（pepsinogen）。

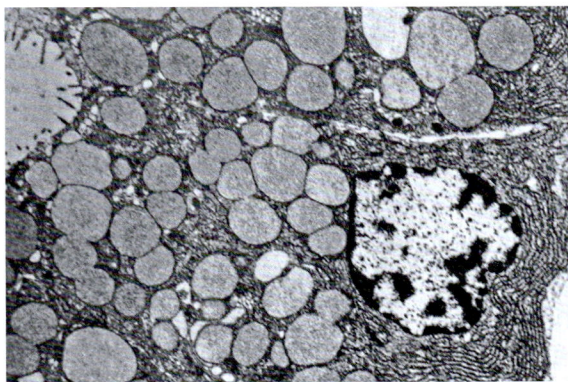

▲ 图 10-6　主细胞电镜像

2）壁细胞（parietal cell）：又称泌酸细胞（oxyntic cell），主要分布于腺的颈部和体部。胞体较大，呈圆锥形；核圆而深染，居中，可有双核；细胞质强嗜酸性。电镜下，壁细胞功能活跃时，可见细胞内分泌小管，由游离面的细胞膜向细胞质内凹陷形成，迂曲分支，小管腔内富有微绒毛；壁细胞功能不活跃时，在细胞顶部可见表面光滑的小管和小泡，称微管泡系统，微管泡是分泌小管的储备形式；细胞质内有极丰富的线粒体（图 10-7）。

壁细胞能合成和分泌盐酸，盐酸能激活胃蛋白酶原，使之成为胃蛋白酶，对蛋白质进行初步消化；此外盐酸还有杀菌作用。人的壁细胞还分泌内因子，能与食物中的维生素 B_{12} 结合成复合物，避免维生素 B_{12} 在肠管内被酶分解，并促进回肠对维生素 B_{12} 的吸收，为红细胞的形成提供原料。内因子缺乏可造成恶性贫血。

3）颈黏液细胞（mucous neck cell）：数量很少，位于腺颈部，夹在其他细胞之间，其分泌物为酸性可溶性黏液。

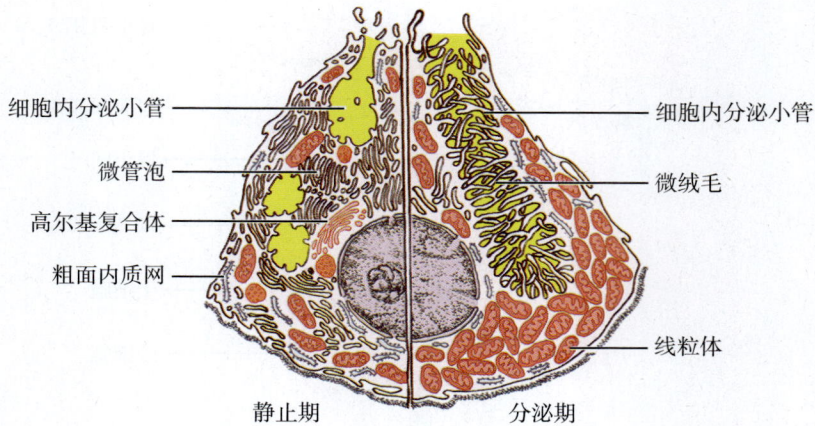

细胞内分泌小管 —— 细胞内分泌小管

微管泡 —— 微绒毛

高尔基复合体

粗面内质网

线粒体

静止期　　　　分泌期

▲ 图10-7　壁细胞超微结构模式图

4）干细胞（stem cell）：存在于胃底腺颈部至胃小凹深部，可增殖分化为表面黏液细胞和胃腺的各种细胞；于普通切片中不易辨认。

5）内分泌细胞（endocrine cell）：见"（七）胃肠的内分泌细胞"。

贲门腺：分布于贲门处，为分支管状的黏液腺。

幽门腺：分布于幽门处，为分支较多而弯曲的管状黏液腺。此区胃小凹甚深，有较多的内分泌细胞。

（3）**黏膜肌层**：由内环行与外纵行两层平滑肌组成。

临床案例 ｜ 消化性溃疡

ER-10-3　消化性溃疡（临床案例）

---

2. **黏膜下层**　结缔组织内含较大的血管、淋巴管和神经。

3. **肌层**　较厚，由内斜行、中环行、外纵行3层平滑肌构成。环行肌在贲门部和幽门部增厚，分别形成贲门括约肌和幽门括约肌。

4. **外膜**　为浆膜。

（五）**小肠**

小肠（small intestine）是消化和吸收的主要部位，分为十二指肠、空肠和回肠。小肠壁具有典型的4层结构（图10-8）。

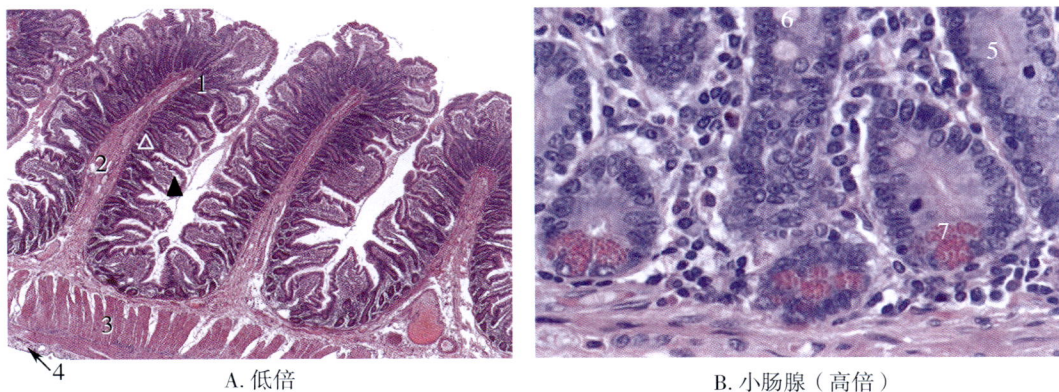

A. 低倍　　　　　　　　　　　　　　　B. 小肠腺（高倍）

▲ 图10-8　空肠光镜像（哈尔滨医科大学　图）

1. 黏膜；2. 黏膜下层；3. 肌层；4. 浆膜；5. 吸收细胞；6. 杯状细胞；7. 帕内特细胞；▶小肠绒毛；△小肠腺。

1. 黏膜　小肠腔面的环行皱襞从距幽门约5cm处开始出现，在十二指肠末段和空肠头段非常发达，向下逐渐减少和变矮，至回肠中段以下基本消失。黏膜表面有许多细小的小肠绒毛（intestinal villus），由上皮和固有层向肠腔突起而成，以十二指肠和空肠头段最发达。绒毛根部的上皮下陷至固有层，形成小肠腺（small intestinal gland），并直接开口于肠腔（图10-8）。

（1）**上皮：**为单层柱状上皮。绒毛表面上皮由吸收细胞、杯状细胞和少量内分泌细胞组成；小肠腺的上皮除上述细胞外，还有帕内特细胞和干细胞。

1）**吸收细胞**（absorptive cell）：数量最多，呈高柱状，核椭圆形，位于细胞基部。绒毛表面的吸收细胞，其游离面在光镜下可见明显的纹状缘（图3-3），后者是密集而规则排列的微绒毛。微绒毛表面有一层细胞衣，内含吸收细胞分泌的双糖酶和肽酶，并且吸附有来自胰液的胰蛋白酶、胰淀粉酶和胰脂肪酶等，故细胞衣是消化的重要部位。相邻吸收细胞顶部有完善的紧密连接，可阻止肠腔内物质由细胞间隙进入组织，确保了选择性吸收的进行。

相关链接　食物中的糖类和蛋白质经酶分解成单糖和氨基酸后被吸收入血液循环。食物中的脂肪经胰脂肪酶等消化，水解成甘油一酯、脂肪酸、溶血磷脂和胆固醇等。其中，中短链脂肪酸直接吸收入吸收细胞，通过门静脉进入血液。长链脂肪酸及其他脂类消化产物被胆汁乳化形成混合微团，被吸收细胞吸收，在滑面内质网酶的作用下甘油一酯重新合成为甘油三酯、溶血磷脂成为磷脂、胆固醇成为胆固醇酯，它们与粗面内质网合成的载脂蛋白结合，形成乳糜微粒，从细胞侧面释出。乳糜微粒通过中央乳糜管进入淋巴液，继而进入血液循环。

2）**杯状细胞**（goblet cell）：散在于吸收细胞间，可分泌黏液，有润滑和保护作用。从十二指肠至回肠，杯状细胞逐渐增多。

3）帕内特细胞（Paneth cell）：又称潘氏细胞，是小肠腺的特征性细胞，常三五成群分布于小肠腺底部（图10-8）。细胞呈锥体形，细胞质顶部充满粗大的嗜酸性颗粒，内含溶菌酶、防御素等，释放后对肠道内微生物有一定的杀灭作用。

4）干细胞（stem cell）：位于小肠腺下半部，散在于其他细胞之间。胞体较小，呈柱状，细胞质嗜碱性。细胞可不断增殖、分化以补充表面衰老脱落的细胞。

5）内分泌细胞（endocrine cell）：见下文"（七）胃肠的内分泌细胞"。

（2）固有层：结缔组织内有大量的小肠腺和丰富的免疫细胞，如淋巴细胞、浆细胞、巨噬细胞和嗜酸性粒细胞等。绒毛中轴的固有层结缔组织内有1~2条纵行毛细淋巴管，称中央乳糜管（central lacteal），吸收细胞释出的乳糜微粒由中央乳糜管转运入血。中央乳糜管周围有丰富的有孔毛细血管，肠上皮吸收的氨基酸、单糖等水溶性物质主要经此入血。固有层内可见淋巴小结，在十二指肠和空肠多为孤立淋巴小结，在回肠多为集合淋巴小结。

（3）黏膜肌层：由内环行、外纵行两层平滑肌组成。

2. 黏膜下层　结缔组织内含有较大的血管和淋巴管。十二指肠的黏膜下层内有十二指肠腺（duodenal gland）（图10-9），为复管泡状的黏液性腺体，其导管穿过黏膜肌层开口于小肠腺底部，能分泌较稠的碱性黏液（pH8.2~9.3），以保护十二指肠黏膜免受酸性胃液的侵蚀。

3. 肌层　由内环行、外纵行两层平滑肌组成，两层间有丰富的肌间神经丛。

4. 外膜　除十二指肠后壁为纤维膜外，小肠其余部分均为浆膜。

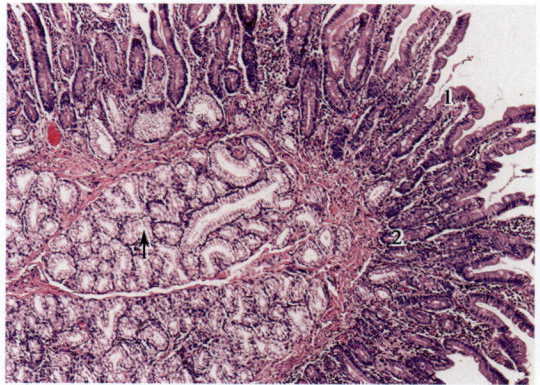

▲ 图10-9　十二指肠光镜像（哈尔滨医科大学　图）
1. 小肠绒毛；2. 小肠腺；↑十二指肠腺。

（六）大肠

大肠（large intestine）各段结构基本相似，管壁也具有4层结构。主要功能为吸收水分、电解质及形成粪便。

1. 盲肠与结肠　大肠腔面在结肠袋之间的横沟处有半月形皱襞，但无绒毛。黏膜上皮为单层柱状上皮，由吸收细胞与大量杯状

> **问题与思考**
>
> 小肠是消化和吸收的主要部位。请总结一下，小肠中有哪些结构与其吸收的功能相适应？小肠的结构中，并没有提到消化酶的分泌，吸收细胞表面的消化酶来自哪里？

细胞组成；固有层内含有大量呈管状的大肠腺（图10-10），直而长，腺上皮除吸收细胞和大量杯状细胞外，腺的底部有少量干细胞和内分泌细胞。黏膜下层的结缔组织中含有较多的脂肪细胞。肌层由内环行、外纵行两层平滑肌构成，其内层环行肌局部节段性增厚形成结肠袋；外层纵行肌集合成3条纵行肌束，形成结肠带，各带之间的纵行肌甚薄。

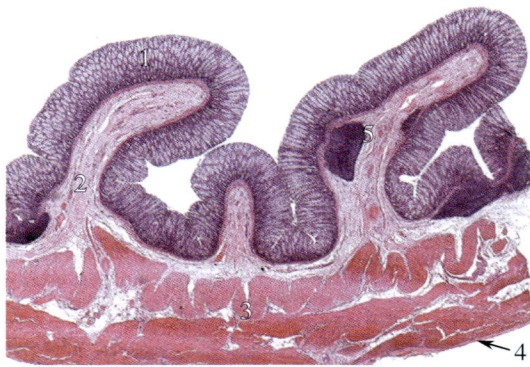
A. 低倍

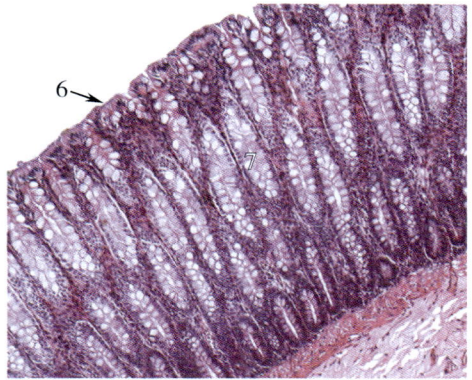
B. 黏膜（高倍）

▲ 图10-10　结肠光镜像（哈尔滨医科大学　图）
1. 黏膜；2. 黏膜下层；3. 肌层；4. 外膜；5. 淋巴组织；6. 上皮；7. 大肠腺。

2. 阑尾　为盲肠的细长管状突起，腔小而不规则，管壁较薄。黏膜固有层内肠腺短而小，淋巴组织丰富，含大量淋巴小结，并伸入黏膜下层，致使黏膜肌层断裂不完整；肌层薄，分为内环行、外纵行两层；外膜为浆膜（图10-11）。

3. 直肠与肛管　直肠及齿状线以上的肛管，其黏膜结构与结肠相似。在齿状线处，单层柱状上皮骤变为未角化的复层扁平上皮，逐渐与皮肤表皮相延续，大肠腺与黏膜肌层消失。近肛门处有环肛腺（顶泌汗腺）。直肠下段固有层和黏膜下层内有丰富的静脉丛，该处易发生瘀血而形成静脉曲张，是痔的好发部

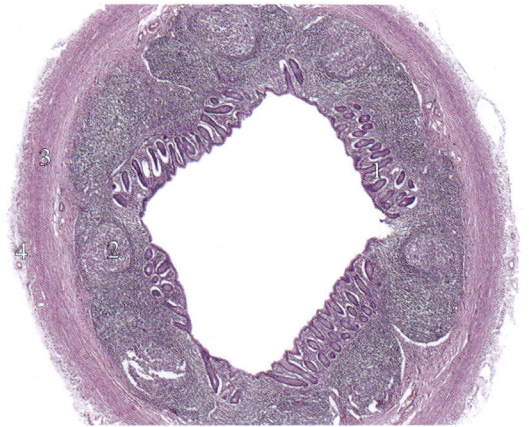

▲ 图10-11　阑尾光镜像（哈尔滨医科大学　图）
1. 大肠腺；2. 淋巴小结；3. 肌层；4. 浆膜。

位。肌层为内环行、外纵行两层平滑肌，内环肌在肛管处增厚形成肛门内括约肌。近肛门处，外纵肌周围有骨骼肌形成的肛门外括约肌。直肠上1/3大部分和中1/3前壁的外膜为浆膜，其余部分为纤维膜。

（七）胃肠的内分泌细胞

在胃、小肠和大肠的上皮及腺体中散在种类繁多的内分泌细胞，其中尤以胃幽门部和十二指肠上段为多。由于胃肠道黏膜的面积巨大，这些内分泌细胞的总量众多（约3×10^9个），超过所有内分泌腺的腺细胞总和，它们分泌的多种激素统称胃肠激素（gut hormone）。胃肠激素一方面协调胃肠道自身的运动和分泌功能，另一方面也参与调节其他器官的活动，因此在某种意义上，胃肠是体内最大、最复杂的

ER-10-4
直肠-肛管
交界处光镜
像（图片）

ER-10-5
消化管内分
泌细胞超微
结构模式图
（图片）

内分泌器官。

胃肠内分泌细胞可分为开放型和封闭型两种。开放型细胞呈不规则的圆锥形，基底部附于基膜，细胞最显著的特点是底部细胞质中含大量分泌颗粒，细胞的游离面可达到管腔，游离面上有微绒毛伸出，此类细胞主要对管腔内食物的刺激和pH变化等化学信息有较强的感受性，从而引起其内分泌活动的变化。封闭型细胞的顶部被相邻上皮细胞覆盖而未到达腔面，此类细胞主要受胃肠运动的机械刺激或受其他激素的调节而改变其内分泌状态。

（八）消化管的淋巴组织

消化管通过口腔和肛门与外界相通，各种细菌、病毒及寄生虫卵等有害抗原物质不可避免地随饮食进入，它们大多被胃酸和消化酶所破坏，其余或以原形排出体外，或受到消化管淋巴组织的免疫抵御。消化管淋巴组织又称肠相关淋巴组织（gut-associated lymphoid tissue），包括黏膜淋巴小结（尤以咽、回肠及阑尾处发达），固有层中弥散分布的淋巴细胞、浆细胞、巨噬细胞，以及上皮内的淋巴细胞等成分。消化管淋巴组织能接受消化管内的抗原刺激，主要通过产生免疫球蛋白而参与免疫应答。

在肠集合淋巴小结处，肠上皮内有散在的小结相关上皮细胞，因其游离面有一些微皱褶与短小的微绒毛，又称微皱褶细胞（microfold cell，M cell）。M细胞基底面细胞膜内陷形成较大的穹窿状凹腔，内含一至多个淋巴细胞（图10-12）；基膜多不完整，淋巴细胞易通过。M细胞可摄取肠腔内的抗原物质，并将其传递给深部的淋巴细胞。后者进入黏膜淋巴小结和肠系膜淋巴结内分化增殖，然后经淋巴细胞再循环大部分返回到消化管黏膜，并转变为浆细胞。浆细胞除产生少量免疫球蛋白G（IgG）进入循环系统外，主要产生免疫球蛋白A（IgA）。IgA能与上皮细胞产生的一种糖蛋白（即分泌片）相结合，形成分泌性IgA（secretory IgA，sIgA）。sIgA可特异性地与抗原结合，从而抑制细菌增殖、中和病毒，降低抗原物质与上皮细胞的黏附与入侵，保护肠黏膜。

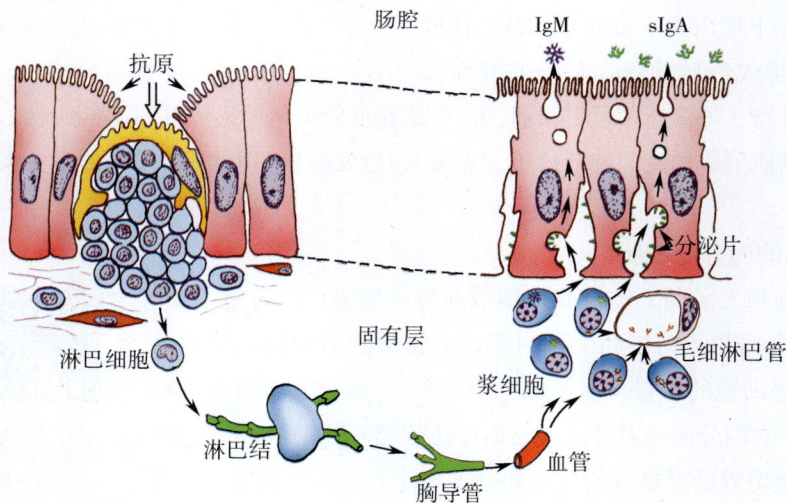

▲ 图10-12 小肠分泌免疫功能示意图

二、消化腺

消化腺（digestive glands）包括大消化腺和小消化腺。小消化腺分布于消化管壁内，如胃腺、肠腺等；大消化腺位于消化管外，借导管与消化管相连，构成独立的器官，如大唾液腺、胰腺和肝。

（一）大唾液腺

大唾液腺（major salivary glands）包括腮腺、下颌下腺和舌下腺，它们的导管均开口于口腔。

1. 大唾液腺的一般结构　大唾液腺为复管泡状腺，外被覆结缔组织被膜，结缔组织伸入实质将腺分隔成许多小叶，血管、淋巴管和神经也随同进入腺内。腺实质由腺泡（acinus）及导管构成。

（1）腺泡：呈泡状或管泡状，分为浆液性、黏液性和混合性腺泡（图10-13）。

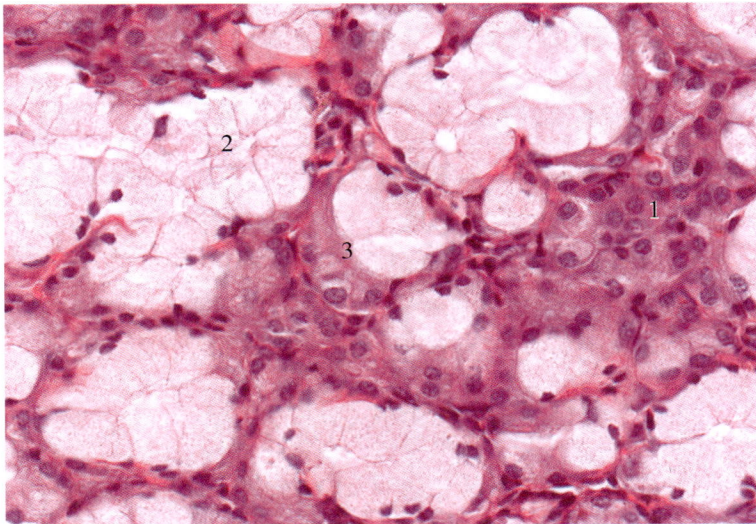

▲ 图10-13　舌下腺光镜像（哈尔滨医科大学　图）
1. 浆液性腺泡；2. 黏液性腺泡；3. 混合性腺泡。

（2）导管：为与腺泡相连的上皮性管道，是腺的排泄部。导管分以下几段：

1）闰管（intercalated duct）：直接与腺泡相连。管径细，管壁为单层扁平或立方上皮。

2）纹状管（striated duct）：又称分泌管，与闰管相连接。管壁为单层柱状上皮，细胞核位于细胞顶部，细胞质嗜酸性，细胞基部可见基底纵纹，电镜下为质膜内褶和纵行排列的线粒体。其上皮细胞能主动吸收分泌物中的Na^+，将K^+排入管腔，并可重吸收或排出水，故可调节唾液中的电解质含量和唾液量。

3）小叶间导管和总导管：小叶间导管由纹状管汇合形成，行于小叶间结缔组织内；管径较粗，管壁上皮由单层柱状上皮移行为假复层柱状上皮。小叶间导管逐级汇合并增粗，最后形成一条或几条总导管并开口于口腔；总导管近口腔开口处，其管壁上皮渐变为复层扁平上皮，与口腔上皮相连续。

2. 三种唾液腺的结构特点

（1）腮腺（parotid gland）：为浆液性腺，闰管长，纹状管较短。分泌物含唾液淀粉酶多，黏液少。

（2）下颌下腺（submandibular gland）：为混合性腺，以浆液性腺泡为主，黏液性和混合性腺泡少。闰管短，纹状管发达。分泌物含唾液淀粉酶较少，黏液较多。

（3）舌下腺（sublingual gland）：为混合性腺，以黏液性和混合性腺泡为主，无闰管，纹状管也较短。分泌物以黏液为主。

3. 唾液　为唾液腺分泌物组成的混合液体，95%以上来自3对大唾液腺。唾液中的水分（99%）和黏液能润滑口腔，唾液淀粉酶使食物中的淀粉分解为麦芽糖，唾液中含有溶菌酶，有杀菌作用。

（二）胰腺

胰腺（pancreas）表面被覆薄层结缔组织被膜，结缔组织伸入腺内将实质分隔为许多小叶，但人胰腺小叶分界不明显。胰腺实质分为外分泌部和内分泌部。

1. 外分泌部　由胰腺泡和导管组成。

（1）胰腺泡（pancreatic acinus）：为纯浆液性腺泡（图10-14）。腺细胞具有典型的蛋白质分泌细胞的超微结构特点，顶部细胞质含酶原颗粒，内含消化酶，如胰蛋白酶原、胰糜蛋白酶原、胰淀粉酶、胰脂肪酶、DNA酶和RNA酶等，分别消化食物中的各种营养成分。

胰腺泡腔内还有一些较小的扁平或立方形细胞，称泡心细胞（centroacinar cell），细胞质染色淡，核圆形或卵圆形。泡心细胞由闰管上皮细胞延伸入腺泡腔内形成。

（2）导管：胰腺的闰管长，无纹状管，闰管逐渐汇合形成小叶内导管，在小叶间结缔组织内汇合成小叶间导管，后者再汇合成一条主导管，贯穿胰腺全长，并在胰头部与胆总管汇合，开口于十二指肠乳头。闰管腔小，从小叶内导管至主导管，管腔逐渐增大，上皮由单层立方逐渐变为单层柱状，主导管为单层高柱状上皮，上皮内可见杯状细胞。导管上皮分泌水和电解质。

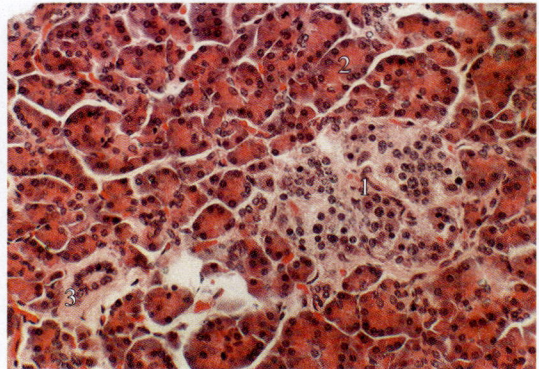

▲ 图10-14　胰腺光镜像（大连医科大学　图）
1. 胰岛；2. 胰腺泡；3. 导管。

2. 内分泌部　是散在于外分泌部腺泡之间的内分泌细胞团，又称胰岛（pancreas islet）（图10-14）。成人胰腺约有100万个胰岛，约占胰腺体积的1.5%。胰岛大小不一，小的仅由10多个细胞组成，大的有数百个细胞。胰岛细胞呈索状，细胞间有孔毛细血管丰富，细胞释放激素入血，主要参与糖代谢的调节。细胞之间有紧密连接和缝隙连接。人胰岛细胞主要有5种，HE染色切片中不易区分。

> 🔔 **问题与思考**
> 学习了胰腺外分泌部的结构和功能，是否能理解小肠中的消化酶主要来自哪里？

（1）A细胞（A cell）：约占胰岛细胞总数的20%，细胞较大，多分布在胰岛周边；分泌胰高血糖素（glucagon），升高血糖，故又称胰高血糖素细胞。

（2）B细胞（B cell）：数量较多，约占胰岛细胞总数的70%，主要位于胰岛的中央；分泌胰岛素（insulin），使血糖降低，故又称胰岛素细胞。胰高血糖素和胰岛素的相互拮抗和协调，使血糖水平保持稳定。

（3）D细胞（D cell）：数量少，约占胰岛细胞总数的5%，散在于A细胞、B细胞之间，并与A细胞、B细胞紧密相贴，细胞间有缝隙连接。D细胞分泌生长抑素，它以旁分泌方式或经缝隙连接直接作用于邻近的A细胞、B细胞或PP细胞，抑制这些细胞的分泌功能。生长抑素也可进入血液循环对其他细胞功能起调节作用。

（4）PP细胞（PP cell）：数量很少，除存在于胰岛内，还可见于外分泌部的导管上皮内及腺泡细胞间。PP细胞分泌胰多肽，抑制胃肠运动和胰液分泌，以及抑制胆囊的收缩。

（5）D1细胞（D1 cell）：占人胰岛细胞总数的2%~5%，主要分布在胰岛的周边，少数分布在胰腺外分泌部和血管周围；分泌血管活性肠肽。

课程思政 | 英国化学家桑格测定了胰岛素氨基酸的完整序列，并证明蛋白质具有明确构造，独享1958年诺贝尔化学奖，他说合成胰岛素将是遥远的事情。然而，中国科学院上海生物化学研究所老中青科技人员团队协作，从1958年开始，在当时研究基础极其薄弱的情况下，历经6年多的努力，成功获得人工全合成牛胰岛素晶体。这是世界上第一个人工合成的具有生物活性的结晶蛋白质，标志着人类在认识生命、探索生命奥秘的征途中迈出了关键性的一步。

（三）肝

肝（liver）是人体最大的消化腺，具有复杂多样的生物化学功能。肝产生的胆汁作为消化液参与脂类物质的消化；肝是机体进行物质代谢和转化的重要器官，胃肠吸收的物质经门静脉入肝，在肝细胞内进行合成、分解、转化和储存；肝内有大量巨噬细胞，能清除从胃肠进入机体的微生物等。

肝表面被覆致密结缔组织被膜，并富含弹性纤维，被膜大部分属浆膜。肝门处的结缔组织随门静脉、肝动脉和肝管的分支伸入肝内，将肝实质分隔成许多肝小叶。肝小叶之间各种管道密集的部位为门管区。

1. **肝小叶（hepatic lobule）** 是肝的基本结构与功能单位，呈多面棱柱体，高约2mm，宽约1mm。成人肝有50万~100万个肝小叶。每个肝小叶由中央静脉、肝板、肝血窦、胆小管和窦周隙组成（图10-15，图10-16）。人的肝小叶间结缔组织很少，故肝小叶分界不明显。

（1）中央静脉（central vein）：位于肝小叶中央并沿其长轴走行。管壁由一层内皮围成，周围仅有少量结缔组织，管壁上有肝血窦的开口。

ER-10-7
肝小叶（横切面）仿真图（图片）

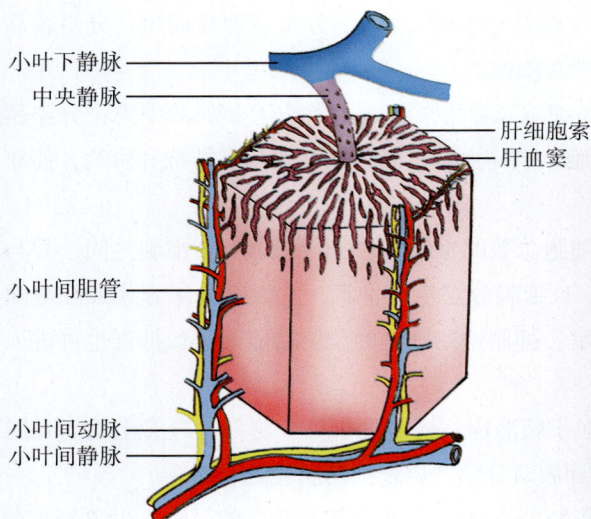

▲ 图10-15 肝小叶模式图

小叶下静脉
中央静脉
肝细胞索
肝血窦
小叶间胆管
小叶间动脉
小叶间静脉

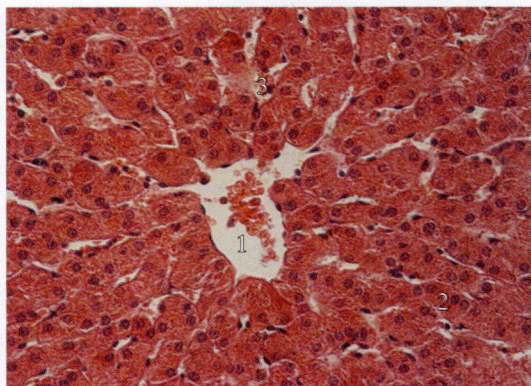

▲ 图10-16 肝小叶光镜像（哈尔滨医科大学 图）
1. 中央静脉；2. 肝索；3. 肝血窦。

（2）肝板（hepatic plate）：是肝细胞以中央静脉为中心单行排列形成的板状结构，大致呈放射状。肝板凹凸不平，相邻肝板吻合连接，形成迷路样结构。在切片中，肝板的断面呈索状，称肝索（hepatic cord）。

肝细胞（hepatocyte）是肝内细胞数量最多的细胞群，是实现肝功能的结构基础。细胞体积较大，直径20~30μm，呈多面体形。HE染色，细胞质嗜酸性，并含有散在的嗜碱性颗粒；核大而圆，居中，常染色质丰富，核膜清楚，核仁1个至数个，部分肝细胞有双核或多核（图10-16），一般认为与其长期保持活跃的功能活动及旺盛的物质更新有关。

电镜下，肝细胞含有丰富的粗面内质网、滑面内质网、高尔基复合体、线粒体、溶酶体和微体等（图10-17）。粗面内质网可以合成多种血浆蛋白；滑面内质网与胆汁合成，糖、脂类和激素的代谢，以及解毒等功能密切相关。

肝细胞有3种不同的功能面，即血窦面、细胞连接面和胆小管面。血窦面和胆小管面有发达的微绒毛，使细胞表面积增大。相邻肝细胞的连接面之间存在有紧密连接、桥粒和缝隙连接。

相关链接 | 肝的再生

ER-10-8 肝的再生（拓展阅读）

（3）肝血窦（hepatic sinusoid）：存在于肝板之间，血窦经肝板上的孔互相通连，吻合成网状，血液从肝小叶的周边经血窦汇入中央静脉。血窦腔大而不规则，窦壁的内皮细胞扁而薄，含核的部分凸向窦腔；扁薄的细胞质有许多大小不等的窗孔，孔上无隔膜；细胞质内细胞器较少，但吞饮小泡较多；内皮外无基膜，可见散在的网状纤维；内皮细胞间常有 $0.1\sim0.5\mu m$ 宽的间隙。因此肝血窦通透性大，有利于肝细胞摄取血浆物质和排泄其分泌产物。血浆中除乳糜微粒外，其他大分子物质均可自由通过血窦壁，肝细胞产生的脂蛋白等也可通过血窦壁进入血窦。

肝巨噬细胞又称库普弗细胞（Kupffer cell）是定居在肝血窦的巨噬细胞（图10-17）。细胞形态不规则，有许多板状或丝状伪足，表面有许多皱褶和微绒毛。细胞常以其伪足附于内皮细胞上或穿过内皮细胞窗孔或细胞间隙伸入窦周隙内。细胞质内溶酶体甚多，并常见吞噬体和残余体。肝巨噬细胞来自血液单核细胞，具有变形运动和活跃的吞饮与吞噬能力，构成机体一道重要防线，尤其在吞噬清除从胃肠进入门静脉的细菌、病毒和异物等方面起关键作用。肝巨噬细胞还可监视、抑制和杀伤体内的肿瘤细胞，尤其是肝癌细胞。此外，肝巨噬细胞还能处理和传递抗原、诱导T淋巴细胞增殖及参与调节机体免疫应答。

ER-10-9
肝巨噬细胞
电镜像
（图片）

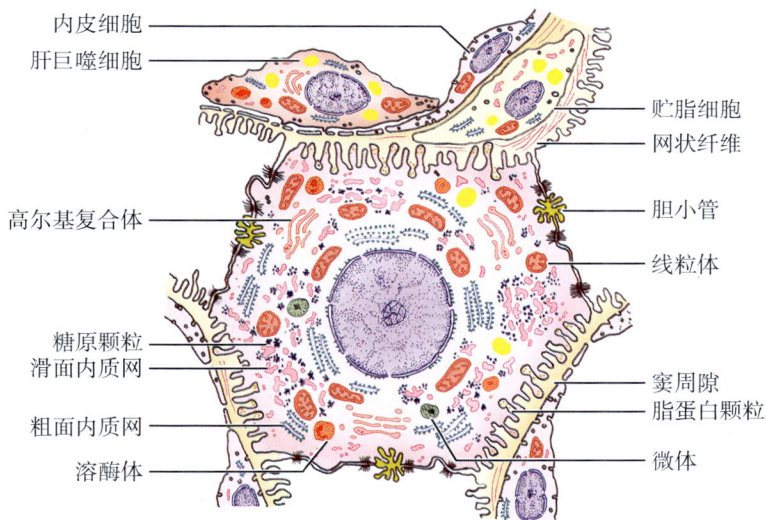

▲ 图10-17　肝细胞、肝血窦、窦周隙和胆小管超微结构模式图

（4）窦周隙（perisinusoidal space）：为血窦内皮细胞与肝细胞之间的狭小间隙（图10-17）。血窦内的血浆成分经血窦壁进入窦周隙，故窦周隙内充满血浆，肝细胞血窦面的微绒毛浸于血浆之中。窦周隙也互相连通成网状通道，它是肝细胞与血液之间进行物质交换的场所。窦周隙内有散在的网状纤维，起支持血窦内皮的作用。

窦周隙内有贮脂细胞（fat-storing cell），又称肝星状细胞（hepatic stellate cell，HSC），形态不

规则，有突起，附于内皮细胞及肝细胞表面（图10-17）。电镜下，细胞质内含许多脂滴，粗面内质网和高尔基复合体也较发达。脂滴内含有维生素A，人体摄取的维生素A的70%~80%储存于此，在机体需要时释放入血。贮脂细胞还能产生胶原，形成网状纤维。

理论与实践　　　　在肝纤维化病变中，贮脂细胞增多，结构类似于成纤维细胞，产生大量网状纤维，并具有平滑肌纤维的收缩特性，故认为贮脂细胞是一种特殊的肌成纤维细胞。它在肝正常的微环境中，细胞内形成脂滴，以摄取和储存维生素A的功能为主，而合成纤维的功能受抑制；在病理状况下，贮脂细胞增多并转化为肌成纤维细胞，合成纤维的功能增强，参与肝硬化的发生过程。

（5）胆小管（bile canaliculus）：相邻两个肝细胞之间局部细胞膜凹陷形成的微细管道，在肝板内连接成网。电镜下，胆小管腔面有肝细胞膜形成的微绒毛突入腔内，周围的肝细胞膜形成由紧密连接、桥粒等组成的连接复合体封闭胆小管（图10-17）。正常情况下，肝细胞分泌的胆汁排入胆小管时，胆汁不会从胆小管溢出至窦周隙。当肝细胞发生变性、坏死或胆道堵塞内压增大时，胆小管的正常结构被破坏，胆汁则溢入窦周隙，继而进入血窦，出现黄疸。

2. 门管区　从肝门进出的门静脉、肝动脉和肝管，在肝内反复分支，伴行于小叶间结缔组织内，分别称小叶间静脉、小叶间动脉和小叶间胆管。肝切片中，在肝小叶周围角缘处的结缔组织内，含有上述3种伴行管道的断面，称门管区（portal area）（图10-18）。

3. 肝的血液循环　肝的血液供应非常丰富，有门静脉和肝动脉双重血供。门静脉是肝的功能血管，其血量占肝总血量的3/4，主要汇集来自胃肠静脉和脾静脉的血流，内含丰富的营养物质。肝动脉是肝的营养血管，其血量占肝总血量的1/4，含氧量高。

▲ 图10-18　门管区光镜像（哈尔滨医科大学　图）
1. 小叶间动脉；2. 小叶间静脉；3. 小叶间胆管。

肝动脉→小叶间动脉→终末肝微动脉↘
　　　　　　　　　　　　　　肝血窦→中央静脉→小叶下静脉→肝静脉
门静脉→小叶间静脉→终末门微静脉↗

4. 肝内胆汁排出途径　胆小管起自肝板内，肝细胞分泌的胆汁首先排入胆小管，从肝小叶的中央流向周边，在小叶边缘处汇集成若干短小的闰管（或称Herring管），出肝小叶后汇入小叶间胆管，后者再汇合成左、右肝管出肝。

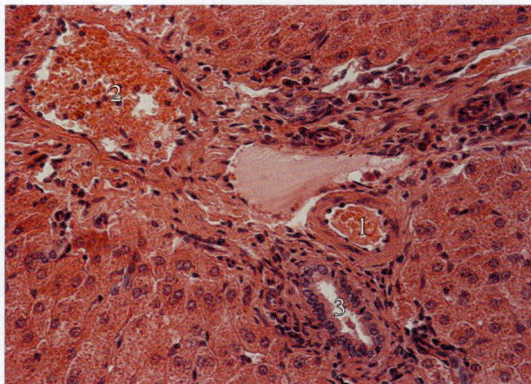

（四）胆囊与胆管

1. 胆囊（gall bladder） 胆囊壁由黏膜、肌层和外膜组成（图10-19）。黏膜有发达的皱襞。黏膜上皮为单层柱状上皮，无杯状细胞。

胆囊的功能是储存和浓缩胆汁。上皮细胞主动吸收胆汁中水和无机盐，使胆汁浓缩。胆囊的分泌、吸收和收缩功能受神经和体液的调节。交感神经兴奋可促进胆囊吸收水，并使胆囊肌松弛；迷走神经兴奋使胆囊肌收缩，排出胆汁。胆囊的收缩排空也受激素的调节，进食后尤其在高脂肪食物后，小肠内分泌细胞分泌促胰酶素，刺激胆囊肌层收缩，排出胆汁。

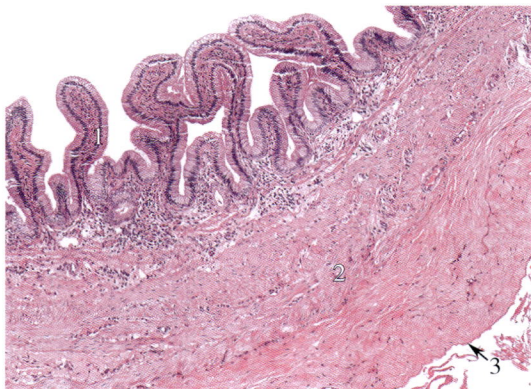

▲ 图10-19 胆囊光镜像（哈尔滨医科大学 图）
1. 黏膜；2. 肌层；3. 外膜。

2. 胆管（bile duct） 胆囊管与胆总管的管壁较厚，由黏膜、肌层和外膜组成。胆总管的下端与胰管汇合之前，环行平滑肌增厚，形成胆总管括约肌，其收缩可阻止胆汁流出，使胆汁储存胆囊。胆总管与胰管汇合穿入十二指肠壁，局部扩大形成肝胰壶腹，此处的环行平滑肌增厚，形成壶腹括约肌（或称Oddi括约肌），它的舒缩可控制胆汁和胰液的排出。进食后，胆总管括约肌和壶腹括约肌松弛，胆汁输入十二指肠。

ER-10-11 第十章 消化系统（思维导图）

复习参考题

选择题：

1. 以下不属于消化管壁一般结构的是
   A. 黏膜
   B. 黏膜下层
   C. 肌层
   D. 外膜
   E. 内膜

2. 关于十二指肠结构特点的描述，正确的是
   A. 环行皱襞在十二指肠末端不发达
   B. 上皮和固有层向肠腔突起形成小肠皱襞

   C. 集合淋巴小结多
   D. 黏膜下层内含有十二指肠腺
   E. 黏膜下层内含有中央乳糜管

3. 定居在肝血窦内，可以监视、抑制和杀伤体内肿瘤细胞的是
   A. 肝细胞
   B. 贮脂细胞
   C. 库普弗细胞
   D. 血窦内皮细胞
   E. 中央静脉内皮细胞

ER-10-12
第十章
自测题

ER-10-13
第十章
简答题解析

4. 胰腺泡可以分泌
    A. 胰高血糖素
    B. 胰岛素
    C. 胰蛋白酶原
    D. 生长抑素
    E. 胰多肽
5. 患者，男，50岁。呼吸困难、倦怠疲乏、嗅觉缺失、面色苍白。实验室检查显示血细胞比容32%，血红蛋白90g/L，红细胞数2.8×10^{12}/L。胃镜显示胃黏膜颜色呈现灰白色，皱襞变细而平坦，黏液减少。组织病理显示胃腺体破坏，数量减少，固有层纤维化。胃黏膜中哪种细胞的损伤会导致该患者的临床症状
    A. 主细胞
    B. 壁细胞
    C. 颈黏液细胞
    D. 表面黏液细胞
    E. 肠道内分泌细胞

选择题答案：1. E 2. D 3. C 4. C 5. B

简答题：

1. 试比较消化管各段的主要结构特点。
2. 试比较胃底腺中的壁细胞和主细胞的结构和功能。
3. 与小肠吸收功能相适应的结构有哪些？
4. 简述胰岛的主要细胞及功能。
5. 简述肝小叶的结构与功能。

（曹博）

呼吸系统

ER-11-1
第十一章 呼吸系统（课件）

学习目标

知识目标	掌握	描述气管壁的结构；分析肺导气部的结构变化规律；熟记肺泡上皮及气-血屏障的结构与功能。
	熟悉	概述呼吸性细支气管、肺泡管和肺泡囊的结构特点；简述肺泡隔及其主要结构。
	了解	知道鼻腔及喉黏膜的结构特点。
能力目标		1. 能在光镜下分辨出肺的导气部和呼吸部。
		2. 应用气管和肺的结构特点，分析咳嗽、呼吸困难等临床常见病症的主要表现。
素质目标		1. 将疾病预防、早期发现和卫生保健等理念结合到临床实践中。
		2. 重视环境污染对呼吸系统的影响，树立生态环境保护意识。

呼吸系统（respiratory system）由鼻、咽、喉、气管、支气管和肺组成，分为导气部和呼吸部。从鼻腔到肺内终末细支气管为导气部，主要功能是传送气体和净化空气。呼吸部从呼吸性细支气管到肺泡，是气体交换的主要场所。

一、鼻腔和喉

（一）鼻腔

鼻腔（nasal cavity）被鼻中隔分为左右两腔。每侧鼻腔以鼻阈为界分为前庭部和固有鼻腔。

1. 前庭部（vestibular portion） 表面被覆皮肤，真皮中结缔组织致密且富含汗腺和皮脂腺，易发疖肿。此处的鼻毛能阻挡空气中的尘埃等异物。

2. 固有鼻腔 内表面覆盖黏膜，由上皮和固有层构成；黏膜深部为软骨、骨或骨骼肌。根据结构和功能的不同，鼻黏膜分为呼吸区和嗅区。

（1）呼吸区（respiratory region）：占鼻黏膜的大部分，因血管丰富而呈粉红色。上皮为假复层纤毛柱状上皮，富含杯状细胞。固有层内有大量的腺体和丰富的静脉丛与淋巴组织。腺体和杯状细胞的分泌物可黏附细菌及尘埃颗粒。丰富的血管对吸入的空气起加温和加湿作用，同时也容易损伤出血。呼吸部黏膜与鼻旁窦黏膜相延续，因此鼻黏膜慢性炎症时，易导致鼻旁窦黏膜发炎。

（2）嗅区（olfactory region）：位于鼻中隔上部两侧、上鼻甲及鼻腔顶部。黏膜呈浅黄色，由嗅上皮和固有层组成。嗅上皮为假复层柱状上皮，无杯状细胞，由嗅细胞、支持细胞和基细胞组成。嗅细胞为双极神经元，游离面有嗅毛（不动的纤毛），能感受嗅觉。

（二）喉

喉（larynx）由软骨、软骨间连接、喉肌及表面被覆的黏膜构成。

二、气管与主支气管

气管（trachea）与主支气管（main bronchus）的管壁结构相似，从内向外分为黏膜、黏膜下层和外膜，各层间无截然分界（图11-1）。以气管管壁结构为例作介绍。

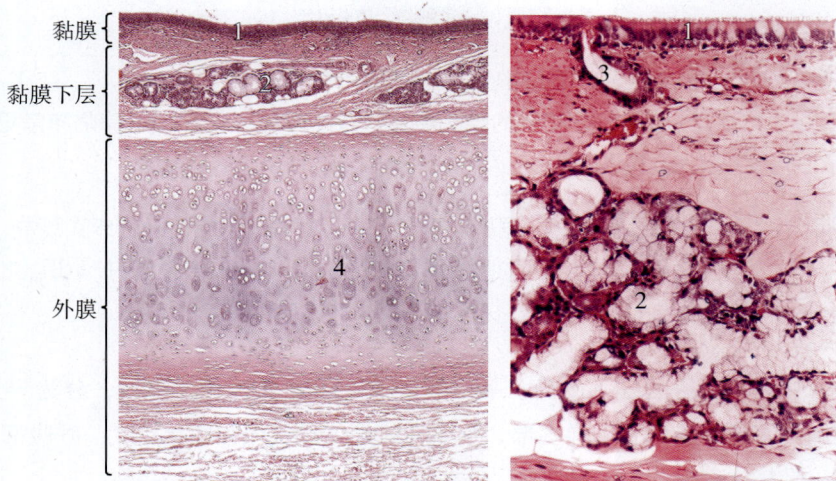

A. 低倍（郝立宏　图）　　　　　B. 高倍（新乡医学院　高福莲　图）

▲ 图11-1　气管光镜像
1. 上皮；2. 气管腺分泌部；3. 气管腺导管；4. 透明软骨。

（一）黏膜

表面被覆假复层纤毛柱状上皮，深面为结缔组织构成的固有层。上皮由下列细胞组成（图11-2）。

1. 纤毛细胞（ciliated cell）　呈柱状，游离面有密集的纤毛。纤毛向咽部快速摆动，将黏液及附着其上的尘埃颗粒、细菌等推向咽部咳出。

2. 杯状细胞（goblet cell）　细胞质内含大量黏原颗粒，分泌的黏液与管壁内腺体的分泌物在上皮表面共同构成一道黏液性屏障，有助于黏附吸入的异物和溶解一些有害气体。

3. 刷细胞（brush cell）　呈柱状，游离面有排列整齐的微绒毛，形似刷状。刷细胞的功能尚无定论，有人认为是过渡阶段的细胞，可分化为纤毛细胞；有人认为可能具有感受刺激的功能。

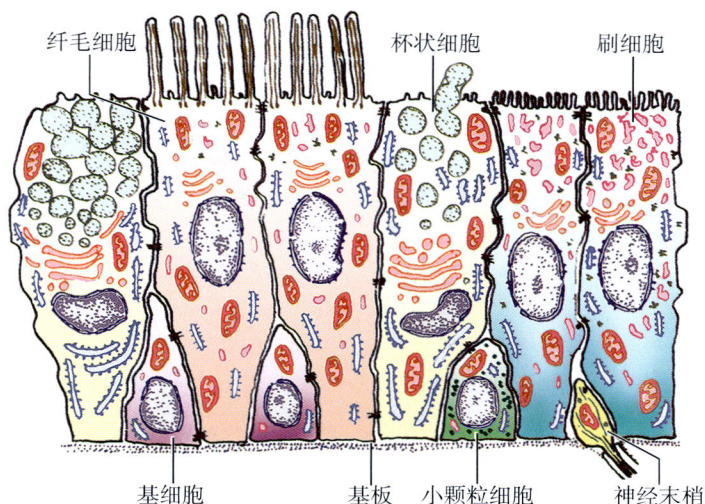

纤毛细胞　　　　杯状细胞　　　　刷细胞

基细胞　　　基板　小颗粒细胞　　神经末梢

▲ 图11-2　气管上皮超微结构模式图

4. 小颗粒细胞（small granular cell） 又称弥散神经内分泌细胞（diffuse neuroendocrine cell），呈锥体形，细胞质内有许多分泌颗粒。颗粒中含有5-羟色胺等胺类或肽类物质，可调节呼吸道和血管壁平滑肌纤维的收缩和腺体的分泌。

5. 基细胞（basal cell） 呈锥体形，位于上皮深部，为干细胞，可增殖分化为上皮中其他各型细胞。

上皮与固有层之间有明显的基膜。固有层的结缔组织内含较多的弹性纤维，常见淋巴组织。其中的浆细胞能合成免疫球蛋白A（immunoglobulin A，IgA），可与上皮细胞产生的分泌片结合形成分泌性IgA（secretory IgA，sIgA），后者对呼吸道内细菌的繁殖和病毒复制有抑制作用。

（二）黏膜下层

黏膜下层为疏松结缔组织，含较多的混合性腺，又称气管腺（tracheal gland）。黏液性腺泡与杯状细胞所分泌的黏液共同形成较厚的黏液层，覆盖在黏膜表面；浆液性腺泡分泌的稀薄液体，位于黏液层下方，利于纤毛的正常摆动。黏膜下层内也有淋巴组织。

（三）外膜

外膜由"C"形透明软骨环和疏松结缔组织构成。软骨环之间有由弹性纤维构成的膜状韧带连接，共同构成管壁支架，以保持呼吸管道的畅通。软骨环缺口朝向背侧，缺口处有结缔组织、平滑肌束和较多的气管腺。

主支气管的管壁结构随着管腔变小、管壁变薄，三层分界不明显；环状软骨逐渐变为不规则的软骨片，平滑肌纤维逐渐增多，呈螺旋形排列。

相关链接 | 　　气管和支气管如果反复受到有害气体（如吸烟等）刺激，可导致纤毛细胞减少，杯状细胞增多，腺体肥大，分泌增强，以至呼吸道免疫防御功能降低，容易受细菌及病毒的感染。

三、肺

肺（lung）表面覆以浆膜，为胸膜脏层。肺组织分实质和间质，实质是指肺内各级支气管及其终末的大量肺泡，间质包括肺内结缔组织、血管、淋巴管和神经等。肺间质将肺分隔成若干大叶和许多小叶。主支气管经肺门入肺后反复分支，依次为叶支气管、段支气管、小支气管、细支气管、终末细支气管、呼吸性细支气管、肺泡管、肺泡囊及肺泡。由于反复分支的肺内支气管形似树枝状，故称为支气管树。从叶支气管到终末细支气管为肺的导气部，仅行使气体运送功能。呼吸性细支气管及其以下部分能行使气体交换功能，称肺的呼吸部（图11-3）。

每一细支气管连同它所属的分支和末端相连的肺泡共同组成一个肺小叶（pulmonary lobule）。肺小叶是肺的结构单位（图11-4）。临床上将累及肺小叶的炎症称小叶性肺炎。

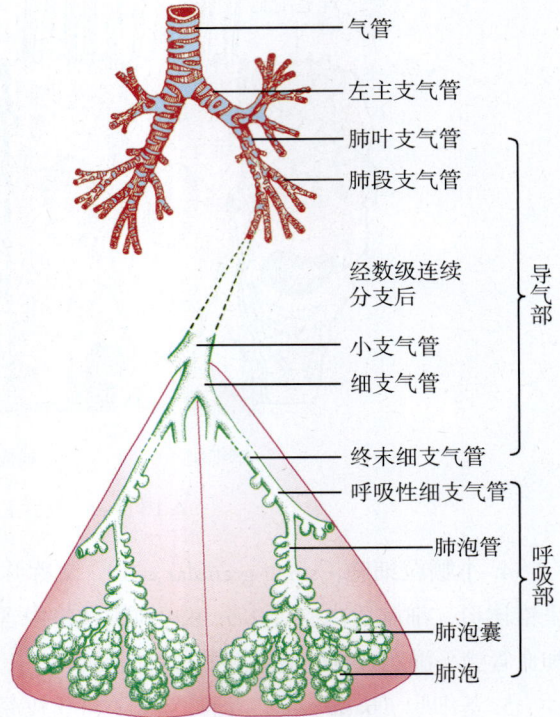

▲ 图11-3 肺实质模式图

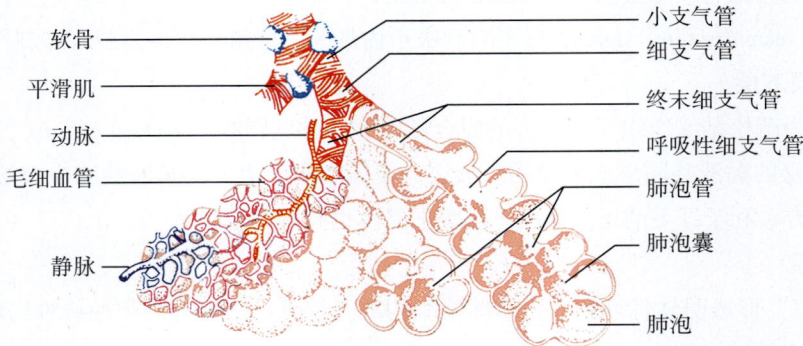

▲ 图11-4 肺小叶立体模式图

理论与实践 肺炎根据病变部位分为大叶性肺炎、小叶性肺炎和间质性肺炎。病变波及整个肺或多个肺大叶者称大叶性肺炎，通常是由肺炎双球菌引起的急性炎症，起病急骤，患者有寒战、高热、胸痛和咳铁锈样痰等症状。小叶性肺炎以肺小叶为病灶，是由金黄色葡萄球菌引起的以细支气管为中心的化脓性炎症；患者有发热、咳嗽和咳痰症状。间质性肺炎通常由病毒或支原体引起，主要病变发生在肺间质，临床表现以干咳为主。

（一）肺导气部

肺导气部的各段管道随分支增多，管径渐细，管壁渐薄，管壁3层结构的分界渐不明显（图11-5A）。

1. 叶支气管至小支气管　管壁结构特点为：① 上皮为假复层纤毛柱状上皮，但逐渐变薄，杯状细胞减少；② 腺体逐渐减少；③ 软骨逐渐减少，并呈不规则片状；④ 平滑肌逐渐增多。

2. 细支气管和终末细支气管　细支气管（bronchiole）上皮由假复层纤毛柱状上皮逐渐变为单层纤毛柱状上皮，此时杯状细胞、腺体以及软骨片均已很少或消失，而平滑肌纤维增多，形成环行肌束环绕管壁。终末细支气管（terminal bronchiole）管壁内的杯状细胞、腺体以及软骨片完全消失，并出现完整的环行平滑肌层，黏膜上有皱襞。终末细支气管的单层柱状上皮中除有少量纤毛细胞外，大多数为无纤毛的分泌细胞，其分泌物所含的蛋白水解酶能分解管腔内的黏液，利于黏液排出。

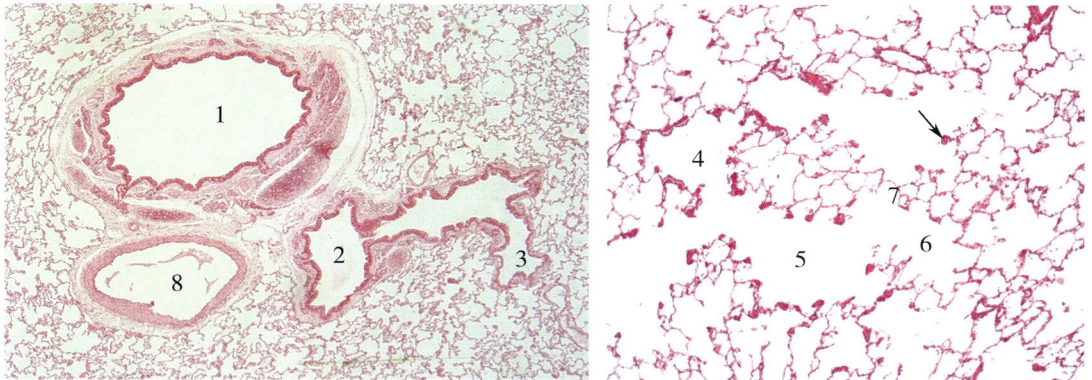

A. 导气部（郝立宏　图）　　　　　　B. 呼吸部（新乡医学院　高福莲　图）

▲ 图11-5　肺光镜像
1. 小支气管；2. 细支气管；3. 终末细支气管；4. 呼吸性细支气管；5. 肺泡管；
6. 肺泡囊；7. 肺泡；8. 肺动脉分支；↑结节状膨大。

（二）肺呼吸部

1. 呼吸性细支气管（respiratory bronchiole）　其结构特点是管壁上有肺泡开口，因此具有气体交换功能。管壁上皮为单层立方上皮，上皮深部的结缔组织内有少量平滑肌纤维。

> **问题与思考**
> 学习了细支气管和终末细支气管的结构之后，请思考发生支气管哮喘时会有什么症状？

2. 肺泡管（alveolar duct）　管壁上的肺泡开口数量逐渐增多，因此自身管壁结构所剩无几，在切面上仅呈现为相邻肺泡开口之间的结节状膨大。膨大处的表面由单层立方上皮或单层扁平上皮覆盖，上皮深部有薄层结缔组织和少量环行平滑肌纤维。

3. 肺泡囊（alveolar sac）　与肺泡管相连续，是相邻多个肺泡的共同开口之处，由多个肺泡共同围成。相邻肺泡开口之间没有环行平滑肌纤维，仅有少量结缔组织，因此无结节状膨大。

4. 肺泡（pulmonary alveolus） 是支气管树的终末部分，也是气体交换的主要场所。成人每侧肺有3亿~4亿个肺泡。肺泡为多面体形有开口的囊泡，开口于肺泡囊、肺泡管或呼吸性细支气管（图11-5B）。肺泡表面覆以单层的肺泡上皮，外有基膜。相邻肺泡间为肺泡隔。

（1）肺泡上皮：由Ⅰ型肺泡细胞和Ⅱ型肺泡细胞构成（图11-6）。

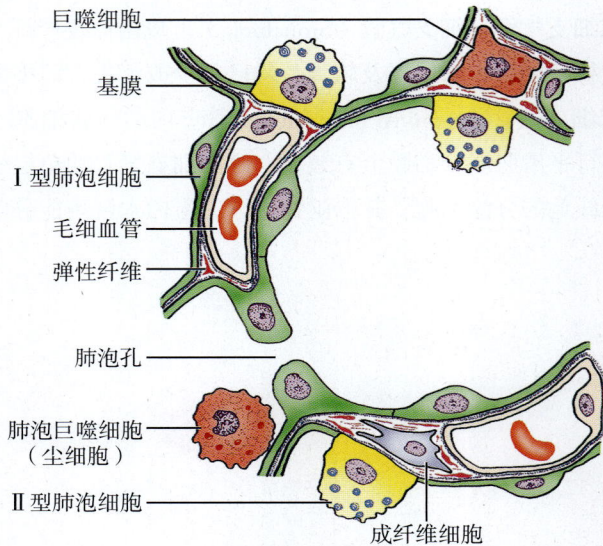

▲ 图11-6　肺泡及肺泡孔模式图

Ⅰ型肺泡细胞（type Ⅰ alveolar cell）：细胞扁平，含核部分较厚并突向肺泡腔，无核部分细胞质菲薄，厚约0.2μm，光镜下难以辨认。电镜下，细胞质中有较多吞饮小泡。Ⅰ型肺泡细胞覆盖了肺泡表面的大部分，参与构成气-血屏障。此类细胞无增殖能力，损伤后由Ⅱ型肺泡细胞增殖补充。

Ⅱ型肺泡细胞（type Ⅱ alveolar cell）：细胞呈圆形或立方形，位于Ⅰ型肺泡细胞之间，数量较多，但覆盖肺泡表面积少。光镜下，胞质着色浅，呈泡沫状，核圆形。电镜下，细胞质内富含线粒体、溶酶体及较发达的粗面内质网和高尔基复合体，核上方有较多同心圆或平行排列的板层状结构，电子密度高，有膜包被，称嗜锇性板层小体，其主要成分为磷脂（主要是二棕榈酰卵磷脂）、蛋白质和糖胺多糖等。这些物质被释放到肺泡上皮表面后形成一层膜，称表面活性物质（surfactant）（图11-7）。该物质能降低肺泡表面张力，防止肺泡塌陷及肺泡过度扩张，起到稳定肺泡直径的作用。创伤、休克、中毒或感染时，肺泡表面活性物质的合成与分泌受到抑制或破坏，可引起肺泡塌陷，影响肺泡的气体交换。Ⅱ型肺泡细胞有增殖分化能力，能够修复受损的Ⅰ型肺泡细胞。

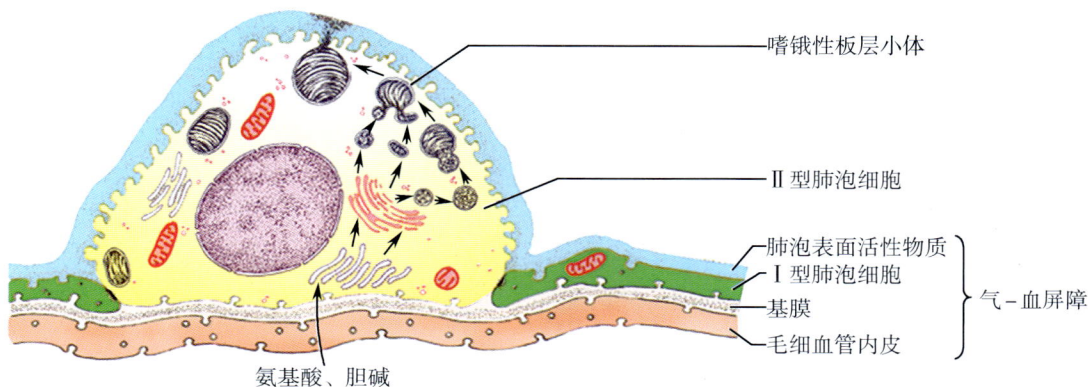

▲ 图11-7　Ⅱ型肺泡细胞及气-血屏障超微结构模式图

理论与实践　　　　　　　新生儿呼吸窘迫综合征，又称新生儿肺透明膜病。该病主要见于妊娠28周前的早产儿。由于Ⅱ型肺泡细胞在胚胎7个月时开始分泌表面活性物质，故早产儿易因缺乏表面活性物质，导致肺泡表面张力增加，呼气时肺泡易萎缩塌陷，出现肺不张，肺通气减少，换气不良，而引起呼吸困难。由于毛细血管通透性增加，血浆蛋白渗出，在肺泡表面形成一层透明的嗜酸性膜，故称为肺透明膜病。

（2）**肺泡隔**（alveolar septum）：为相邻肺泡之间的薄层结缔组织，属于肺间质。肺泡隔内含丰富的毛细血管、弹性纤维及成纤维细胞、肺巨噬细胞和肥大细胞等（图11-6）。毛细血管网有利于肺泡与血管内的气体交换。弹性纤维有助于保持肺泡的弹性，当肺泡弹性纤维变性时，可使肺泡弹性减弱、肺泡过度扩大，导致肺气肿。肺巨噬细胞是参与肺防御免疫功能的重要成分之一，具有活跃的吞噬功能，能吞噬吸入的尘粒、细菌、异物及渗出的红细胞等。吞噬尘粒后的巨噬细胞又称尘细胞（dust cell）。肺巨噬细胞除位于肺泡隔，也可积存于肺间质的其他部位及肺门淋巴结内，它还可以进入肺泡腔，随呼吸道分泌物排出。

（3）**肺泡孔**（alveolar pore）：为相邻肺泡之间的小孔（图11-6），可均衡肺泡之间的气体含量。肺部感染时，病菌可通过肺泡孔扩散，使炎症蔓延。

（4）**气-血屏障**（blood-air barrier）：位于肺泡与肺泡隔毛细血管之间，是肺泡与血液进行气体交换所必须通过的结构，包括肺泡表面活性物质层、Ⅰ型肺泡细胞、融合后的肺泡上皮基膜与毛细血管基膜、毛细血管内皮（图11-7）。在肺泡与毛细血管内皮之间还有含少量结缔组织的区域，所占面积较小，不参与气体交换。

（三）**肺间质**

肺内结缔组织及其中的血管、淋巴管和神经构成肺的间质。肺间质主要分布于支气管树的周围，随着支气管树分支增加，间质逐渐减少。肺间质的组成与一般疏松结缔组织相同，但有较多的弹性纤维和巨噬细胞。

（四）肺的血管

肺有两套血管：① 肺动脉与肺静脉，肺动脉是肺的功能性血管，入肺后不断分支与各级支气管伴行直至肺泡，在肺泡隔内形成密集的毛细血管网，与肺泡进行气体交换后，再逐渐汇集成肺静脉出肺；② 支气管动脉与支气管静脉，支气管动脉是肺的营养性血管，与支气管伴行入肺，其终末支行至呼吸性细支气管时，一部分毛细血管网与肺动脉的毛细血管网吻合，汇入肺静脉；另一部分汇成支气管静脉，与支气管伴行，经肺门出肺。

ER-11-4 第十一章 呼吸系统（思维导图）

复习参考题

ER-11-5
第十一章
自测题

ER-11-6
第十一章
简答题解析

选择题：

1. 关于气管管壁的描述，错误的是
   A. 分为黏膜、黏膜下层和外膜
   B. 上皮为假复层纤毛柱状
   C. 基膜较厚
   D. 固有层内常有淋巴组织
   E. 黏膜下层的气管腺为黏液性腺

2. 气-血屏障的组成是
   A. 毛细血管内皮、内皮基膜和肺泡上皮
   B. 毛细血管内皮、内皮基膜、上皮基膜和 II 型肺泡细胞
   C. 肺泡表面活性物质层、I 型肺泡细胞、融合后的肺泡上皮基膜和毛细血管基膜、毛细血管内皮
   D. 肺泡上皮、上皮基膜及内皮
   E. 肺泡隔、肺泡上皮、基膜和尘细胞

3. 支气管哮喘时，发生平滑肌痉挛的部位是
   A. 支气管
   B. 小支气管
   C. 细支气管和终末细支气管
   D. 呼吸细支气管
   E. 肺泡管

4. 气管上皮不含的细胞是
   A. 纤毛细胞
   B. 分泌细胞
   C. 杯状细胞
   D. 基细胞
   E. 刷细胞

5. 患者，男性，54岁。发热、咳嗽 1

周，有黄浓痰。CT显示支气管壁增厚、模糊，沿支气管周边可见多发斑片实变病灶。该病变侵及范围的主要特征是细支气管连同它的分支和肺泡，该病诊断为

A. 支气管炎
B. 小叶性肺炎
C. 气管炎
D. 上呼吸道感染
E. 大叶性肺炎

简答题：
1. 简述气管管壁的结构特点。
2. 简述肺导气部的结构变化规律。
3. 简述Ⅰ型肺泡细胞和Ⅱ型肺泡细胞的结构和功能。

（高艳）

泌尿系统

ER-12-1 第十二章 泌尿系统（课件）

学习目标

知识目标	掌握	熟记肾单位及滤过膜的结构与功能。
	熟悉	简述肾的一般结构；概述集合管的结构与功能；简述球旁复合体的结构与功能；概述肾间质细胞的主要功能。
	了解	理解肾血液循环的特点；知道输尿管和膀胱的结构特点。
能力目标		1. 联系肾小体、肾小管及和集合管的组织结构，理解尿液的滤过和重吸收。 2. 结合滤过屏障的结构，初步分析血尿、蛋白尿、水肿和高血压等临床表现的原因。
素质目标		1. 通过肾的结构和功能的学习，养成勤喝水、低盐饮食的健康生活习惯。 2. 做好科普宣传，为大众健康服务。

　　泌尿系统（urinary system）是体内重要的排泄系统，由肾、输尿管、膀胱及尿道组成，其主要功能是产生和排出尿液，血液经肾滤过和重吸收后形成尿液，由排尿管道排出体外。泌尿系统通过对尿液生成过程的调节，维持机体的水、电解质以及酸碱的平衡。

一、肾

　　肾（kidney）是人体最主要的排泄器官，通过形成尿液，排出体内代谢废物，以维持机体内环境的稳定。肾还能合成与分泌多种生物活性物质，如肾素、前列腺素和促红细胞生成素等。

（一）肾的一般结构

　　肾呈蚕豆形，其外侧缘隆凸，内侧缘中部凹陷。肾的表面被覆致密结缔组织被膜，又称肾纤维膜。肾组织分为实质和间质。实质分为皮质和髓质。从新鲜肾的冠状剖面上观察，皮质主要位于浅层，颜色深，呈暗红色；髓质位置较深，颜色浅，由10~18个肾锥体（renal pyramid）组成。每一个肾锥体与其底部相连的皮质一起构成一个肾叶（renal lobe）。肾锥体尖端钝圆，突入肾小盏内，称肾乳头。乳头管开口于此处，肾内产生的尿液也经此处排入肾小盏。位于肾锥体之间的皮质，称肾柱。肉眼可见肾锥体呈条纹状，越近皮质条纹越致密。从肾锥体底部呈辐射状伸入皮质的条纹，称髓放线（medullary ray）。位于髓放线之间的肾皮质称皮质迷路（cortical labyrinth）（图12-1）。每条髓放线及其周围的皮质迷路构成一个肾小叶（renal lobule）。

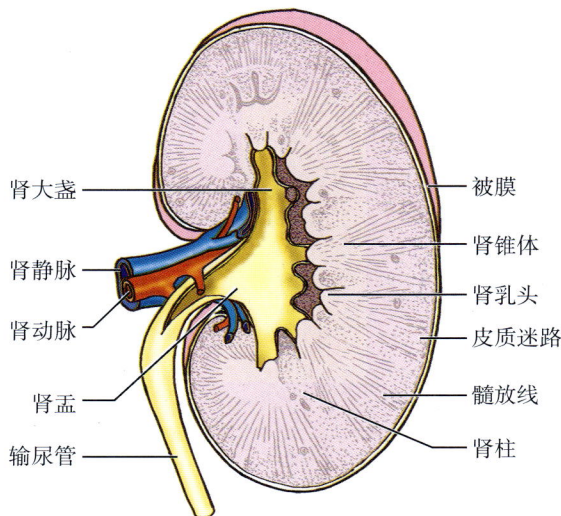

図のラベル（左側、上から下へ）：
肾大盏
肾静脉
肾动脉
肾盂
输尿管

図のラベル（右側、上から下へ）：
被膜
肾锥体
肾乳头
皮质迷路
髓放线
肾柱

▲ 图12-1 肾冠状切面模式图

（二）肾实质

肾实质由大量肾单位和集合管组成，其间是少量的结缔组织、血管和神经等。肾单位（nephron）是肾的结构和功能单位，包括一个肾小体和一条与其相连的肾小管。来自不同肾单位的肾小管，最后汇入集合管。肾小管和集合管都是由单层上皮构成的管道，统称泌尿小管（uriniferous tubule）。肾小体和肾小管的曲行部分位于皮质迷路和肾柱内，肾小管的直行部分和集合管位于髓放线和肾锥体内（图12-2）。

1. 肾单位　人体的每侧肾有100万~140万个肾单位。

根据肾小体在皮质中分布的位置深浅不同，肾单位可分为浅表肾单位和髓旁肾单位两种。浅表肾单位（superficial nephron）约占肾单位总数的85%，位于皮质浅部和中部，髓袢较短，在尿液形成中起重要作用。髓旁肾单位（juxtamedullary nephron）约占肾单位总数的15%，位于皮质深部，髓袢较长，对尿液浓缩有重要意义。

肾小管的起始段在肾小体附近盘曲走行（近端小管曲部），继而进入髓放线直行向下进入肾锥体（近端小管直部），随后管径骤然变细（细段）并弯曲成袢状折返向皮质方向，之后管径又增粗向上直行于肾锥体和髓放线（远端小管直部）。近端小管直部、细段和远端小管直部三者所构成的U型袢状结构，称髓袢（medullary loop）。远端小管直部离开髓放线后进入皮质迷路，又盘曲走行于原肾小体附近（远端小管曲部），最后汇入集合管（图12-2）。

（1）肾小体（renal corpuscle）：形似圆球形，直径约200μm，由血管球（又称肾小球）和肾小囊组成。肾小体有两个相对的极：微动脉出入的一侧称血管极；肾小囊与近端小管曲部相连的一侧称尿极（图12-3，图12-4）。

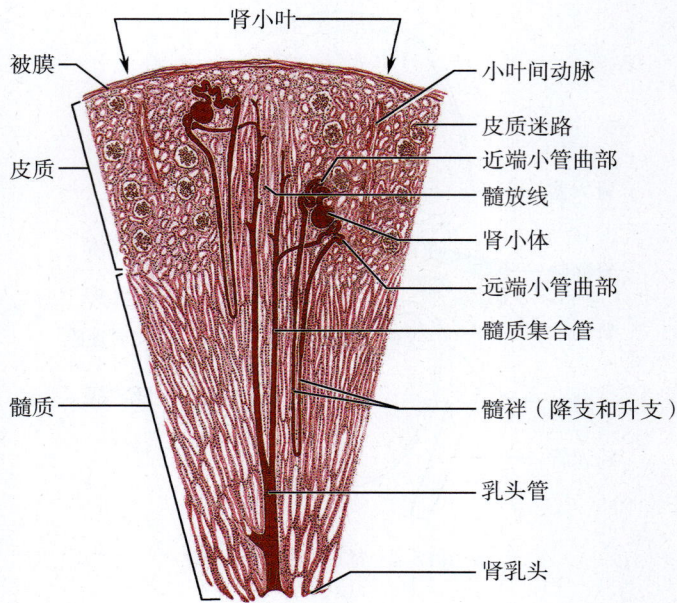

▲ 图 12-2 肾单位和集合管在肾内分布模式图

肾小叶
被膜
皮质
髓质

小叶间动脉
皮质迷路
近端小管曲部
髓放线
肾小体
远端小管曲部
髓质集合管
髓袢（降支和升支）
乳头管
肾乳头

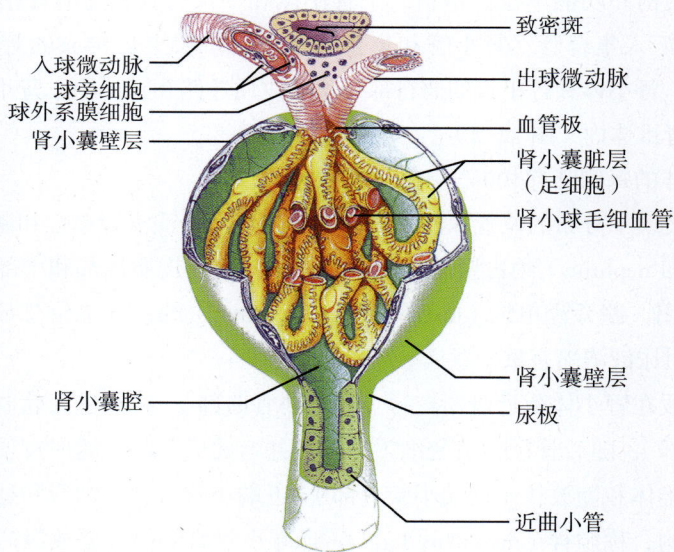

▲ 图 12-3 肾小体与球旁复合体模式图

入球微动脉
球旁细胞
球外系膜细胞
肾小囊壁层
肾小囊腔

致密斑
出球微动脉
血管极
肾小囊脏层（足细胞）
肾小球毛细血管
肾小囊壁层
尿极
近曲小管

1）**血管球**（glomerulus）：位于肾小囊中，是入球微动脉和出球微动脉之间的一团盘曲的毛细血管。一条入球微动脉从血管极进入肾小囊内，分成2~5条初级分支，每支再分支并吻合形成网状毛细血管袢。血管袢之间有血管系膜支持。毛细血管最终汇成一条出球微动脉，从血管极离开肾小囊（图12-3，图12-4）。血管球是一种动脉性质的毛细血管网，同时由于入球微动脉的管径较出球微动脉粗，故血管球内的血压较一般毛细血管高。电镜下，血管球毛细血管为有孔型，孔径 50~100nm，孔上无隔膜覆盖，因而管壁通透性较大（图 12-5）。当血液流经血管球时，由于血压较高、血管壁通透性大，有利于血液中的物质从血管壁滤出。

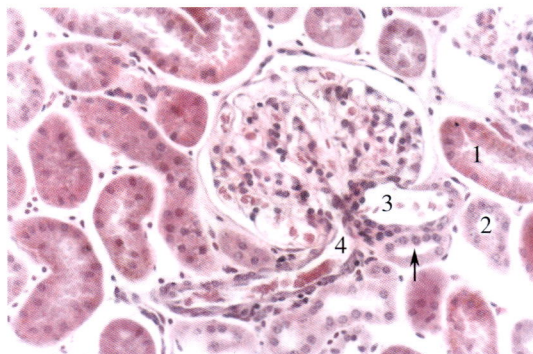

▲ 图 12-4　肾皮质迷路光镜图（河北医科大学　图）
1. 近曲小管；2. 远曲小管；↑致密斑；3. 入球微动脉；4. 出球微动脉。

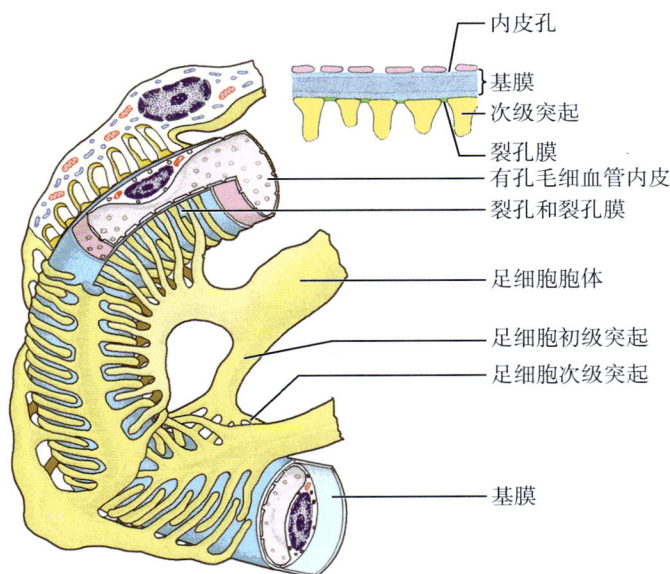

内皮孔
基膜
次级突起
裂孔膜
有孔毛细血管内皮
裂孔和裂孔膜
足细胞胞体
足细胞初级突起
足细胞次级突起
基膜

▲ 图 12-5　足细胞、毛细血管及滤过膜超微结构模式图

血管系膜（mesangium）又称球内系膜，位于血管球毛细血管之间，主要由系膜细胞和系膜基质组成。系膜细胞略呈星形，细胞核圆而小，染色深，光镜下不易与内皮细胞区别。电镜下，系膜细胞有较多的突起，可伸至内皮与基膜之间。系膜细胞能合成基膜和系膜基质的成分，还可吞噬和降解沉积在基膜上的免疫复合物，以维持基膜的通透性，并参与基膜的更新和修复。系膜基质充填在系膜细胞之间，在血管球内起支持和选择性通透作用。

ER-12-2　血管系膜细胞与毛细血管示意图（图片）

2）肾小囊（renal capsule）：是肾小管起始部膨大并凹陷形成的杯状双层囊。其壁层为单层扁平上皮，在肾小体的尿极与近曲小管上皮相延续。在血管极处，壁层向内折返并包裹在血管球的表面形成肾小囊脏层。两层上皮之间的狭窄腔隙称肾小囊腔，与近曲小管管腔相通（图12-3，图12-4）。脏层由足细胞构成。足细胞（podocyte）体积较大，胞体凸向肾小囊腔，核染色较浅，细胞质内有丰富的细胞器。扫描电镜下，可见从足细胞胞体伸出几支大的初级突起，继而再分支形成许多指状的次级突起。相邻的次级突起相互穿插嵌合形成栅栏状，紧贴在血管球毛细血管基膜外面。次级突起之间有直径约25nm的裂隙，称裂孔（slit pore），孔上覆盖一层厚4~6nm的裂孔膜（slit membrane）（图12-5）。足细胞的突起内有微丝，其收缩可改变裂孔的宽度。

当血液流经血管球毛细血管时，管内血压较高，血浆内的部分物质经有孔毛细血管内皮、基膜和足细胞裂孔膜被滤入肾小囊腔，这3层结构称滤过膜（filtration membrane），或滤过屏障（filtration barrier）（图12-5）。滤过膜的3层结构对血浆成分具有选择性通透作用，一般情况下只能允许分子量在70kD以下的物质滤过。同时由于滤过屏障中的毛细血管内皮和足细胞表面，以及基膜内部存在较多的负电荷分布，因此能够对血浆中带负电荷的蛋白产生排斥，使之不易被滤出。最初被滤入肾小囊腔的滤液，称原尿，除不含大分子蛋白质外，原尿成分与血浆相似。成人一昼夜两肾可形成约180L原尿。

临床案例 | **急性肾小球肾炎**

ER-12-5 急性肾小球肾炎（临床案例）

（2）**肾小管**（renal tubule）：由单层上皮细胞围成的小管，上皮外有基膜及少量结缔组织。肾小管分为近端小管、细段和远端小管。近端小管与肾小囊相连，远端小管与集合管连接（图12-6）。肾小管有重吸收、排泄和分泌等作用。

1）**近端小管**（proximal tubule）：是肾小管中最长、最粗的一段，直径50~60μm，长约14mm，约占肾小管总长的一半。近端小管分为曲部（近曲小管）和直部（近直小管）（图12-6）。

近曲小管（proximal convoluted tubule）起始于肾小体尿极，盘曲行走于肾小体附近的皮质迷路（图12-2，图12-6）。光镜下，管壁较厚，管腔狭小呈缝隙状。管壁上皮细胞胞体较大，呈立方形或锥体形；细胞界限不清，细胞质嗜酸性；核圆，位于近基底部；细胞游离面有刷状缘，基底部有基底纵纹（图12-4）。电镜下，游离面的刷状缘是由大量密集而排列整齐的微绒毛组成；

基底部有发达的质膜内褶，内褶质膜之间有许多纵向排列的杆状线粒体，共同构成光镜下所见的基底纵纹；细胞侧面有许多侧突，侧突相互嵌合，故光镜下细胞界限不清（图12-6）。

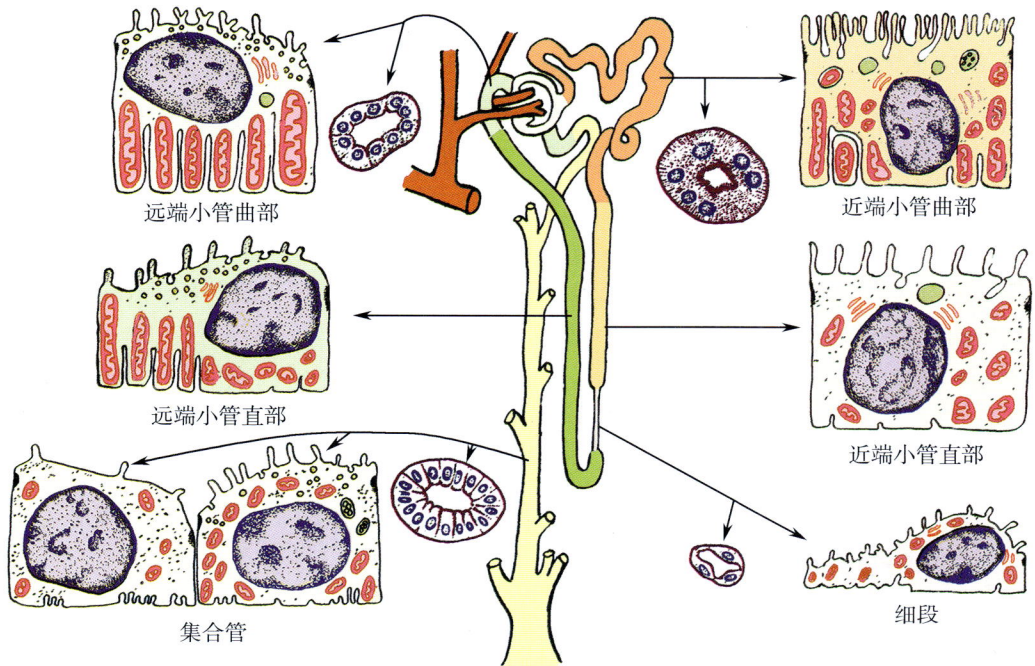

▲ 图12-6 泌尿小管各段上皮细胞超微结构模式图

近直小管（proximal straight tubule），经髓放线和髓质向下直行。其结构与曲部基本相似，但上皮细胞较矮，微绒毛、质膜内褶和侧突均不如曲部发达（图12-6，图12-7），是曲部的延续。

近端小管是原尿重吸收的主要场所，原尿中几乎全部的葡萄糖、氨基酸和小分子蛋白质，以及大部分的水、离子和尿素等，均在此段被重吸收。此外，近端小管还会向腔内分泌H^+、NH_3、肌酐和马尿酸等。

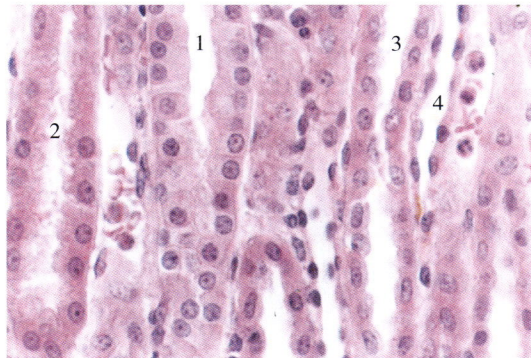

▲ 图12-7 肾髓质光镜图（河北医科大学 图）
1. 集合管；2. 近端小管直部；3. 远端小管直部；4. 细段。

2）细段（thin segment）：管径细，直径10~15μm。管壁极薄，为单层扁平上皮。细胞核呈卵圆形，突向管腔，细胞质着色较浅，无刷状缘（图12-7）。电镜下，上皮细胞游离面有少量短微绒毛，基底部有少量质膜内褶（图12-6）。细段管壁极薄，有利于水和离子通透。

3）远端小管（distal tubule）：分为直部（远直小管）和曲部（远曲小管）（图12-6）。管腔较大而规则，管壁上皮细胞呈立方形，体积比近端小管的上皮细胞小，细胞界限较清。细胞质弱嗜酸性，着色浅。核圆形，位于中央或近腔面。游离面无刷状缘，但基底部的基底纵纹较明显（图12-4，图12-7）。

远直小管（distal straight tubule）直径约30μm。电镜下，细胞游离面有少量短而小的微绒毛；基底部质膜内褶发达，长的内褶可伸达细胞顶部（图12-6）。基底部质膜上有丰富的Na^+–K^+–ATP酶，能主动向间质转运Na^+，有利于水分的重吸收。

远曲小管（distal convoluted tubule）直径35~45μm。其超微结构与直部相似，但质膜内褶不如直部发达（图12-6）。远曲小管是离子交换的重要部位，具有吸收水、Na^+，排出K^+、H^+、NH_3等作用，对维持体液的酸碱平衡起重要作用。肾上腺皮质球状带所分泌的醛固酮，能促进此段重吸收Na^+和排出K^+。抗利尿激素则能促进此段对水的重吸收，使尿液浓缩，尿量减少。

相关链接 | 糖尿病为临床常见疾病。血液流经肾小体血管球时，葡萄糖可自由通过滤过膜，随原尿进入肾小囊腔，再流入肾小管。肾小管上皮细胞可重吸收肾小管原尿中的葡萄糖，但肾小管重吸收葡萄糖的能力有一定限度（吸收阈值，称肾糖阈）。当原尿中的葡萄糖量超过肾糖阈，没有被重吸收的葡萄糖会随尿液排出体外，成为糖尿。如果长期由于各种原因导致血糖过高，葡萄糖则随尿液排出，即为糖尿病。

2. **集合管**（collecting duct） 全长20~38mm，分为弓形集合管、直集合管和乳头管3部分。弓形集合管很短，位于皮质迷路内，一端连接远曲小管，呈弧形弯入髓放线，与直集合管相连。直集合管在髓放线和肾锥体内下行至肾乳头，改称乳头管，开口于肾小盏（图12-2，图12-6）。直集合管的管径逐渐增粗，管壁上皮由单层立方逐渐增高为单层柱状，至乳头管处成为高柱状上皮。集合管上皮细胞的细胞质染色较浅，细胞分界清楚（图12-7）。集合管也会受到醛固酮和抗利尿激素的调节，进一步重吸收水和交换离子，在最后阶段对尿液进行浓缩。肾小体形成的原尿，经过肾小管的各段和集合管后，其中的绝大部分水、营养物质和无机盐均被重吸收，同时泌尿小管上皮细胞分泌部分物质，最终形成终尿（每日1~2L，仅占原尿体积约1%）排出体外。

🔔 **问题与思考**
学习了肾小管和集合管的结构和功能后，你是否能理解为什么每天经肾小体滤过形成约180L原尿，而排出的终尿只有1~2L？

（三）球旁复合体

球旁复合体（juxtaglomerular complex），又称血管球旁器，由球旁细胞、致密斑和球外系膜细胞组成。球旁复合体位于肾小体血管极处，大致呈三角形，致密斑为三角形的底，入球微动脉和出球微动脉分别形成两条侧边，球外系膜细胞则填充在三角区的中心（图12-3）。

1. 球旁细胞（juxtaglomerular cell） 是入球微动脉行至近肾小体血管极处，管壁中膜的平滑肌纤维转变而来的上皮样细胞（图12-3）。细胞体积较大，呈立方形，核大而圆，细胞质弱嗜碱性，其内有丰富的分泌颗粒，颗粒内含肾素。肾素（renin）是一种蛋白水解酶，能使血管紧张素原转变成血管紧张素Ⅰ，后者在肺血管内皮细胞分泌的转换酶作用下，转变为血管紧张素Ⅱ。血管紧张素Ⅰ、Ⅱ均可使血管平滑肌收缩，血压升高。血管紧张素Ⅱ还可刺激肾上腺皮质的球状带细胞分泌醛固酮，促进肾远曲小管和集合管重吸收Na^+和水，导致血容量增大，血压升高。

2. 致密斑（macula densa） 为远端小管直部末端靠近肾小体血管极一侧的上皮细胞增高、密集排列而形成的椭圆形斑状结构。致密斑处的细胞呈高柱状，细胞质染色浅，核椭圆形，紧密排列于细胞顶部（图12-3，图12-4）。致密斑是一种离子感受器，能敏锐地感受远端小管内滤液中Na^+的浓度变化。当Na^+浓度降低时，致密斑将信息传递给球旁细胞，促进其分泌肾素，调节远曲小管和集合管对Na^+的重吸收。

3. 球外系膜细胞（extraglomerular mesangial cell） 又称极垫细胞（polar cushion cell），位于血管极三角区内。细胞结构与球内系膜细胞相似，并与球内系膜相延续（图12-3）。球外系膜细胞与球旁细胞、球内系膜细胞之间形成缝隙连接，可能在球旁复合体功能活动中起信息传递作用。

（四）肾间质

肾间质为肾内的结缔组织、血管和神经等。皮质内的结缔组织较少，愈接近肾乳头结缔组织愈多。肾间质细胞（renal interstitial cell）有多种，主要为成纤维细胞、巨噬细胞和一种独特的载脂间质细胞。载脂间质细胞呈星形，有较长的突起，其长轴与肾小管及直小动脉、静脉垂直排列，呈"梯架"状。载脂间质细胞可合成间质内的纤维和基质，产生前列腺素和肾髓质抗高血压脂，降低血压。此外，皮质处肾小管周围的成纤维细胞能产生促红细胞生成素，刺激骨髓红细胞的生成，肾病晚期往往伴有贫血。

（五）肾的血液循环

肾动脉经肾门入肾后，分为数支叶间动脉，在肾柱内上行至皮质与髓质交界处，横向分支为弓形动脉。弓形动脉分出若干小叶间动脉，呈放射状走行于皮质迷路内。小叶间动脉沿途向两侧分出许多入球微动脉进入肾小体，分支并吻合形成血管球，再汇合成出球微动脉。出球微动脉离开肾小体后，又分支形成球后毛细血管网，分布在肾小管周围。髓旁肾单位的出球微动脉不仅形成球后毛细血管网，还发出若干的直小动脉进入髓质，在髓质的不同深度折返上升形成直小静脉，构成"U"形的直血管袢与髓袢伴行。毛细血管网依次汇合成小叶间静脉、弓形静脉和叶间静脉，它们与相应动脉伴行，最后形成肾静脉出肾（图12-8）。

肾的血液循环有以下特点：① 肾动脉直接起自腹主动脉，血流量大，流速快；② 肾动脉约90%的血液供应肾皮质，进入肾小体后被滤过；③ 入球微动脉较出球微动脉粗，血管球压力较高，有利于滤过；④ 两次形成毛细血管网，即血管球和球后毛细血管网，前者有利于血液中的

物质滤出，后者胶体渗透压较高，有利于肾小管上皮细胞重吸收的物质进入血液；⑤ 髓质的直小动脉和直小静脉形成袢状，与髓袢伴行，有利于泌尿小管重吸收水分和尿液的浓缩。

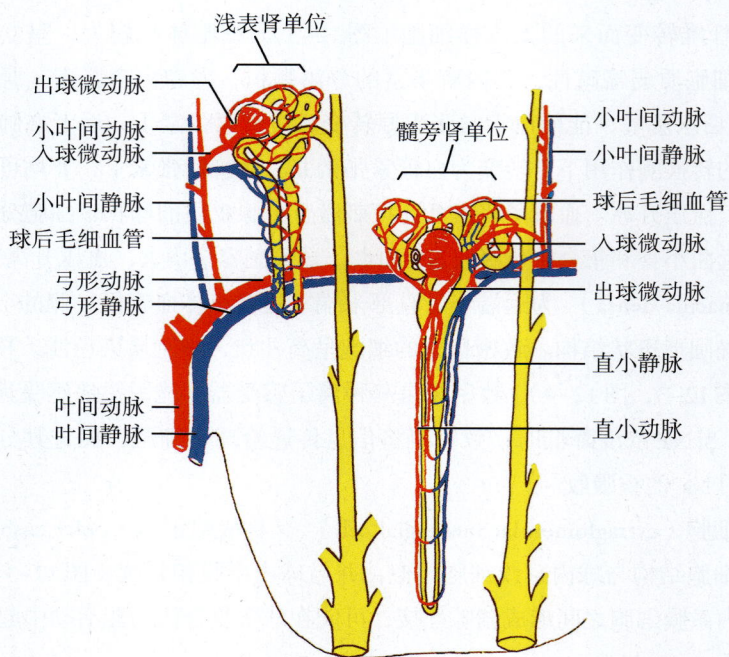

▲ 图12-8　肾血液循环通路模式图

二、输尿管

输尿管（ureter）上连肾盂，下接膀胱，其管壁由黏膜、肌层和外膜3层结构组成。

三、膀胱

膀胱（urinary bladder）是尿液的储存器官，管壁由黏膜、肌层和外膜组成，但肌层较厚。

ER-12-8 输尿管（拓展阅读）

ER-12-9 膀胱（拓展阅读）

ER-12-10　第十二章　泌尿系统（思维导图）

ER-12-11

ER-12-11
第十二章
自测题

ER-12-12

ER-12-12
第十二章
简答题解析

选择题：

1. 关于肾单位的组成，正确的是
   A. 肾小体和泌尿小管
   B. 肾小体，近曲小管，远曲小管和髓袢
   C. 肾小体和髓袢
   D. 肾小体和近端小管
   E. 肾小体和远端小管

2. 近端小管管壁上皮游离面的微绒毛在光镜下称为
   A. 微绒毛
   B. 纹状缘
   C. 刷状缘
   D. 皱褶缘
   E. 螺旋缘

3. 抗利尿激素和醛固酮的作用部位是
   A. 近曲小管和远曲小管
   B. 髓袢
   C. 远曲小管和集合管
   D. 髓袢和集合管
   E. 近曲小管和集合管

4. 球旁复合体的组成包括
   A. 球旁细胞和致密斑
   B. 球外系膜细胞和致密斑
   C. 球旁细胞、致密斑和球内系膜细胞
   D. 球内系膜细胞和致密斑
   E. 球旁细胞、致密斑和球外系膜细胞

5. 患儿，男，10岁。呼吸道感染后出现水肿、蛋白尿等症状。病理检查显示肾小体结构基本正常，但足细胞有明显的损伤，诊断为微小病变性肾小球病。以下关于足细胞的描述，正确的是
   A. 是球旁细胞
   B. 是球内系膜细胞
   C. 是肾小囊壁层细胞
   D. 是肾小囊脏层细胞
   E. 是血管球内的内皮细胞

选择题答案：1. B 2. C 3. C 4. E 5. D

简答题：

1. 何谓肾单位？试述其组织结构。

2. 简述滤过膜的组成及功能。

3. 如何区分近曲小管和远曲小管？

（文晓红）

第十三章 感觉器官

ER-13-1
第十三章 感觉器官（课件）

学习目标

知识目标	掌握	熟记表皮角质形成细胞的分层及特点；描述角膜和视网膜的结构；解释位觉感受器和螺旋器的结构及主要功能。
	熟悉	区分表皮非角质形成细胞的种类及功能；概述真皮的结构。
	了解	知道皮肤附属器的结构；区分巩膜和血管膜的结构特点；了解半规管、前庭和耳蜗的结构。
能力目标		1. 理解白化病、银屑病等皮肤疾病的原因及临床表现。
		2. 理解视觉敏感性的变化、色盲及视网膜脱离形成的原因。
		3. 分析耳石症的形成原因及临床表现。
素质目标		1. 感受皮肤的正常结构和功能对机体的重要性，建立"形态结构是功能的物质基础"的科学观。
		2. 通过学习眼和耳的组织结构和主要功能，养成良好的用眼、用耳的生活习惯。

感觉器官（sensory organ）包括被覆于人体表面的皮肤、视觉器官（眼）和听觉器官（耳）等。

一、皮肤

皮肤（skin）是人体面积最大的器官，由表皮和真皮组成，借皮下组织与深层的结缔组织相连（图13-1）。皮下组织又称浅筋膜，由疏松结缔组织和脂肪组织构成。皮肤内有毛、皮脂腺、汗腺和指/趾甲等，由表皮衍生而来，称皮肤附属器。皮肤能阻挡异物和病原体的入侵，并能防止体液丢失。皮肤内有丰富的感觉神经末梢，能感受外界的多种刺激，还具有调节体温、分泌和排泄等多种功能。

（一）表皮

表皮（epidermis）位于皮肤浅层，为角化的复层扁平上皮。人体各部位的表皮厚薄不等，手掌和足底最厚。表皮细胞分为两类：一类是角质形成细胞（keratinocyte），占表皮细胞的绝大多数；另一类是非角质形成细胞（nonkeratinocyte），散在于角质形成细胞之间。

图中标注（从上到下）：
汗腺导管
角质层
透明层
颗粒层
棘层
基底层
乳头层
网状层
小动脉
汗腺导管
汗腺分泌部
环层小体
皮下脂肪

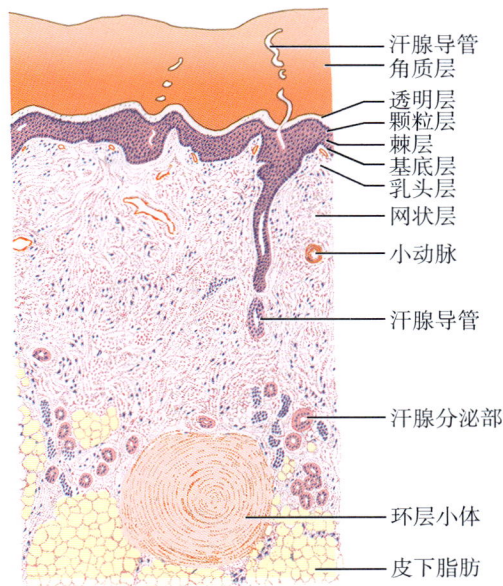

▲ 图 13-1　手指皮肤模式图

1. 表皮的分层和角化　厚表皮从基底到表面分为 5 层（图 13-1）。

（1）基底层（stratum basale）：附于基膜上，由一层矮柱状的基底细胞组成。细胞质内含丰富的游离核糖体而呈嗜碱性，电镜下，可见分散或成束的角蛋白丝，又称张力丝（图 13-2）。细胞侧面以桥粒相连，基底面借半桥粒与基膜相连。基底细胞是表皮的干细胞，有很强的增殖分裂能力。新生的细胞向表层迁移，分化形成表皮其余各层的细胞。

ER-13-2

ER-13-2　表皮光镜像
（图片）

（2）棘层（stratum spinosum）：由 4~10 层棘细胞组成。细胞体积较大，呈多边形；核圆形，位于中央；细胞质呈弱嗜碱性。电镜下，细胞表面有许多细短的棘状突起，相邻细胞突起以桥粒相连。细胞质内含较多的游离核糖体，并有许多从核周放射状延伸至桥粒内侧的角蛋白束。细胞质中还可见多个卵圆形有膜包被的**板层颗粒**（图 13-2），其内容物呈明暗相间的板层状排列，主要成分为脂质，以胞吐形式释放到细胞间隙，形成膜状物。

（3）颗粒层（stratum granulosum）：由 3~5 层较扁的梭形细胞组成。此层细胞核和细胞器开始退化，细胞质内板层颗粒增多，还出现许多形态不一、强嗜碱性的**透明角质颗粒**（图 13-2），无膜包被，主要成分为富含组氨酸的蛋白质，角蛋白丝常伸入其中。

（4）透明层（stratum lucidum）：仅见于手掌和足底的厚表皮中，由 2~3 层更扁的梭形细胞组成。细胞呈均质透明状，分界不清，细胞质嗜酸性，折光性强，细胞核和细胞器已消失。细胞的超微结构与角质层细胞相似。

（5）角质层（stratum corneum）：为表皮的表层，由多层扁平的角质细胞组成。细胞完全角化死亡，轮廓不清，无细胞核和细胞器，光镜下呈嗜酸性的均质状。电镜下，细胞质中充满密集平

行的角蛋白丝和均质状物质（图13-2），后者即透明角质颗粒中富含组氨酸的蛋白质。细胞膜内面附有一层不溶性蛋白，使细胞膜增厚且坚固。靠近表面，细胞间的桥粒解体，细胞连接松散，极易脱落而形成皮屑。

人体大部分皮肤的表皮较薄，棘层、颗粒层及角质层的层数均少，无透明层。

表皮的基底层到角质层的结构变化，反映了角质形成细胞增殖、分化、迁移、死亡和最后脱落的过程，同时也是细胞逐渐生成角蛋白和角化的过程。角质形成细胞不断脱落和更新，周期为3~4周。

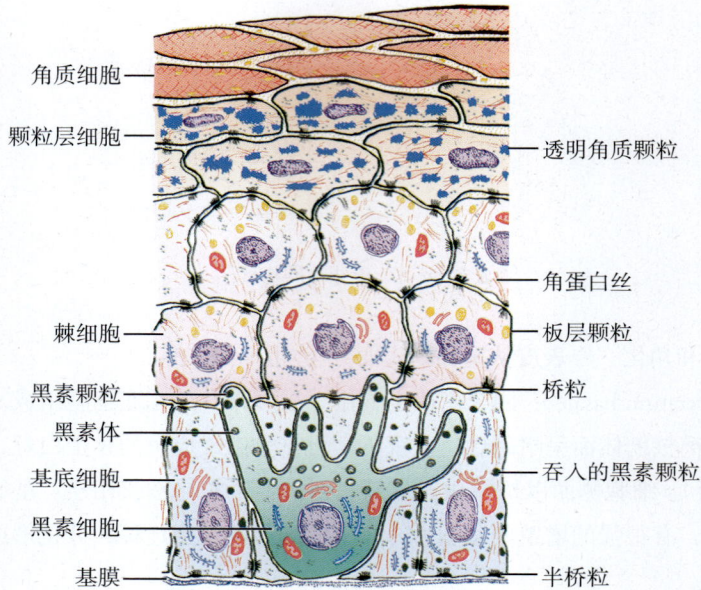

图中标注：
角质细胞
颗粒层细胞 —— 透明角质颗粒
—— 角蛋白丝
棘细胞 —— 板层颗粒
黑素颗粒 —— 桥粒
黑素体
基底细胞 —— 吞入的黑素颗粒
黑素细胞
基膜 —— 半桥粒

▲ 图13-2　表皮细胞超微结构模式图

2. 非角质形成细胞

（1）黑素细胞（melanocyte）：分散在基底细胞之间，细胞有较多突起，突起伸入基底细胞和棘细胞之间（图13-2）。电镜下，细胞质中含特征性的黑素体（melanosome），内含酪氨酸酶，能将酪氨酸转化为黑色素。当黑素体充满黑色素后改称黑素颗粒（melanin granule）。黑素颗粒通过细胞突起进入到角质形成细胞内。

黑色素是决定皮肤颜色的一个重要因素。人种间黑素细胞数量无明显差别，肤色的深浅主要取决于黑素细胞合成黑色素的能力，以及黑素颗粒的大小、数量和分布。黑色素能吸收和散射紫外线，保护深层组织免受辐射损伤。

（2）朗格汉斯细胞（Langerhans cell）：散在于棘细胞之间，有树枝状的突起。电镜下可见细胞质内有特征性的伯贝克颗粒（Birbeck granule），呈杆状或网球拍形。朗格汉斯细胞为抗原呈递细胞，能识别、结合和处理侵入皮肤的抗原，将抗原提呈给T淋巴细胞，引起免疫应答。

（3）梅克尔细胞（Merkel cell）：位于基底细胞之间，呈扁圆形，有短指状突起，数量很少，多分布于指尖。细胞基底面与感觉神经末梢接触，故该细胞可能为接受刺激的感觉细胞。

（二）真皮

真皮（dermis）位于表皮深部，由结缔组织构成，分乳头层和网织层，但两者并无明确分界（图13-1）。

1. 乳头层（papillary layer） 位于真皮浅层，紧邻表皮并向表皮基底部突起，形成许多嵴状或乳头状凸起，称真皮乳头，使表皮与真皮的连接面增大，利于两者牢固连接，也利于表皮从真皮中获取营养。乳头层内胶原纤维和弹性纤维较细密，含丰富的毛细血管和游离神经末梢，手指掌侧真皮乳头层内还有较多的触觉小体。

ER-13-4 梅克尔细胞超微结构模式图（图片）

2. 网织层（reticular layer） 为乳头层深部较厚的致密结缔组织，其内粗大的胶原纤维束和丰富的弹性纤维交织成网，使皮肤有较大的韧性和弹性。此层含有较多的血管、神经和淋巴管，深部可见环层小体。

（三）皮肤的附属器

1. 毛（hair） 皮肤除手掌和足底等部位外，均有毛分布。

> 🔔 **问题与思考**
>
> 白化病是一种先天性白斑病，表现为全身皮肤、毛发呈现淡白色。患者皮肤对光线高度敏感，日晒后易发生晒斑和各种光敏性皮炎，并可发生基底细胞癌或鳞状细胞癌。眼部由于色素缺乏，虹膜为粉红或淡蓝色，常有畏光、流泪、眼球震颤及散光等症状。此种疾病与表皮中哪种细胞的病变有关？

毛由毛干、毛根和毛球组成。露在皮肤外面的部分为毛干（hair shaft），埋在皮肤内的部分为毛根（hair root），毛根外包有由上皮和结缔组织构成的毛囊（hair follicle）。毛根和毛囊的下端形成球形膨大，称毛球（hair bulb），毛球的上皮细胞为干细胞，称毛母质，能增殖并分化为毛根和毛囊内层的细胞。毛球底面有富含血管和神经的结缔组织突入其中，形成毛乳头（hair papilla）。毛球是毛和毛囊的生长点，毛乳头对毛的生长起诱导和营养作用（图13-3）。毛根和毛囊斜长在皮肤内，在毛根与皮肤表面呈钝角的一侧，有一束连接毛囊和真皮乳头层的平滑肌，称立毛肌（arrector pilli muscle）。立毛肌受交感神经支配，遇冷或恐惧时收缩可使毛发竖立。

2. 皮脂腺（sebaceous gland） 位于毛囊和立毛肌之间，为泡状腺。分泌部由腺泡构成（图13-3），腺泡周边是一层较小的干细胞，有分裂增殖的能力；腺泡中心细胞较大，细胞质内充满脂滴。最后，细胞解体，连同所含脂滴一起由导管排出，称皮脂，有润滑皮肤的作用。皮脂腺的分泌受性激素调节，故青春期皮脂腺分泌活跃。

ER-13-5 人头皮光镜像（图片）

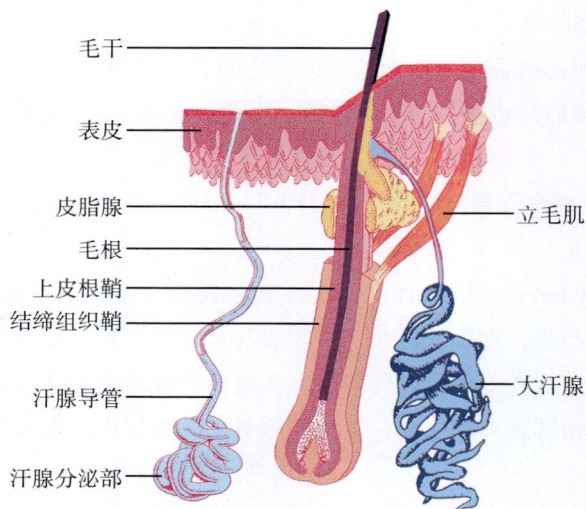

▲ 图13-3 附属器模式图

毛干
表皮
皮脂腺
毛根
上皮根鞘
结缔组织鞘
汗腺导管
汗腺分泌部
立毛肌
大汗腺

3. 汗腺（sweat gland） 分为局泌汗腺和顶泌汗腺。

（1）局泌汗腺：又称外泌汗腺或小汗腺，即通常所指的汗腺，遍布于全身皮肤中。局泌汗腺为单曲管状腺，分泌部盘曲成团，位于真皮深层和皮下组织中；导管细，开口于皮肤表面的汗孔（图13-3）。其分泌的汗液含大量水分以及钠、钾、氯、乳酸盐和尿素等。汗液的分泌是身体散热的主要方式，有调节体温、湿润皮肤和排泄代谢产物等作用。

（2）顶泌汗腺：又称大汗腺，主要分布在腋窝、乳晕和会阴部等处。分泌部管腔大，盘曲成团，导管开口于毛囊上段（图13-3）。其分泌物为较黏稠的乳状液，含蛋白质、糖和脂类等。若分泌物被细菌分解可产生特殊气味，即狐臭。顶泌汗腺的分泌受性激素影响，于青春期分泌较旺盛。

4. 指/趾甲（nail） 由甲体及其周围和深部的组织组成。甲体由多层连接牢固的角质细胞构成。甲体深部的复层扁平上皮和真皮为甲床，真皮内血管和神经末梢极为丰富。甲体的近端埋在皮肤内的部分，称甲根。甲根附着处的甲床上皮，称甲母质，是甲体的生长区。甲体周缘的皮肤，称甲襞；甲体与甲襞之间的沟，称甲沟。

ER-13-6 指甲切片模式图（图片）

理论与实践 银屑病是一种慢性炎症性皮肤病，是由于角质细胞增殖分化速度加快引起表皮增厚并伴有鳞屑，T淋巴细胞过度反应而引发的自身免疫性疾病。临床表现以红斑、鳞屑为主，全身均可发病，以头皮、四肢伸侧较为常见，多在冬季加重。

二、眼

眼（eye）是视觉器官，由眼球以及眼附属器组成。前者包括眼球壁及眼内容物（图13-4）。后者包括眼睑、眼外肌和泪腺等。

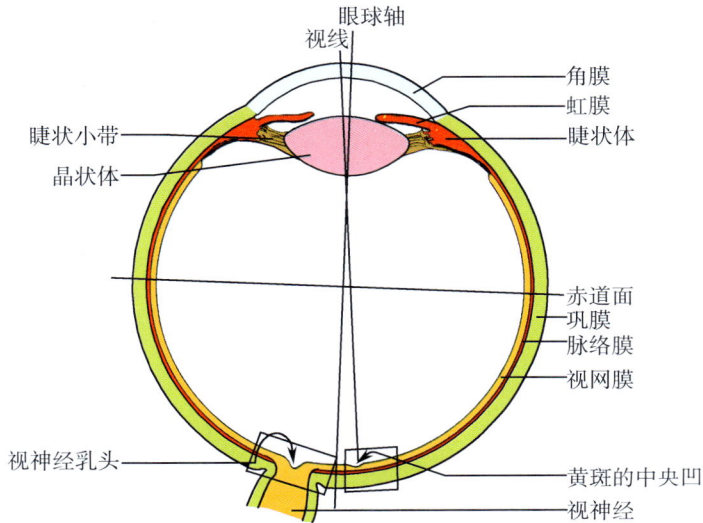

眼球轴
视线
角膜
虹膜
睫状体
睫状小带
晶状体
赤道面
巩膜
脉络膜
视网膜
视神经乳头
黄斑的中央凹
视神经

▲ 图13-4 眼球水平切面图模式图

以眼球中心为内，眼球壁从外至内分为纤维膜、血管膜和视网膜（图13-4）。

（一）纤维膜

纤维膜主要成分为致密结缔组织，前1/16为角膜；后15/16为巩膜，两者交界处为角膜缘。

1. 角膜（cornea） 无色透明，呈圆盘状，中央薄，周缘厚；从前至后分为5层（图13-5）。

（1）角膜上皮（corneal epithelium）：为未角化的复层扁平上皮，由5~6层细胞组成，其更新依赖于基底层细胞的增殖。上皮表面有泪膜覆盖，基底面平坦。细胞间有丰富的游离神经末梢，因此，角膜感觉敏锐。

（2）前界层（anterior limiting lamina）：为无细胞的均质膜，由胶原原纤维和基质组成，此层受损无再生能力。

（3）角膜基质（corneal stroma）：约占角膜厚度的9/10，主要由许多与表面平行排列的胶原板层组成，每一板层胶原原纤维平行排列，相邻板层的胶原原纤维互相垂直，板层之间散在分布有成纤维细胞，合成基质与纤维，参与角膜创伤的修复及瘢痕的形成。

（4）后界层（posterior limiting lamina）：结构似前界层，略薄，由角膜内皮分泌形成。

（5）角膜内皮（corneal endothelium）：为单层扁平上皮。细胞质具有蛋白质分泌细胞的超微结构特点，分泌物形成后界层；细胞质内还有大量线粒体和吞饮小泡，细胞侧面细胞膜上有Na^+-K^+-ATP酶，二者参与将角膜基质中的水分转运至前房，以维持角膜基质水分的恒定，保证角膜的最大透明度及最佳折光性。

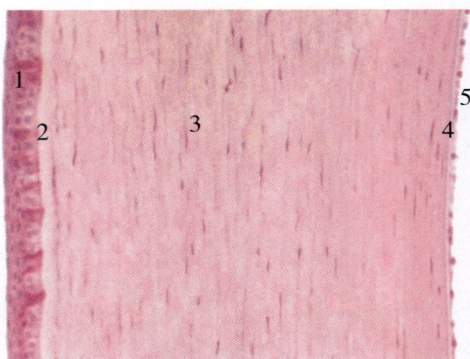

▲ 图13-5　角膜光镜像（吉林大学白求恩医学院　图）
1. 角膜上皮；2. 前界层；3. 角膜基质；4. 后界层；5. 角膜内皮。

2. 巩膜（sclera） 呈瓷白色，不透明，主要由致密结缔组织构成（图13-7），具有保护眼球内容物和维持眼球形态的作用。

角膜缘（limbus）为巩膜与角膜交界的移行处，其内侧部有巩膜静脉窦和小梁网。房水经小梁网汇入巩膜静脉窦。在巩膜静脉窦内侧，巩膜略向前内侧凸起，形成**巩膜距**（scleral spur），是小梁网和睫状肌的附着部位。

（二）血管膜

血管膜为富含血管和色素细胞的疏松结缔组织，从前向后依次为虹膜、睫状体和脉络膜。

1. 虹膜（iris） 是位于晶状体与角膜之间的环状薄膜，中央为瞳孔。由前向后分为3层。

（1）前缘层：为一层不连续的成纤维细胞和色素细胞。

（2）虹膜基质：较厚，为富含血管和色素细胞的疏松结缔组织。

（3）虹膜上皮：分前后两层。前层色素上皮细胞特化为肌上皮细胞，具有收缩功能。靠近瞳孔缘的细胞呈环行排列，称**瞳孔括约肌**（sphincter pupillae muscle），收缩时使瞳孔缩小。位于括约肌外侧的细胞呈放射状排列，称**瞳孔开大肌**（dilator pupillae muscle），收缩时使瞳孔开大；后层为立方形的色素上皮细胞，细胞质内富含较大的色素颗粒。

2. 睫状体（ciliary body） 位于虹膜与脉络膜之间，前段增厚并向内伸出放射状的睫状突，后段渐平坦。主要结构包括：

（1）睫状肌：为平滑肌，密集分布于睫状体的外2/3区域。

（2）睫状体基质：为富含血管和色素细胞的结缔组织。

（3）睫状体上皮：包含两层细胞，深层为立方形的色素细胞，内有粗大的色素颗粒；表层为立方形或矮柱状的非色素细胞，可分泌房水。

睫状突与晶状体之间通过纤维状的睫状小带相连。睫状肌收缩时，睫状小带松弛；反之，则紧张；借此调节晶状体的位置和曲度。

ER-13-7

ER-13-7 巩膜、虹膜和睫状体（图片）

ER-13-8

ER-13-8 虹膜光镜像（图片）

3. 脉络膜（choroid） 为血管膜的后 2/3 部分，位于巩膜与视网膜之间，为富含血管和色素细胞的疏松结缔组织（图 13-7）。

（三）视网膜

视网膜（retina）包括盲部和视部。盲部衬于虹膜和睫状体内表面，即虹膜和睫状体上皮，无感光细胞；视部衬于脉络膜内表面，有感光作用；两者移行于锯齿缘。通常所说的视网膜即指视部。视网膜为特化的神经组织，由外向内依次为色素上皮层、视细胞层、双极细胞层、节细胞层。

ER-13-9

ER-13-9 眼球壁光镜像示锯齿缘（图片）

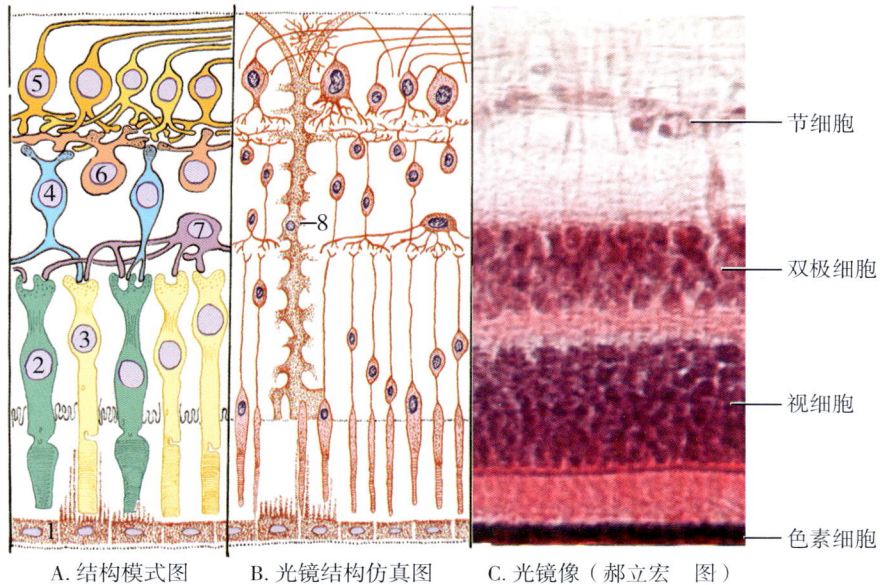

▲ 图 13-6　视网膜

1. 色素上皮细胞；2. 视锥细胞；3. 视杆细胞；4. 双极细胞；5. 节细胞；6. 无长突细胞；
7. 水平细胞；8. 放射状胶质细胞。

1. 色素上皮层（pigment epithelial layer） 是视网膜的最外层，由富含色素的单层立方上皮组成（图 13-6）。细胞间因有连接复合体而连接紧密。细胞顶部有较多突起伸入视细胞之间，但两者并无牢固的连接结构，视网膜脱离病变易在此发生。细胞质内含大量粗大的圆形或卵圆形黑素颗粒和吞噬体，黑素颗粒可防止强光对视细胞的损害，吞噬体内常见被吞入的视细胞膜盘，参与视细胞外节的更新。色素上皮细胞还能储存维生素 A，参与视紫红质的合成。

2. 视细胞层 是一层感觉神经元，称视细胞（visual cell）或感光细胞（photoreceptor cell）。细胞向内外两侧分别伸出内突（轴突）和外突（树突）。外突中段的缩窄部分将其分为内节与外节：内节是合成蛋白质的部位；外节为感光部位，含有许多平行排列的膜盘，由外节基部一侧的胞膜内陷形成。外节顶部衰老的膜盘不断脱落，并被色素上皮细胞吞噬。视细胞分为视杆细胞和视锥细胞。

（1）**视杆细胞**（rod cell）：其外节呈杆状，膜盘与细胞膜分离，不与细胞外相通。膜盘上的感光物质为视紫红质，维生素A是合成视紫红质的原料之一。视杆细胞能感受弱光。因此，当人体维生素A不足时，视紫红质缺乏，导致弱光视力减退，即为夜盲症。

（2）**视锥细胞**（cone cell）：其外节呈锥状，膜盘与细胞膜不分离，故仍与细胞外相通。膜盘上的感光物质为视色素，能感受强光和颜色。人和绝大多数哺乳动物有3种视锥细胞，分别含有红敏色素、蓝敏色素和绿敏色素。如缺少感受红光（或绿光）的视锥细胞，则不能分辨红（或绿）色，称为红（或绿）色盲。蓝色盲很少见。

3. 双极细胞层（**bipolar cell layer**） 由连接视细胞和节细胞的纵向联络神经元构成，其外侧的树突与视细胞内突形成突触；内侧的轴突与节细胞的树突形成突触（图13-6）。

4. 节细胞层（**ganglion cell layer**） 节细胞是有较长突起的多极神经元，其胞体较大，轴突在眼球后极汇集，形成视神经穿出眼球。

视网膜中有一种特有的放射状胶质细胞，又称Müller细胞（米勒细胞）。细胞细长，几乎贯穿整个视网膜神经部，细胞核位于双极细胞层，胞体向内外两侧延伸，沿途向周围发出许多放射状突起，相互连接成网架，填充在各神经元之间（图13-6）。Müller细胞具有营养、支持、绝缘和保护等作用。

视网膜后极中央部位有一浅黄色区域，称黄斑（macula lutea），其中央有一小凹，称中央凹（central fovea）（图13-7）。中央凹是视网膜最薄的部分，只含有色素上皮和视锥细胞。该处双极细胞和节细胞均向外倾斜，光线可直接照射到视锥细胞，且视锥细胞与双极细胞和节细胞形成一对一的通路，因此是视网膜视觉最敏感的部位。

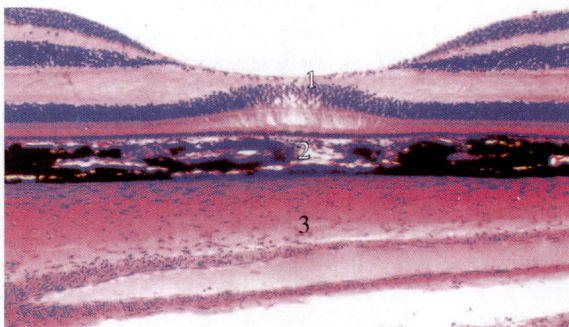

▲ 图13-7　黄斑中央凹光镜像（复旦大学上海医学院　图）
1. 中央凹；2. 脉络膜；3. 巩膜。

视神经乳头（papilla of optic nerve）是视神经穿出眼球的部位（图13-8），位于黄斑的鼻侧，视网膜中央动脉、静脉由此进出眼球。此处无感光细胞，为生理盲点。

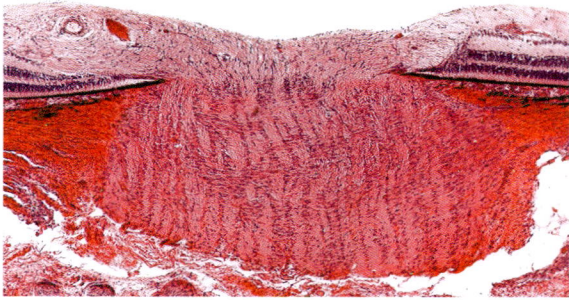

▲ 图13-8 视神经乳头光镜像（大连医科大学 图）

理论与实践 视网膜脱离

ER-13-11 视网膜脱离（拓展阅读）

ER-13-12

三、耳

耳（ear）由外耳、中耳和内耳组成，前两者传导声波，后者感受位觉和听觉。内耳为套叠的两组管道，因其走向弯曲，结构复杂，故称迷路。外部的为骨迷路，套在骨迷路内的为膜迷路（图13-9）。

ER-13-12 内耳骨迷路结构模式图（图片）

（一）骨迷路

骨迷路（bony labyrinth）表面覆有骨膜，从后至前分为半规管、前庭和耳蜗。半规管有3个，相互间呈垂直关系，每个半规管与前庭相连处各形成一个膨大的壶腹。前庭是骨迷路中间扩大的部分，其后外侧与3个半规管相通，前内侧与耳蜗相连。耳蜗外形如蜗牛壳，人的骨蜗管围绕蜗

轴盘旋两周半。膜迷路与骨迷路之间的腔隙充满外淋巴，主要是由骨膜内的毛细血管过滤产生，经由蜗小管入蛛网膜下隙。

（二）膜迷路

膜迷路（membranous labyrinth）悬系于骨迷路内，形态与骨迷路相似，相对应分为膜半规管、膜前庭（椭圆囊和球囊）和膜蜗管（图13-9），管腔内充满内淋巴。内淋巴由膜蜗管外侧壁的血管纹产生，经由内淋巴管入硬脑膜下隙。内、外淋巴互不相通。膜迷路的黏膜一般由单层扁平上皮和固有层的结缔组织构成，但壶腹、椭圆囊、球囊和膜蜗管某些部位的黏膜增厚呈嵴状或斑块状突起，分别称壶腹嵴、椭圆囊斑、球囊斑和螺旋器，它们分别为位觉感受器和听觉感受器。

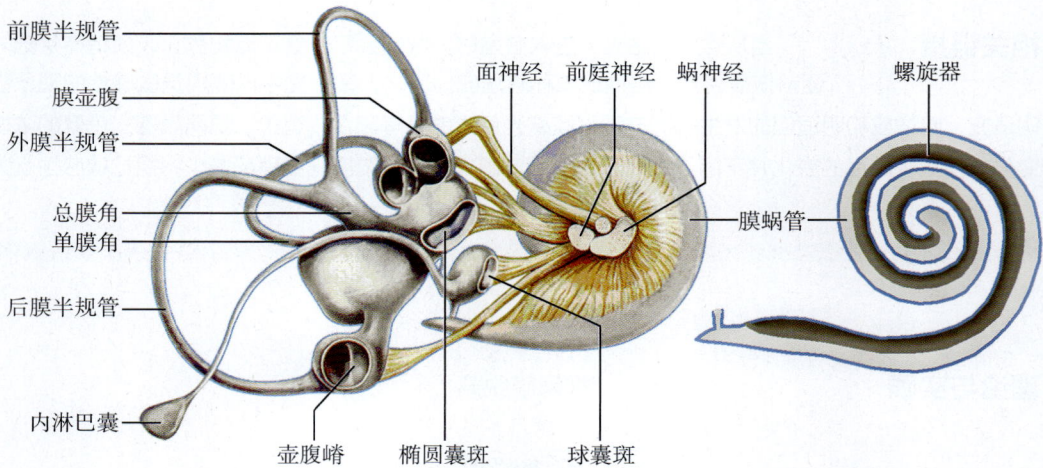

▲ 图13-9　骨迷路和膜迷路模式图

1. 壶腹嵴（crista ampullaris）　由特化的上皮和固有层构成。上皮由支持细胞和毛细胞组成（图13-10）。

支持细胞（supporting cell）呈高柱状，游离面有微绒毛，细胞质顶部有分泌颗粒。支持细胞分泌的酸性黏多糖胶状物覆盖于壶腹嵴上，形成圆锥形的壶腹帽。**毛细胞**（hair cell）呈烧瓶状，位于嵴顶部的支持细胞之间，游离面有许多静纤毛，静纤毛一侧有一根较长的动纤毛，纤毛伸入圆锥形的壶腹帽内。

壶腹嵴感受头部或身体的旋转变速运动。前庭神经中的传入纤维末梢分布于毛细胞的基部，当头部或身体旋转开始和结束时，都会引起半规

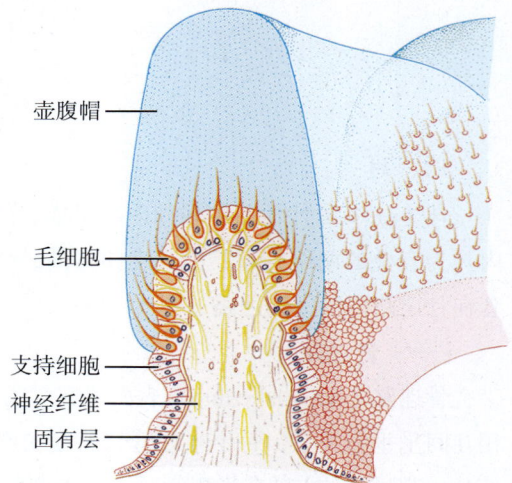

▲ 图13-10　壶腹嵴模式图

管的内淋巴流动，使壶腹帽倾斜，刺激毛细胞兴奋，并通过前庭神经传入中枢。

2. 椭圆囊斑（macula utriculi）**和球囊斑**（macula sacculi） 合称位觉斑，位置互相垂直。位觉斑的结构与壶腹嵴相似，形态较壶腹嵴平坦，也是由支持细胞和毛细胞组成。毛细胞的基部与前庭神经末梢形成突触，位觉斑顶部覆盖的胶质膜，称位砂膜，由支持细胞分泌，膜表面的位砂为碳酸钙结晶，又称耳石（图13-11）。

位觉斑感受身体直线变速运动的状态和静止时的位置。当位砂膜与毛细胞发生相对位移时，使纤毛弯曲，毛细胞兴奋，经前庭神经将冲动传入中枢。

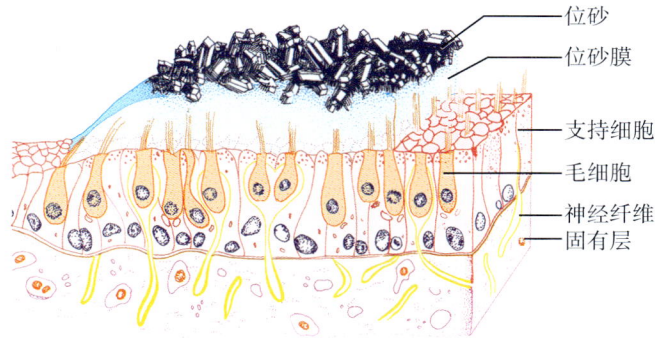

位砂
位砂膜
支持细胞
毛细胞
神经纤维
固有层

▲ 图13-11 椭圆囊斑和球囊斑模式图

3. 膜蜗管及螺旋器

（1）**膜蜗管**（cochlear duct）：为嵌套于骨蜗管内的膜性管道，将骨蜗管分隔为上方的前庭阶和下方的鼓室阶。两者在蜗顶处经蜗孔相通。膜蜗管在横切面上呈三角形，由上壁、外侧壁和下壁构成（图13-12）。

上壁为菲薄的**前庭膜**（vestibular membrane），膜的两面衬以单层扁平上皮，中间为薄层结缔组织。

外侧壁黏膜表面的复层上皮含有从固有层伸入的毛细血管，称**血管纹**（stria vascularis），其可分泌内淋巴。上皮深部增厚的骨膜称**螺旋韧带**（spiral ligament）。

下壁由**骨螺旋板**（osseous spiral lamina）和**基底膜**（basilar membrane）构成。骨螺旋板起始处的骨膜增厚，突入膜蜗管形成螺旋缘，螺旋缘向膜蜗管中伸出一末端游离的薄板状胶质性膜，称**盖膜**（tectorial membrane）。基底膜中含有大量的胶原细丝束，称**听弦**（auditory string）。基底膜的上皮增厚形成螺旋器。

（2）**螺旋器**（spiral organ）：又称Corti器（organ of Corti），是听觉感受器，为膜蜗管基底膜上呈螺旋状走行的膨隆结构，由支持细胞和毛细胞组成（图13-12）。

支持细胞主要包括柱细胞和指细胞。柱细胞排列为内、外两列，分别称内柱细胞和外柱细胞。细胞的基部较宽，中部细长，彼此分离围成一个三角形的内隧道，细胞顶部彼此连接。指细胞也分内指细胞和外指细胞，内指细胞有1列，外指细胞有3~5列，分别位于内、外柱细胞的内

侧和外侧。指细胞呈杯状，顶部凹陷内托着一个毛细胞。毛细胞分内毛细胞和外毛细胞，分别坐落在内、外指细胞的胞体上。内毛细胞排成1列；外毛细胞排成3~5列。毛细胞顶部有许多静纤毛，插入顶端的盖膜中，其底部与双极神经元（来自蜗神经节）的周围突末端形成突触，该神经元的中枢突形成蜗神经。

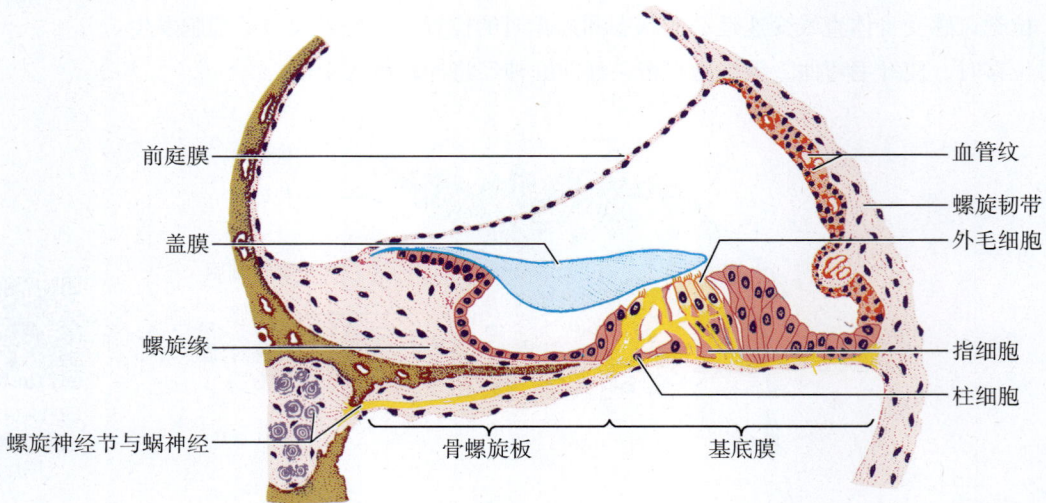

前庭膜　　　　　　　　　　　　　　　　　　　　血管纹
　　　　　　　　　　　　　　　　　　　　　　　螺旋韧带
盖膜　　　　　　　　　　　　　　　　　　　　　外毛细胞
螺旋缘　　　　　　　　　　　　　　　　　　　　指细胞
　　　　　　　　　　　　　　　　　　　　　　　柱细胞
螺旋神经节与蜗神经　　　　　骨螺旋板　　　基底膜

▲ 图 13-12　膜蜗管与螺旋器模式图

　　声波由外耳道传入使鼓膜振动，经听骨链传至卵圆窗，引起前庭阶外淋巴振动，再经前庭膜使膜蜗管的内淋巴振动，导致基底膜振动。前庭阶外淋巴的振动也经蜗孔传至鼓室阶，引起基底膜和螺旋器共振。从而使毛细胞的静纤毛因与盖膜之间产生相对位移而弯曲，引起毛细胞兴奋，释放神经递质，信息经基底膜的蜗神经纤维传至中枢，产生听觉。

临床案例	耳石症

ER-13-16　耳石症（临床案例）

ER-13-17　第十三章　感觉器官（思维导图）

选择题：

1. 关于角膜的描述，错误的是
   A. 可分为5层
   B. 有丰富的神经末梢和血管
   C. 角膜基质由胶原板层构成
   D. 角膜上皮的基底层细胞有增殖能力
   E. 前界层和后界层不含细胞

2. 感觉强光和颜色的细胞是
   A. Müller细胞
   B. 视锥细胞
   C. 视杆细胞
   D. 双极细胞
   E. 节细胞

3. 感受身体或头部的旋转变速运动的是
   A. 膜半规管
   B. 球囊斑和椭圆囊斑
   C. 螺旋器
   D. 壶腹嵴
   E. 膜蜗管

4. 内耳中感受听觉的是
   A. 螺旋器
   B. 球囊斑
   C. 椭圆囊斑
   D. 壶腹嵴
   E. 血管纹

5. 患者，女，39岁。1年前不明原因，于颈部、面部等多处皮肤出现大小不等、边界清楚的圆形白斑，无不适感觉。白斑不消退，并逐渐增多、扩大，相邻白斑融合，诊断为"白癜风"。此患者表皮内明显减少或功能消失的细胞是
   A. 角质细胞
   B. 颗粒层细胞
   C. 黑素细胞
   D. 朗格汉斯细胞
   E. 梅克尔细胞

   选择题答案：1. B 2. B 3. D 4. A 5. C

简答题：

1. 以厚表皮为例，试述表皮角质形成细胞的分层和细胞结构的变化规律。
2. 简述黑色素细胞的分布、结构与功能。
3. 简述视网膜的结构。
4. 听觉感受器指什么？其结构如何？

（丁艳芳）

第十四章

男性生殖系统

学习目标

知识目标	掌握	分辨各级生精细胞的结构特点；熟记血－睾屏障、支持细胞和睾丸间质细胞的结构与功能。
	熟悉	简述精子发生过程；概述附睾的结构和功能。
	了解	知道输精管和前列腺的结构。
能力目标		1. 在光镜下辨认各级生精细胞。
		2. 理解精子发生的过程及所需条件与少、弱精症或无精症所致不育症的关系。
素质目标		1. 能够重视环境因素和不良生活习惯对男性不育的影响，理解保护男性生育力的重要性。
		2. 树立维护男性生殖健康的理念。

男性生殖系统（male reproductive system）由睾丸、生殖管道、附属腺及外生殖器组成。睾丸是产生精子和分泌雄激素的器官。生殖管道包括附睾、输精管、射精管和尿道，具有促进精子成熟，营养、储存和运输精子的作用。附属腺包括精囊腺、前列腺和尿道球腺。外生殖器包括阴囊和阴茎，阴囊为精子发育提供适宜的温度，阴茎是尿道和性交器官。

一、睾丸

睾丸（testis）的被膜由表面的浆膜（即鞘膜脏层）及浆膜深面的白膜共同组成。白膜较厚，为致密结缔组织，其在睾丸后缘增厚，形成睾丸纵隔。纵隔的结缔组织呈放射状伸入睾丸实质，将实质分隔成约250个锥形小叶，每个小叶内含有1~4条细长弯曲的生精小管。生精小管在近睾丸纵隔处变为短而直的直精小管，其进入睾丸纵隔内互相吻合形成睾丸网。生精小管之间的疏松结缔组织为睾丸间质（图14-1）。

（一）生精小管

生精小管（seminiferous tubule）为高度盘曲的细长管道，管壁由生精上皮构成。生精上皮（spermatogenic epithelium）由生精细胞和支持细胞组成，上皮外有较厚的基膜，基膜外有胶原纤维和肌样细胞（图14-2）。肌样细胞呈梭形，其收缩可促使生精小管内精子和液体的排出。

1. 生精细胞和精子发生 生精细胞（spermatogenic cell）包括精原细胞、初级精母细胞、次级精母细胞、精子细胞和精子。青春期前，生精上皮内只有精原细胞和支持细胞。精原细胞发育成为精子的连续过程，称精子发生（spermatogenesis）。在人类，精子发生需（64 ± 4.5）天，经历了精原细胞增殖、精母细胞减数分裂和精子形成三个阶段。随着精子发生进展，不同发育阶段的生精细胞从管壁的基底面逐渐移向管腔面（图 14-3）。

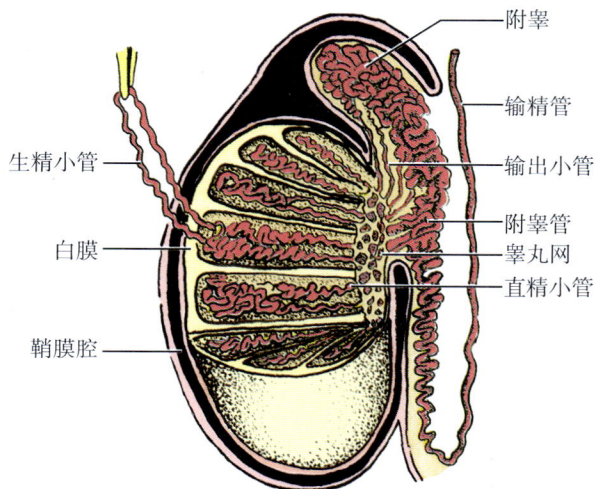

▲ 图 14-1 睾丸与附睾模式图

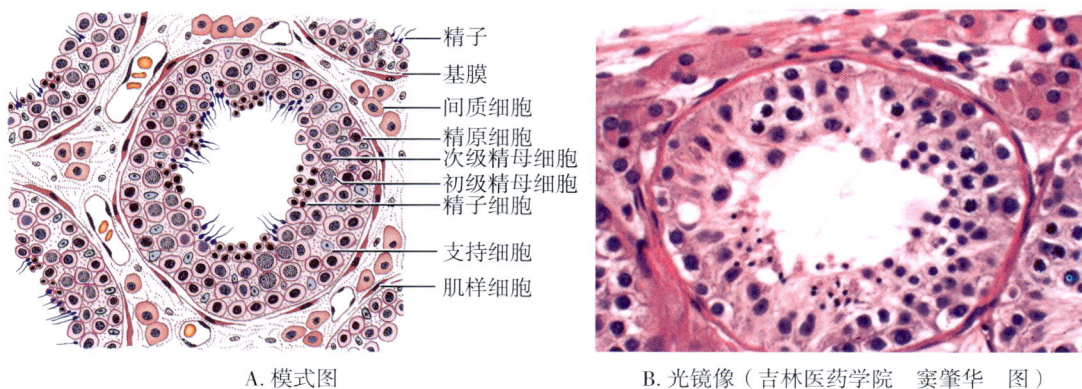

A. 模式图   B. 光镜像（吉林医药学院 窦肇华 图）

▲ 图 14-2 生精小管及睾丸间质

（1）精原细胞（spermatogonium）：是最幼稚的生精细胞，紧贴基膜。体积较小，直径约 12μm；细胞呈圆形，核圆，染色深，核型为 46，XY。青春期开始，精原细胞不断分裂分化，一部分作为干细胞（A 型）持续产生精原细胞，另一部分（B 型）则经数次分裂后体积变大，分化为初级精母细胞。

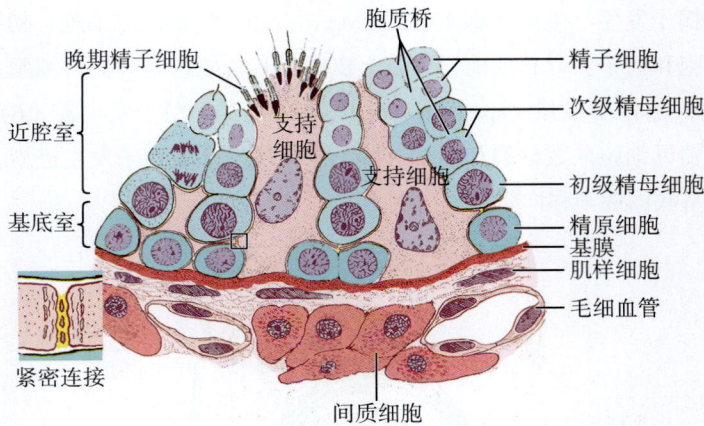

▲ 图14-3 生精细胞与支持细胞关系模式图

（2）初级精母细胞（primary spermatocyte）：位于精原细胞近腔侧。体积较精原细胞大，直径约18μm；细胞呈圆形，核大而圆，核染色质呈丝球状，核型为46，XY。初级精母细胞经过DNA复制后（4n DNA），进行第一次减数分裂，形成两个次级精母细胞。由于初级精母细胞进入第一次减数分裂时，在分裂前期停留时间较长，在切片中可见到处于不同分裂时期的初级精母细胞。

（3）次级精母细胞（secondary spermatocyte）：位于初级精母细胞近腔侧，较靠近管腔。体积较小，直径约12μm；细胞呈圆形，核圆，染色较深，核型为23，X或23，Y（2n DNA）。次级精母细胞迅速完成第二次减数分裂，形成两个精子细胞。由于次级精母细胞存在时间短，故在切片上不易见到。

（4）精子细胞（spermatid）：位置靠近管腔面。体积较精原细胞小，直径约8μm；细胞呈圆形，核小而圆，着色深，核型为23，X或23，Y（1n DNA）。精子细胞不再分裂，由圆形细胞经过复杂的形态变化形成蝌蚪状的精子，此过程称精子形成（spermiogenesis）。主要变化为：① 染色质高度浓缩，核变长并移向细胞的一侧；② 高尔基复合体形成顶体并覆盖在核前方2/3处，与核共同构成精子的头部；③ 中心粒迁移到顶体对侧，发出轴丝形成精子的尾部；④ 线粒体呈螺旋状排列，形成线粒体鞘；⑤ 多余的细胞质脱落，形成残余体（图14-4）。

（5）精子（spermatozoon）：位于管腔面，形似蝌蚪，全长约60μm，分头和尾（图14-5）。精子的头部为染色质高度浓缩的核，核的前2/3覆盖顶体。顶体是特殊的溶酶体，内含多种水解酶（如顶体蛋白酶、透明质酸酶和酸性磷酸酶等），在受精时起重要作用。精子的尾部又称鞭毛，是精子的运动装置，可分为颈段、中段、主段和末段4部分。颈段短，内含中心粒，由中心粒发出（9+2）组排列的微管，构成鞭毛的轴丝，轴丝贯通鞭毛全长；中段的轴丝外有9根纵行外周致密纤维，外侧包有一层线粒体鞘，为鞭毛活动提供能量；主段最长，外周致密纤维外有纤维鞘；末段短，仅有轴丝。细胞膜包在精子表面，称为精子质膜，它在精子运动、获能和受精等过程中发挥重要作用。

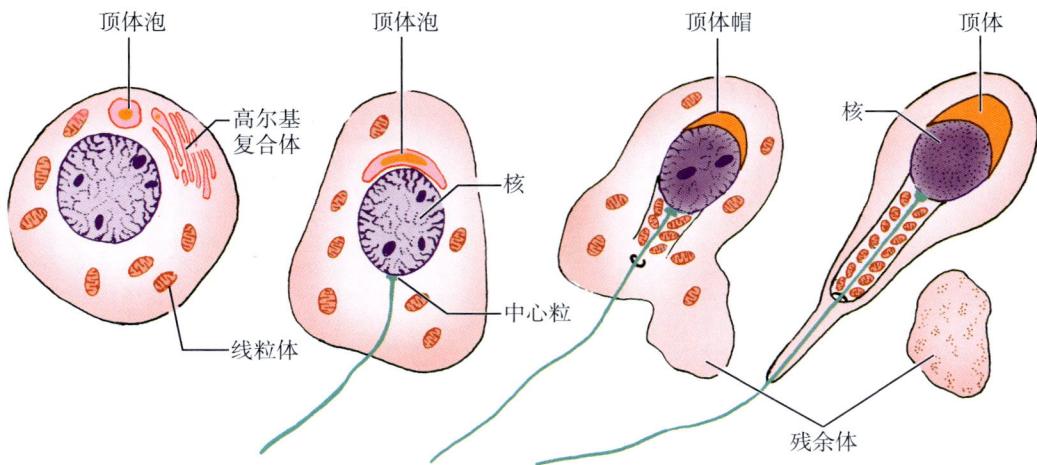

顶体泡 顶体泡 顶体帽 顶体

高尔基复合体

核

核

中心粒

线粒体

残余体

▲ 图14-4　精子形成过程模式图

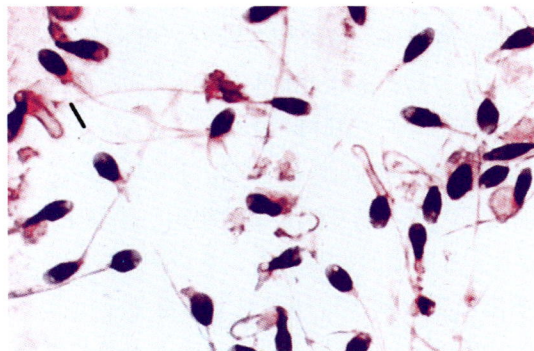

▲ 图14-5　精液涂片（上海交通大学医学院　图）

ER-14-2　人精子超微结构模式图（图片）

在生精上皮的不同区域内，精子发生是不同步的，在睾丸组织切片上可见生精小管不同断面具有不同发育阶段的生精细胞组合。因此，生精上皮可以持续不断地产生精子。精子发生必须在低于体温2~3℃的环境中进行，若温度过高（如隐睾），可导致精子发生障碍，形成大量形态和结构异常的精子而致不育。

> **问题与思考**
>
> 通过学习我们知道了睾丸温度过高将影响精子的发生，在日常生活中应该注意和避免哪些可能引起睾丸温度升高的生活习惯呢？

相关链接 │ 精子的结构与原发性纤毛运动不良症

ER-14-3　精子的结构与原发性纤毛运动不良症（拓展阅读）

2. 支持细胞（supporting cell） 又称Sertoli细胞（Sertoli cell），分布在生精细胞之间。细胞呈不规则的高锥体形或高柱状，细胞基部较宽，紧贴于基膜，顶部伸至管腔面。由于其侧面及管腔面镶嵌着各级生精细胞，故光镜下细胞轮廓不清；核多位于细胞基底部，呈三角形、椭圆形或不规则形，染色浅，核仁明显。电镜下，细胞质内有大量的滑面内质网和一些粗面内质网，发达的高尔基复合体，较多的线粒体、溶酶体、微丝和微管等。相邻支持细胞侧面近基底部的细胞膜形成紧密连接，从而将生精上皮分为基底室和近腔室。基底室内有精原细胞，近腔室内有初级精母细胞、次级精母细胞、精子细胞和精子（图14-3）。

支持细胞具有多种功能：① 参与构成血-睾屏障（blood-testis barrier），血-睾屏障存在于血液与生精小管之间，由毛细血管内皮及其基膜、结缔组织、生精上皮基膜以及支持细胞间紧密连接组成；其中，紧密连接是血-睾屏障的主要结构。血-睾屏障为精子发生创造了稳定的内环境，同时还能防止精子抗原物质溢出到生精小管外而引发自身免疫反应。② 对生精细胞起支持和营养作用。③ 能促使各类生精细胞向管腔移动，并促使精子向管腔中释放。④ 吞噬精子形成过程中脱落的细胞质。⑤ 合成和分泌雄激素结合蛋白，此蛋白与雄激素结合，可提高生精小管内的雄激素水平，从而利于生精细胞的分化和成熟。

正常情况下，由于生殖系统的免疫屏障及免疫抑制物的作用，精子并不与机体的免疫系统接触，因而不会刺激机体产生抗精子抗体。然而在输精管结扎术后或患睾丸炎、前列腺炎、精囊炎及外伤或施行手术等情况下，血-睾屏障功能受损，精子及其抗原进入血液循环或在局部被巨噬细胞摄取，经加工处理为精子抗原肽，提呈给B淋巴细胞，使B淋巴细胞分化为浆细胞，从而产生抗精子抗体。

（二）睾丸间质

睾丸间质是指位于生精小管之间富含血管及淋巴管的疏松结缔组织。其内含有睾丸间质细胞（interstitial cell of testis）（图14-2，图14-3），细胞常成群分布，胞体较大，呈圆形或多边形；核大而圆，染色浅，可见1~2个核仁；细胞质嗜酸性，具有分泌类固醇激素细胞的超微结构特征，即丰富的滑面内质网、管状嵴线粒体及脂滴。睾丸间质细胞可合成和分泌雄激素，促进精子发生和男性生殖管道发育及分化，以及维持男性第二性征和性功能等。

（三）直精小管和睾丸网

生精小管在近睾丸纵隔处移行为短而直、管径细的**直精小管**（straight tubule），管壁为单层立方或柱状上皮，无生精细胞。直精小管进入睾丸纵隔内分支吻合成网状管道，为**睾丸网**（rete testis），管壁上皮为单层立方或矮柱状。生精小管产生的精子经直精小管和睾丸网进入附睾。

二、生殖管道

（一）附睾

附睾（epididymis）位于睾丸后外侧，分为头、体和尾。头部主要由输出小管组成，体部和尾部由附睾管组成（图14-1）。

1. 输出小管（efferent duct） 是睾丸网发出的8~12条弯曲小管，末端与附睾管相延续。管壁上皮由高柱状纤毛细胞和低柱状无纤毛细胞组成，二者相间排列，故腔面不规则，呈波浪形（图14-6）。上皮基膜外有薄层平滑肌围绕。纤毛的摆动以及平滑肌的收缩有助于管腔内液体及精子向附睾管方向移动。

2. 附睾管（epididymal duct） 是一条高度弯曲的管道，其远端与输精管相延续。管壁上皮为假复层柱状上皮，由主细胞和基细胞组成，管腔整齐规则，腔内常见大量精子（图14-6）。主细胞游离面有粗而长的静纤毛，细

▲ 图14-6 附睾光镜像（吉林医药学院 窦肇华 图）
1. 输出小管；2. 附睾管。

胞能分泌肉碱、甘油磷酸胆碱和唾液酸等物质，与精子的成熟发育密切相关。基细胞矮小，位于上皮深层。上皮基膜外有薄层环行平滑肌，收缩时可使精子缓慢向尾段移动。

附睾不仅是储存和运送精子的场所，同时也是精子获得运动能力、在功能上达到成熟的部位。

（二）输精管

输精管（deferent duct）是输送精子的肌性管道，壁厚腔小。管壁由黏膜、肌层和外膜组成。黏膜由假复层柱状上皮（游离面有静纤毛）以及富含弹性纤维的固有层构成；肌层为很厚的平滑肌，其收缩有助于精子的快速排出；外膜为富含血管和神经的疏松结缔组织。

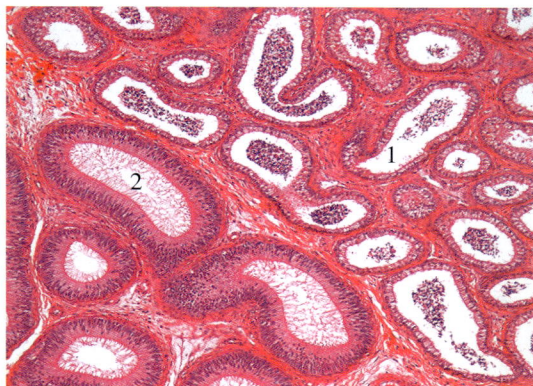

ER-14-5 输精管光镜像（图片）

三、附属腺

男性附属腺主要有前列腺、精囊腺和尿道球腺。附属腺和生殖管道的分泌物以及精子共同组成精液。

（一）前列腺

前列腺（prostate）是一个栗子形的实质性器官，被膜由结缔组织和平滑肌纤维组成，二者伸入实质形成前列腺的支架。实质含30~50个复管泡状腺，腺泡上皮由单层立方、单层柱状或假复层柱状上皮构成。上皮在腔面形成高低不等的皱襞，使腺泡腔弯曲而不规则（图14-7）。腺泡腔内常见圆形或椭圆形的嗜酸性板层小体，为分泌物浓缩而成，称前列腺凝固体（prostatic concretion）。前列腺凝固体可随年龄增长而增多，钙化后为前列腺结石。前列腺的分泌物为稀薄的乳状液，富含酸性磷酸酶。

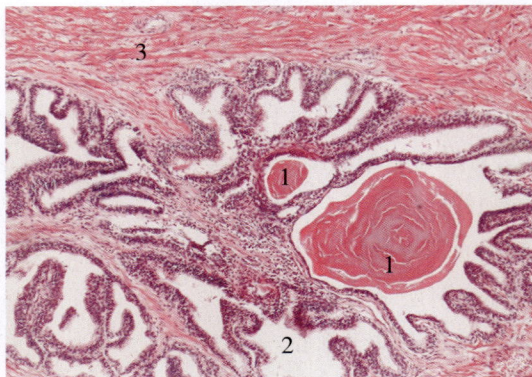

▲ 图14-7　前列腺光镜像（新疆医科大学　玛衣拉·阿不拉克　图）
1. 前列腺凝固体；2. 前列腺腺泡；3. 平滑肌纤维。

理论与实践　　　　　　　　前列腺肥大与前列腺癌

ER-14-6　前列腺肥大与前列腺癌（拓展阅读）

ER-14-7　精囊光镜像（图片）

（二）精囊腺和尿道球腺

精囊腺（vesicular gland），简称精囊（seminal vesicle），为长椭圆形囊状器官，管道高度盘曲。管壁由黏膜、肌层和外膜组成。管腔面可见相互交织成网的皱襞，使管腔呈蜂窝状。精囊腺能分泌淡黄色黏稠液体，内含果糖和前列腺素等成分。果糖可为精子活动提供能量。

尿道球腺（bulbourethral gland）是一对豌豆大小的复管泡状腺，腺泡上皮呈单层立方或单层柱状，能分泌清亮而黏稠的黏液，参与精液的组成，并润滑尿道。

四、阴茎

阴茎（penis）表面为皮肤，其深面为由致密结缔组织构成的白膜，内部有两条阴茎海绵体和一条尿道海绵体。

ER-14-8 阴茎（拓展阅读）

ER-14-9　第十四章　男性生殖系统（思维导图）

复习参考题

ER-14-10 第十四章 自测题

ER-14-11 第十四章 简答题解析

选择题：

1. 分泌雄激素的细胞是
   A. 支持细胞
   B. 肌样细胞
   C. 睾丸间质细胞
   D. 精子细胞
   E. 精原细胞

2. 在切片中不易见到的细胞是
   A. 初级精母细胞
   B. 次级精母细胞
   C. 精原细胞
   D. 精子细胞
   E. 睾丸间质细胞

3. 血－睾屏障的组成中不含有
   A. 生精小管基膜外侧结缔组织
   B. 生精小管的基膜
   C. 支持细胞基底面细胞膜
   D. 血管内皮及其基膜
   E. 支持细胞间的紧密连接

4. 顶体由何种结构演变而来
   A. 滑面内质网
   B. 中心体
   C. 高尔基体
   D. 线粒体
   E. 溶酶体

5. 患者，男，35岁。婚后4年未育，造成其不育的原因，不包括
   A. 少、弱精子症
   B. 无精症
   C. 精索静脉曲张
   D. 前列腺增生
   E. 精浆中存在抗精子抗体

   选择题答案：1. C　2. B　3. C　4. C　5. D

简答题：

1. 简述支持细胞的结构与功能。
2. 简述睾丸间质细胞的结构与功能。
3. 简述精子的形态结构。

（王世鄂）

第十五章 女性生殖系统

15章

ER-15-1

ER-15-1
第十五章 女性
生殖系统（课件）

学习目标

知识目标	掌握	熟记各级卵泡的结构特点，描述黄体的形成、结构与功能。
	熟悉	简述子宫壁的结构，分析子宫内膜的周期性变化及其与卵巢的关系。
	了解	知道输卵管、阴道以及乳腺的结构特点。
能力目标		1. 在光镜下能够识别卵泡所处的阶段。
		2. 根据光镜下子宫内膜的结构特点判断子宫所在的生理周期。
素质目标		参与生殖健康促进行动，减少青少年意外怀孕和人工流产，提高人民生殖健康水平。

女性生殖系统（female reproductive system）由卵巢、输卵管、子宫、阴道和外生殖器组成。卵巢产生卵细胞和分泌性激素；输卵管是运送生殖细胞及受精卵的部位；子宫是孕育胎儿的器官。乳腺虽不属于生殖系统，但其变化与生殖系统的功能状态密切相关，因此也列入本章叙述。

一、卵巢

卵巢（ovary）表面覆盖一层扁平或立方形的表面上皮，上皮深部为薄层致密结缔组织构成的白膜。卵巢实质由外周的皮质和中央的髓质组成，两者无明显分界。皮质较厚，有不同发育阶段的卵泡和黄体等；髓质较少，为疏松结缔组织，内含血管、淋巴管和神经等（图15-1）。近卵巢门处有少量平滑肌纤维及门细胞。

卵巢的发育有明显的年龄变化。出生时两侧卵巢有100万~200万个原始卵泡，青春期开始约4万个，至更年期仅剩几百个。从青春期到绝经期，每月有15~20个卵泡生长发育，通常仅一个卵泡成熟并排卵，其余卵泡在不同发育阶段先后退化，称闭锁卵泡。妇女一生中排卵400~500个。在绝经期，排卵停止，卵巢明显萎缩。

（一）卵泡的发育

卵泡（follicle）由中央一个卵母细胞（oocyte）和周围多个卵泡细胞（follicular cell）组成。根据发育过程中发生的形态结构变化，卵泡分为原始卵泡、初级卵泡、次级卵泡和成熟卵泡4个阶段。其中初级卵泡和次级卵泡合称生长卵泡。

1. 原始卵泡（primordial follicle） 又称始基卵泡，数量多，体积小，位于皮质浅层。卵泡中央为初级卵母细胞，周围是单层扁平的卵泡细胞。初级卵母细胞（primary oocyte）体积大，核大而圆，细胞质嗜酸性。卵泡细胞呈扁平形，核扁圆，着色深（图15–1，图15–2）。卵泡细胞对卵母细胞有支持和营养作用。在胚胎期，卵原细胞增殖分化为初级卵母细胞，并停留在第一次减数分裂前期，长达12~55年不等，直至排卵前才完成第一次减数分裂或以退化而告终。

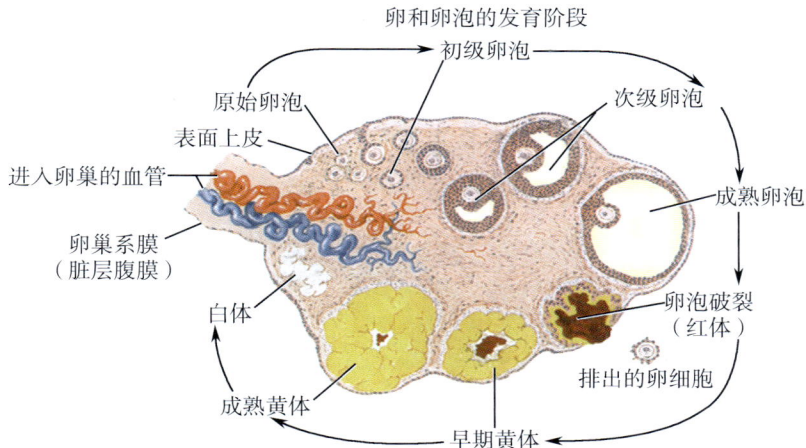

▲ 图15–1　卵巢切面模式图

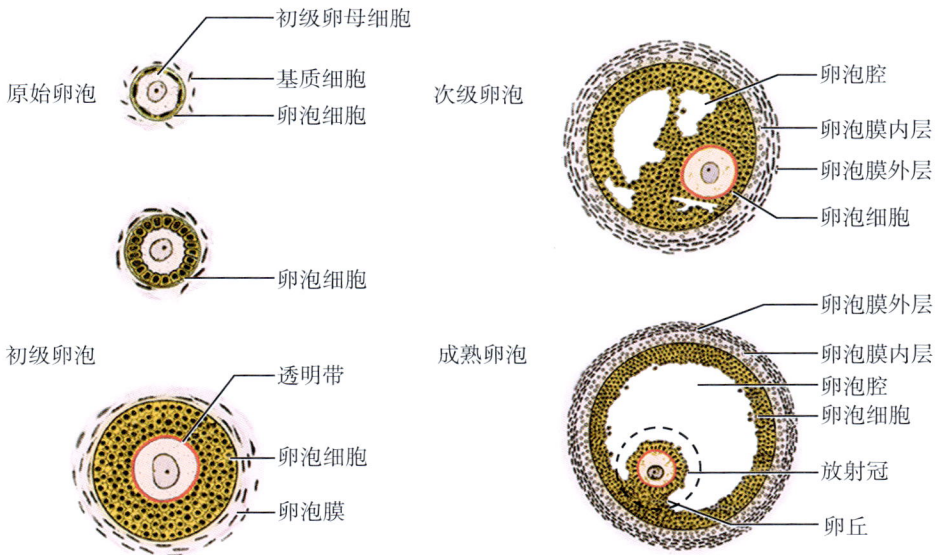

▲ 图15–2　卵泡发育模式图

2. 初级卵泡（primary follicle） 从青春期开始，在卵泡刺激素（FSH）的作用下，原始卵泡陆续发育为初级卵泡。其中初级卵母细胞体积增大，卵泡细胞由单层扁平变为立方或柱状，细胞增生由单层变为多层。在初级卵母细胞和卵泡细胞之间出现一层二者共同的分泌物，称透明带（zona pellucida）（图15-3）。透明带由透明带精子结合蛋白（zona pellucida sperm-binding protein）组成，主要有ZP1、ZP2、ZP3和ZP4。其中ZP3是第一精子受体，能与顶体完整的精子结合；ZP2是第二精子受体，与精子顶体内膜结合；二者对精子与卵细胞的相互识别和特异性结合有重要作用。随着初级卵泡的体积增大，其周围的结缔组织逐渐分化形成卵泡膜（theca folliculi）（图15-2）。

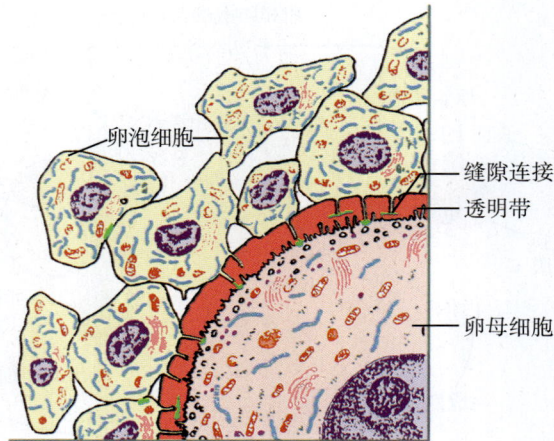

▲ 图15-3　卵母细胞及卵泡细胞超微结构模式图

3. 次级卵泡（secondary follicle）　初级卵泡继续生长，卵泡细胞增殖，细胞之间出现一些大小不等的腔隙，称卵泡腔（follicular antrum），此时的卵泡称次级卵泡（图15-2，图15-4）。初级卵泡和早期的次级卵泡，又称窦前卵泡（preantral follicle）；卵泡腔融合成一个大腔，卵泡直径达500μm时，称窦状卵泡（antral follicle）。卵泡腔内充满由卵泡细胞分泌和血管渗透而来的卵泡液，内含透明质酸酶、抗中肾旁管激素（anti-Müllerian hormone，AMH）和雌激素等。随着卵泡液的不断增多及卵泡腔的扩大，初级卵母细胞、透明带以及部分卵泡细胞被挤向卵泡腔的一侧，称卵丘（cumulus oophorus），紧靠透明带的一层卵泡细胞呈放射状排列，称放射冠（corona radiata），构成卵泡壁的卵泡细胞排成数层，称颗粒层，卵泡细胞改称为颗粒细胞。AMH由颗粒细胞特异性产生，决定着进入到生长卵泡阶段的原始卵泡的数量，是目前评价卵巢储备功能较为准确的指标。卵泡膜分化为两层，内层含较多的膜细胞以及丰富的毛细血管；外层含大量的胶原纤维和少量的平滑肌纤维，细胞成分少。

相关链接　｜　**抗中肾旁管激素与卵巢储备功能**

ER-15-2　抗中肾旁管激素与卵巢储备功能（拓展阅读）

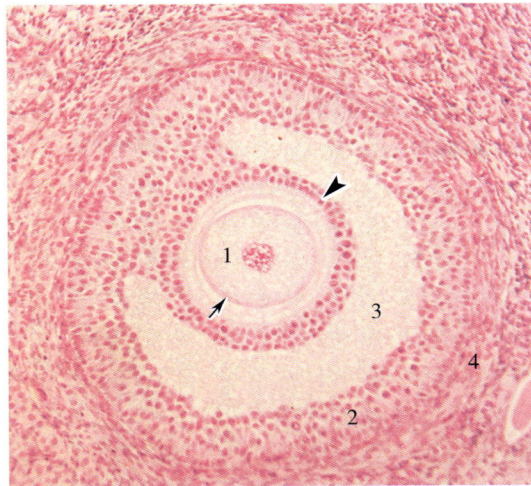

▲ 图15-4 次级卵泡光镜像（郝立宏 图）

1. 初级卵母细胞；2. 颗粒细胞；3. 卵泡腔；4. 卵泡膜；↑透明带；▲放射冠。

4. 成熟卵泡（mature follicle） 又称排卵前卵泡（preovulatory follicle），是卵泡发育的最后阶段。由于卵泡液剧增，卵泡体积显著增大，直径可达2cm，并向卵巢表面突出（图15-1）。在排卵前36~48小时，初级卵母细胞完成第一次减数分裂，形成一个次级卵母细胞和第一极体。次级卵母细胞随即进入第二次减数分裂，并停滞于分裂中期。

（二）排卵

成熟卵泡破裂，次级卵母细胞及其透明带、放射冠随卵泡液排出的过程，称排卵（ovulation）（图15-5）。排卵由两侧卵巢交替进行，约每28天一次，每次排卵一个，偶见两侧卵巢同时排卵；时间一般在下次月经来潮前14天左右。排卵后，次级卵母细胞若受精则继续完成第二次减数分裂，形成一个成熟卵细胞和一个第二极体；如24小时内未受精，则退化被吸收。

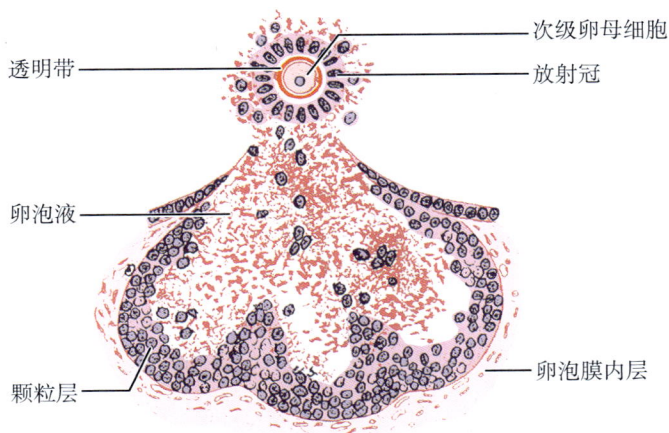

▲ 图15-5 成熟卵泡排卵模式图

ER-15-3 卵巢排卵（图片）

（三）黄体

1. 黄体的形成 成熟卵泡排卵后，卵泡壁塌陷并形成皱襞，卵泡膜的结缔组织和血管伸入其内，在垂体分泌的黄体生成素（LH）的作用下，卵泡壁及卵泡膜细胞增大并形成富含毛细血管的内分泌细胞团，新鲜时呈黄色，故称黄体（corpus luteum）（图15-1）。黄体由颗粒黄体细胞和膜黄体细胞组成（图15-6）。其中颗粒黄体细胞由卵泡壁颗粒细胞分化而来，数量多、体积大、染色浅，位于黄体的中央，主要分泌孕激素。膜黄体细胞由卵泡膜内层的膜细胞分化而来，数量少，体积小，染色深，常位于黄体周边，主要分泌雌激素。两种黄体细胞都具有分泌类固醇激素的细胞超微结构特征。

问题与思考
"安全期"避孕中所谓的"安全期"是指哪段时间？"安全期"避孕可靠吗？

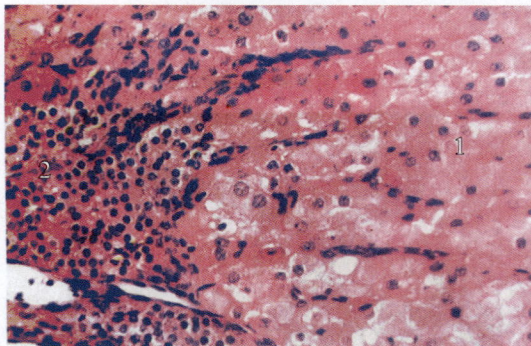

▲ 图15-6 黄体光镜像（复旦大学上海医学院 图）
1. 颗粒黄体细胞；2. 膜黄体细胞。

2. 黄体的发育 取决于排出的卵细胞是否受精。若未受精，黄体维持两周即退化，称月经黄体（corpus luteum of menstruation）。若受精并妊娠，在黄体生成素和胎盘分泌的人绒毛膜促性腺激素（HCG）的作用下，黄体继续发育增大，称妊娠黄体（corpus luteum of pregnancy），可维持6个月甚至更长时间，妊娠黄体除分泌大量的雌激素和孕激素外，还分泌松弛素。月经黄体和妊娠黄体最终都退化消失，逐渐被增生的结缔组织取代，形成白体（corpus albicans）（图15-1）。

（四）闭锁卵泡与间质腺

卵巢中绝大部分卵泡不能发育成熟，它们在卵泡发育的各阶段均可发生退化，退化的卵泡称闭锁卵泡（atretic follicle）。卵泡闭锁是一种细胞凋亡过程，其形态学改变为：卵母细胞核固缩、溶解；透明带塌陷、皱缩，呈不规则形；放射冠游离；颗粒层细胞松散，脱落到卵泡腔内；卵泡腔内可见中性粒细胞和巨噬细胞。

早期的卵泡闭锁后多不留痕迹，大的卵泡（如次级卵泡或接近成熟的卵泡）在退化时，膜细胞被结缔组织和血管分隔成分散的细胞团或细胞索，称间质腺（interstitial gland）。间质腺能分泌雌激素。人的间质腺不发达，存留时间短，退化后由结缔组织取代。

（五）卵巢的内分泌功能

卵巢中卵泡的膜细胞和黄体可以分泌多种激素。

1. 雌激素 由卵泡膜细胞及颗粒细胞协同产生，以及由膜黄体细胞分泌，能促进女性生殖器官的发育和第二性征的出现；促进输卵管和子宫平滑肌收缩，有利于进入女性生殖管道的精子、卵子和受精卵的运输。

2. 孕激素（孕酮） 由颗粒黄体细胞产生，能促进子宫内膜增生及子宫腺的分泌，有利于受精卵的植入，还可刺激乳腺腺泡的发育。

妊娠黄体细胞产生松弛素，能促使子宫平滑肌松弛，以维持妊娠。卵巢的门细胞具有类固醇激素细胞的超微结构特点，能分泌雄激素（睾酮）。妊娠或绝经期门细胞较多。门细胞增生或发生肿瘤时患者可出现男性化症状。

二、生殖管道

女性生殖管道包括输卵管、子宫和阴道。

（一）输卵管

输卵管（oviduct）的管壁结构（图15-7）由内向外依次为：

1. 黏膜　黏膜向管腔突出，形成许多纵行有分支的皱襞。皱襞以壶腹部最为发达，此处为受精的部位。上皮为单层柱状，由纤毛细胞和分泌细胞组成。纤毛细胞的纤毛有节律地向子宫方向摆动，有助于卵子和发育中的受精卵向子宫移动；分泌细胞的分泌物参与构成输卵管液，对卵子和发育中的受精卵起营养和辅助运行的作用。固有层由薄层细密的结缔组织和少量散在的平滑肌纤维组成。

2. 肌层　为平滑肌，峡部最厚，分内环行、外纵行两层。漏斗部的肌层最薄，无纵行肌。肌层节律性收缩，能促使受精卵向子宫方向移动。

3. 外膜　为浆膜，由间皮和富含血管的疏松结缔组织构成。

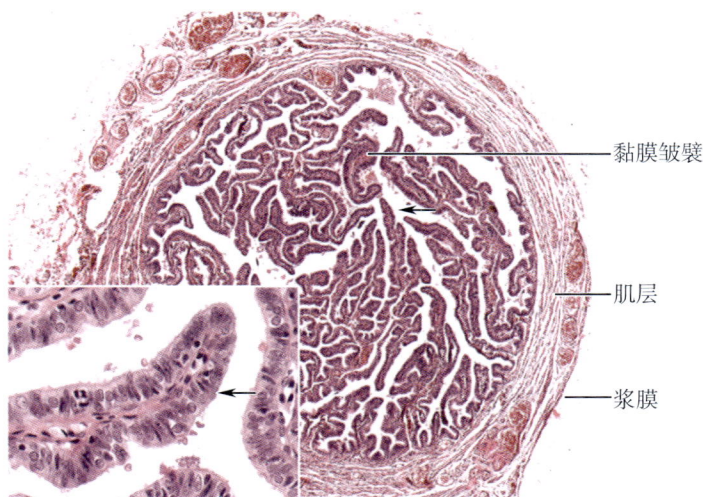

▲ 图15-7　输卵管壶腹部光镜图
↑纤毛细胞。

（二）子宫

子宫（uterus）是腔小、壁厚的肌性器官，分底部、体部和颈部。

1. 子宫底和子宫体　子宫壁从内向外分为内膜、肌层和外膜（图15-8）。

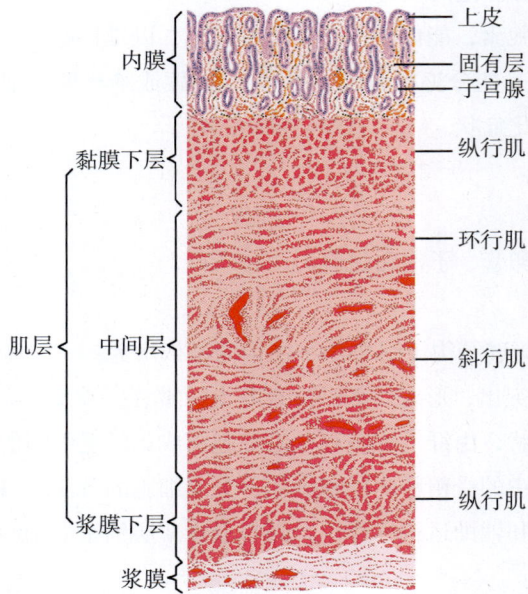

▲ 图15-8 子宫壁结构仿真图

（1）**内膜**：由单层柱状上皮和固有层组成。上皮有少量的纤毛细胞和大量的分泌细胞。固有层较厚，由结缔组织构成，其内富含分化程度低的基质细胞，以及血管和子宫腺。子宫腺由上皮向固有层凹陷而成（图15-8，图15-9）。

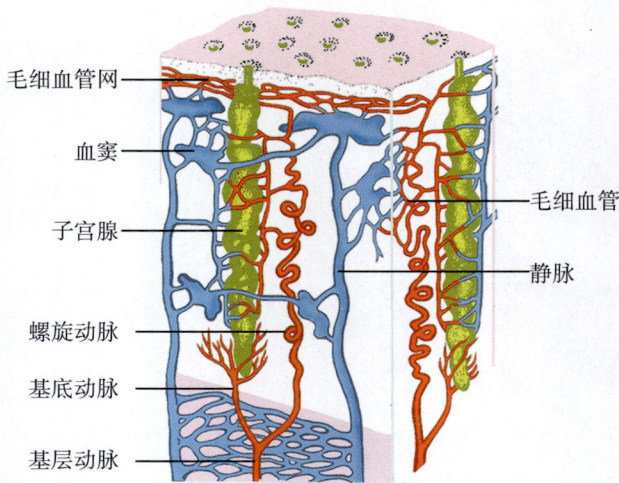

▲ 图15-9 子宫内膜血管与子宫腺模式图

子宫内膜按功能分为功能层和基底层。功能层较厚，位于浅层；自青春期开始，在卵巢激素的影响下，发生周期性剥脱和出血，即月经；妊娠时，子宫内膜功能层是胚泡植入发育的部位。基底层较薄，紧靠肌层；在月经期和分娩时均不脱落，具有增生和修复能力，在月经和分娩后可修复功能层。

子宫内膜的动脉由子宫动脉经过肌层进入内膜分支形成（图15-9）。在基底层，动脉短而直，称基底动脉，其不受卵巢激素的影响；在功能层，弯曲呈螺旋状，称螺旋动脉，其对卵巢激素极其敏感，在激素的作用下发生周期性变化。

（2）肌层：很厚，由大量的平滑肌束和其间的结缔组织组成。肌层自内向外大致分为黏膜下层、中间层和浆膜下层（图15-8）。肌纤维间富含血管。肌层的收缩，有助于精子向输卵管运行、月经血排出以及胎儿娩出。子宫肌层的平滑肌纤维有分裂增殖和形成纤维、基质的能力。妊娠时，平滑肌纤维受卵巢激素的作用，分裂增殖并增生肥大，使肌层显著增厚。分娩后，肌纤维迅速恢复正常大小，部分肌纤维退化消失。

（3）外膜：子宫底部和体部的外膜为浆膜。

2. 子宫内膜的周期性变化　自青春期开始，在卵巢激素的作用下，子宫底部和体部子宫内膜的功能层每28天左右发生一次剥脱、出血、修复和增生，称月经周期（menstrual cycle）。内膜的周期性变化一般分3期（图15-10）。

（1）**月经期**（menstrual phase）：月经周期的第1~4天。由于月经黄体的退化，血液中孕激素和雌激素含量迅速下降，子宫内膜螺旋动脉发生持续性收缩，导致内膜功能层缺血，组织坏死。螺旋动脉在收缩之后，又突然短暂地充血扩张，致使血管破裂、出血并积聚在内膜浅部。同时萎缩坏死的内膜功能层也开始呈小块地脱落，随血液一起从阴道排出，即为月经。在月经期结束之前，基底层组织开始增生、修复，使内膜进入增生期。

（2）**增生期**（proliferative phase）：月经周期的第5~14天。此期卵巢内的少数卵泡迅速生长，故又称卵泡期。在卵泡分泌的雌激素的作用下，内膜逐渐增厚，可达2~4mm；子宫腺增多、增长，并弯曲，腺腔变宽。螺旋动脉增长、弯曲，管腔增大。在周期的第14天，卵巢排卵，子宫内膜由增生期转入分泌期。

（3）**分泌期**（secretory phase）：月经周期的第15~28天。此期卵巢已经排卵，黄体逐渐形成，故又称黄体期。在黄体分泌的孕激素和雌激素的作用下，子宫内膜继续增厚，可达5~7mm。子宫腺极度弯曲，腺腔扩大呈锯齿状，腺腔充满含糖原等营养物质的分泌物。螺旋动脉更加增长、弯曲，并伸至内膜浅部。固有层内组织液大量增加，造成黏膜水肿。基质细胞体积增大变圆，细胞质充满糖原和脂滴，称前蜕膜细胞，此细胞在妊娠时变为蜕膜细胞。如未妊娠，黄体退化，孕激素和雌激素水平下降，子宫内膜的功能层于周期的第28天脱落，转入月经期。

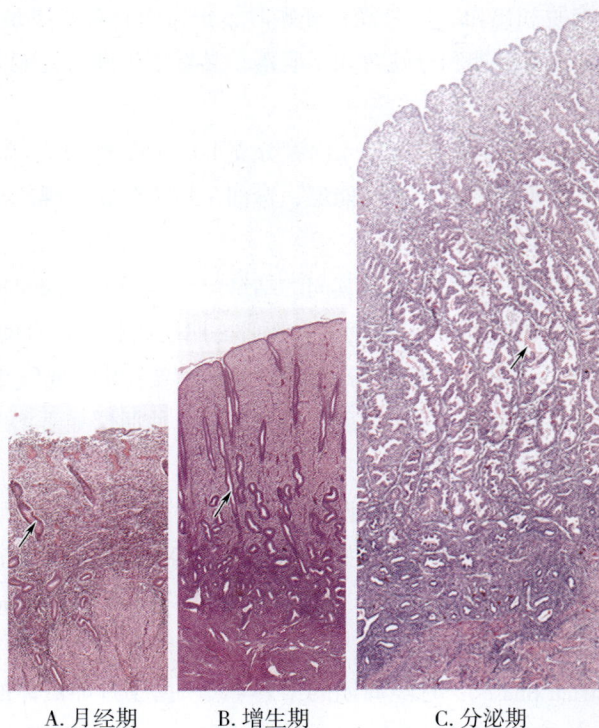

A. 月经期　　　B. 增生期　　　C. 分泌期

▲ 图15-10　子宫内膜（山东大学齐鲁医学院　刘尚明　图）
↑子宫腺。

相关链接　|　子宫内膜周期性变化的激素调节

ER-15-4　子宫内膜周期性变化的激素调节（拓展阅读）

　　3. 子宫颈的结构特点　子宫颈壁由内向外分为黏膜、肌层和外膜（纤维膜）。黏膜由单层柱状上皮和固有层组成。宫颈外口处的单层柱状上皮骤然移行为复层扁平上皮，该处是宫颈癌的好发部位。宫颈黏膜不发生周期性剥脱，但其分泌物的性质却发生周期性变化。排卵时，分泌物增多且稀薄，有利于精子通过。黄体形成后，分泌物减少而黏稠，使精子难于穿过。妊娠时，其分泌物黏稠度更高，可阻止精子和微生物进入子宫。

　　（三）阴道

　　阴道壁由黏膜、肌层和外膜组成。黏膜上皮为未角化复层扁平上皮；固有层由结缔组织组成，内含丰富的毛细血管和弹性纤维。肌层较薄，由内环行、外纵行两层平滑肌构成，肌束间弹性纤维丰富，使阴道壁易于扩张。外膜为富含弹性纤维的致密结缔组织。绝经期后，随着体内雌激素的下降，阴道上皮变薄，细胞内的糖原减少，阴道内的pH上升变为碱性，细菌易于生长繁殖，发生阴道感染。

理论与实践　　　阴道上皮的脱落和更新以及上皮细胞的形态受卵巢激素的调节，随月经周期而变化。因此，临床上常通过阴道涂片，推测体内雌激素的含量。此外，阴道脱落细胞中还有从子宫颈、子宫底部和体部以及输卵管脱落的上皮细胞，所以阴道涂片也是诊断上述器官肿瘤的一种辅助方法。近年来，由于大规模开展如液基薄层细胞学检查（TCT）等宫颈脱落细胞普查，发现了大量的早期或癌前期病例，从而大大降低了宫颈癌的发病率及死亡率。

三、乳腺

乳腺（mammary gland）是实质性器官，外覆结缔组织被膜。被膜的结缔组织伸入实质将其分隔成若干小叶。每个小叶为一个复管泡状腺。腺泡上皮为单层立方或单层柱状，上皮与基膜之间有肌上皮细胞。导管包括小叶内导管、小叶间导管和总导管，总导管与乳头表面皮肤相连。

（一）静止期乳腺

无分泌功能的乳腺，称静止期乳腺（resting mammary gland）。特点是导管不发达，腺泡稀少，脂肪组织和结缔组织丰富（图15-11A）。在排卵前后，腺泡及导管略有增生，因此乳腺在月经来潮前稍有增大。

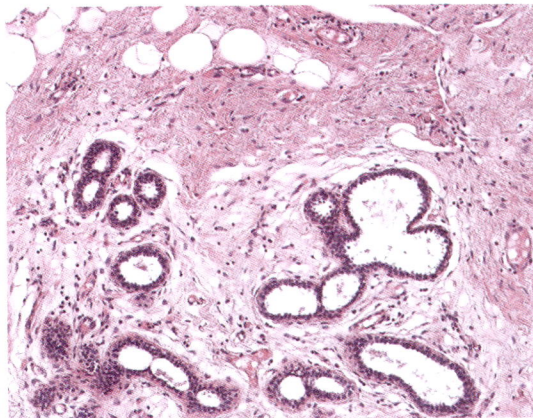 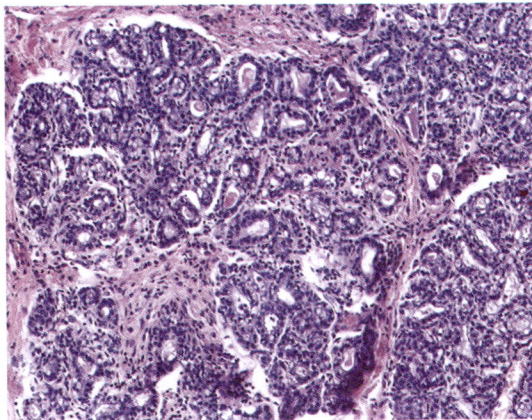

A. 静止期　　　　　　　　　　　　　　B. 活动期早期

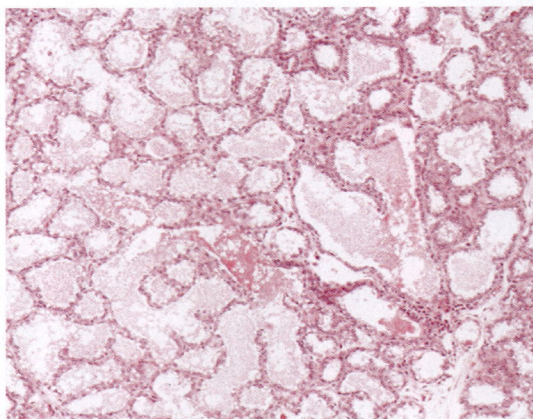

C. 活动期晚期

▲ 图15-11　乳腺光镜像（哈尔滨医科大学　图）

（二）活动期乳腺

乳腺于青春期开始发育，妊娠和哺乳期的乳腺有泌乳功能，称活动期乳腺（active mammary gland）。特点是腺泡和导管增生，腺泡腔增大，在妊娠后期及哺乳期可见有乳汁；结缔组织和脂肪组织相对减少（图15-11B、C）。分娩前后数天内，乳腺的分泌物称初乳。初乳内富含脂滴、乳蛋白、乳糖、初乳小体（吞噬脂肪的巨噬细胞）以及免疫球蛋白。哺乳期后，乳腺又处于相对静止状态。

育龄期妇女在月经周期的不同阶段，乳腺的生理状态受激素影响而呈周期性变化。绝经后，随着体内雌、孕激素水平的急剧下降，腺泡及部分导管逐渐萎缩，为脂肪组织所替代。

ER-15-5　第十五章　女性生殖系统（思维导图）

复习参考题

ER-15-6
第十五章
自测题

选择题：

1. 卵母细胞完成第一次成熟分裂是在
   A. 原始卵泡形成时期
   B. 排卵前36~48小时
   C. 卵泡生长发育时期
   D. 排卵时
   E. 排卵后48小时

2. 以下关于透明带的描述，错误的是
   A. 由卵母细胞和卵泡细胞共同分泌

   形成
   B. 为一层嗜碱性的膜
   C. 含透明带精子结合蛋白
   D. 卵泡细胞的突起与卵母细胞在透明带内可形成缝隙连接
   E. 从初级卵泡开始出现

3. 以下关于卵泡膜的描述，错误的是
   A. 由卵泡周围的梭形细胞形成

B. 可分泌孕激素

C. 内层细胞多，纤维少；外层纤维多，细胞少

D. 膜细胞位于卵泡膜内层

E. 于次级卵泡时期开始分层

4. 放射冠是指

A. 紧靠透明带的一层柱状卵泡细胞

B. 紧靠卵泡腔的一层卵泡细胞

C. 紧靠透明带的一层扁平卵泡细胞

D. 卵泡膜内层的结缔组织细胞

E. 卵泡壁最外层的卵泡细胞

5. 来访者，女，25岁。14岁月经初潮，平素月经规则，月经周期35天，行经6天。预测排卵日期在月经周期的

A. 第14天

B. 第15天

C. 第21天

D. 第25天

E. 第28天

选择题答案：1. B　2. B　3. B　4. A　5. C

简答题：

1. 试述各级卵泡的结构特征。

2. 试述黄体的结构与功能。

（高艳）

第十六章 **人胚早期发育**

学习目标

知识目标		
	掌握	熟记受精和植入的概念、时间和部位；描述胚泡的结构；描述胚盘的形成时间和组成；记住蜕膜的分类；归纳胎膜的组成和主要功能；描述胎盘的结构和功能；熟记致畸敏感期。
	熟悉	简述胚胎发育的分期及卵裂的特点；理解胚盘的主要分化和胎盘屏障的结构。
	了解	知道胚期及胎期的外形特征；知道双胎、多胎与连体双胎的形成原因，了解先天畸形的种类和成因。
能力目标		1. 运用胚胎发育知识分析临床问题。
		2. 对照正常发育，解析先天性疾病的成因和主要表现。
		3. 应用三胚层分化初步理解人体的结构和毗邻关系。
素质目标		1. 培养敬畏生命、珍惜生命和感恩父母的意识。
		2. 树立严谨的学风和工作作风，建立从医的责任感和使命感。
		3. 通过学习和宣传致畸敏感期保健，增强健康中国的理念意识。

　　人类是生物中进化程度最高、结构与功能最复杂的有机体，起源于一个细胞——受精卵。受精卵经增殖、分化、诱导和凋亡等一系列复杂的过程，最终发育为成熟的胎儿。

　　人体胚胎在子宫中的发育经历38周左右（约266天）。从受精到第2周末为胚前期（pre-embryonic period），受精卵进行早期的增殖和分化。从第3周到第8周末为胚期（embryonic period），胚胎细胞经过迅速而复杂的增殖和分化，至此期末，胚（embryo）内各器官、系统与外形初具人体雏形。从第9周至出生为胎期（fetal period），此期内胎儿（fetus）逐渐长大，各器官、系统继续发育分化，部分器官的功能逐渐出现并进一步完善。

　　本章主要叙述生殖细胞、受精、胚前期及胚期发育、胚胎与母体的关系及先天畸形等。

一、生殖细胞与受精

新生命的诞生源于受精，受精是两性生殖细胞的结合。

（一）生殖细胞

生殖细胞（germ cell）在发生过程中经过两次减数分裂，染色体数目减少一半，为单倍体细胞。

1. 精子的获能 精子在睾丸的生精小管内产生，在附睾内储存及在男性生殖管道内运行过程中，细胞膜表面被覆生殖管道及附属腺的分泌物（主要是糖蛋白衣与精浆蛋白），它们具有抑制受精的作用，统称去获能因子（decapacitation factor）。精子进入女性生殖管道后，在子宫及输卵管分泌物的作用下解除该因子的抑制作用，从而使精子获得与卵子结合的能力，此过程称获能（capacitation）。尽管少部分到达输卵管的精子在输卵内存活时间可超过10天，但受精能力通常只维持24小时左右。

2. 卵细胞的成熟 从卵巢排出的次级卵母细胞处于第二次减数分裂中期，与精子结合才能完成第二次减数分裂，形成一个成熟的卵子。若未受精，则于排卵后12~24小时内退化。

（二）受精

精子与卵子结合形成受精卵的过程，称受精（fertilization）。于排卵后的24小时内，发生在输卵管壶腹部。

1. 受精过程 当获能精子接触放射冠时，顶体被激活，释放顶体酶。顶体酶溶解放射冠，使部分精子穿越，与透明带接触。透明带精子结合蛋白ZP3识别精子细胞膜表面ZP3受体，使精子与透明带黏附；ZP2与精子顶体内膜结合，使顶体膜破裂，释放顶体酶。顶体酶溶解透明带，打开只能一个精子穿越的通道。精子释放顶体酶，溶解放射冠及透明带的过程，称顶体反应（acrosome reaction）。精子的细胞膜与次级卵母细胞的细胞膜融合，随即精子的细胞核及少量细胞质进入卵细胞内（图16-1）。在精-卵细胞膜接触的瞬间，次级卵母细胞被活化，释放卵皮质颗粒并完成第二次减数分裂，成为成熟的卵子。皮质颗粒内的酶使透明带的结构发生改变，特别是ZP3分子变性，不能再与精子结合，从而阻止其他精子穿越，保证了人类为单精受精，此过程称**透明带反应**（zona reaction）。

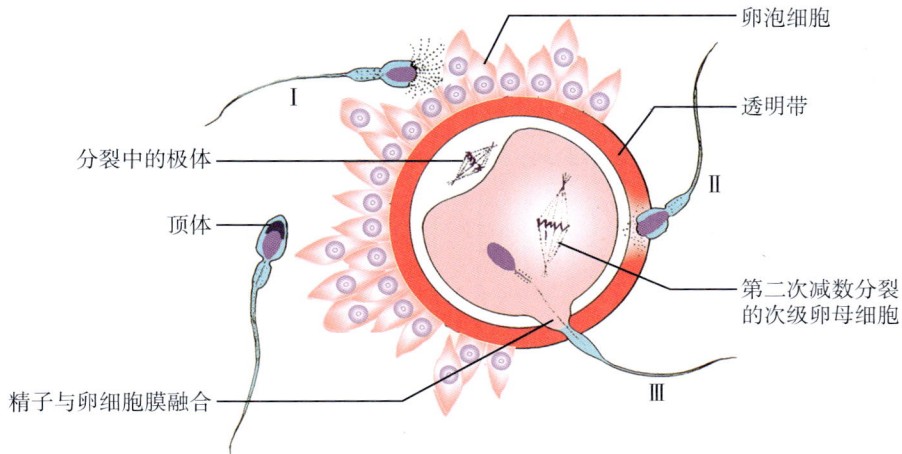

▲ 图16-1　精子的顶体反应及受精

卵子的细胞核，称雌原核（female pronucleus）；精子的细胞核紧靠雌原核，并逐渐膨大，称雄原核（male pronucleus）。两个原核融合，核膜消失，二者的染色体混合，形成二倍体的受精卵

（fertilized ovum），又称合子（zygote），受精过程完成（图16-2）。

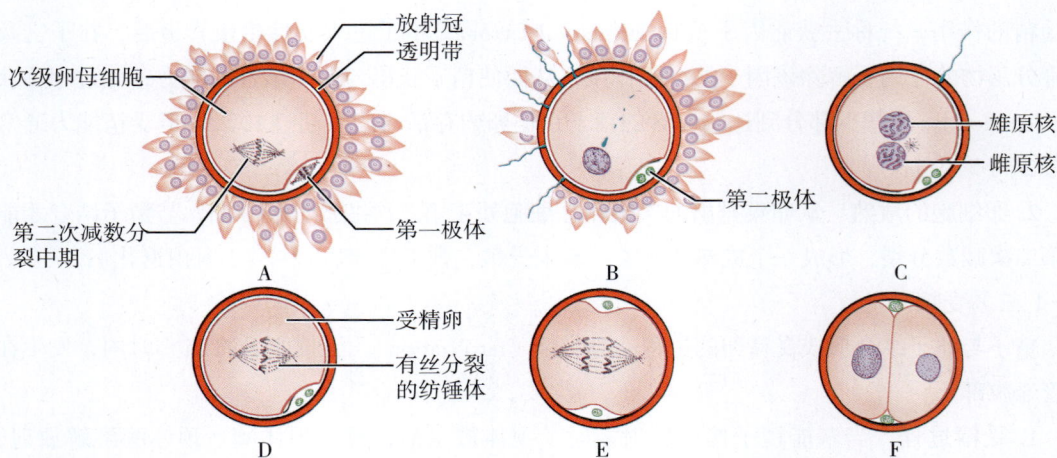

次级卵母细胞

放射冠
透明带

第二次减数分裂中期

第一极体

第二极体

雄原核
雌原核

受精卵

有丝分裂的纺锤体

▲ 图16-2　受精过程

2. 受精条件　精子和卵子正常受精，需满足以下条件：① 男、女生殖管道必须畅通。② 必须有足够数量、发育成熟并已获能的精子，若每毫升精液所含的精子低于1 500万个，不易受精；精子的形态正常，畸形精子（小头、双头和双尾）的数量应低于20%；精子有活跃的直线运动能力和爬高能力。③ 卵子发育正常，必须有正常排卵。④ 两性生殖细胞要适时相遇：排卵后12~24小时，卵细胞便失去受精能力；精子进入女性生殖管道24小时内未与卵细胞相遇，也会丧失受精能力。⑤ 精子与卵子在发育过程中，各自的染色体及相关基因均正常。

ER-16-2
受精过程
（动画）

相关链接｜ 在最近的基因检测中发现，有的女性*ZP3*基因丢失，因此在其卵泡的透明带上不表达ZP3蛋白，因此无法与精子识别和结合。此类女性，尽管上述前4个受精条件全部满足，也无法正常受孕，只能通过第二代试管婴儿技术，即卵胞质内单精子注射（ICSI）完成受精。

3. 受精意义　受精卵形成后，卵细胞内储备的发育信息从关闭状态诱发为激活状态，受精卵进行快速地增殖、分化，形成一个新的个体。受精恢复了细胞二倍体的核型。新个体既有双亲的遗传特征，又有不同于亲代的新性状。受精决定了新个体的遗传性别，受精卵核型为46，XX时，发育为女性；若为46，XY时，则发育为男性。

二、胚前期发育

受精卵一旦形成，生命过程被启动，随即进行细胞增殖和分化，并植入子宫内膜。

（一）卵裂

受精卵在输卵管内，一边进行细胞分裂，一边被推向子宫方向。由于受精卵外有透明带包裹，并且细胞在分裂间期无生长过程，仅由原受精卵的细胞质被不断分割到子细胞中，因而随着细胞数目的增加，细胞体积逐渐变小。受精卵这种特殊的有丝分裂，称卵裂（cleavage）。卵裂形成的子细胞，称卵裂球（blastomere）。受精后约30小时为2细胞期，40小时为4细胞期，72小时为12~16细胞期，此时细胞紧密相贴，形似桑葚，称桑葚胚（morula）。在卵裂的同时，由于输卵管平滑肌的节律性收缩，黏膜上皮细胞纤毛的摆动和输卵管腔内液体的流动，使受精卵逐渐向子宫方向移动。受精后72小时桑葚胚已进入子宫腔内（图16-3）。

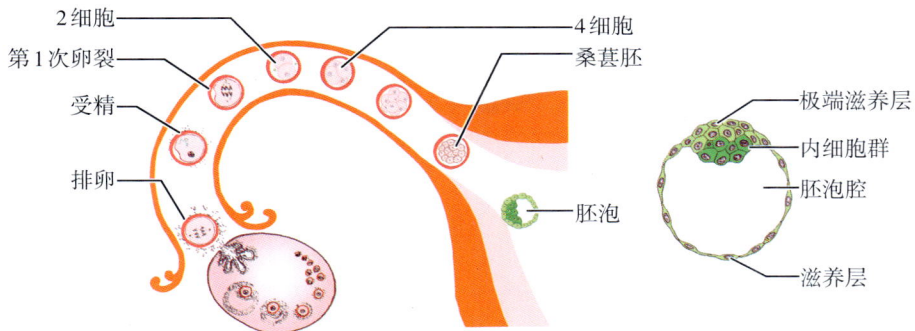

▲ 图16-3　排卵、受精与卵裂过程及胚泡结构

（二）胚泡形成

桑葚胚继续分裂，当卵裂球数达100个左右时，细胞间开始出现小的腔隙，最后融合成一个大腔，称胚泡腔（blastocyst cavity）。此时，实心的桑葚胚演变为中空的囊泡，称胚泡（blastocyst），又称囊胚（blastula）（图16-3）。腔内一侧有一细胞团，称内细胞群（inner cell mass），即胚胎干细胞（embryonic stem cell，ES cell）；胚泡壁为一层扁平细胞，与吸收营养有关，称滋养层（trophoblast），覆于内细胞群外面的滋养层，称极端滋养层（polar trophoblast）。胚泡于受精后第4天到达子宫腔。胚泡不断增大，第4天末，透明带变薄、消失。胚泡逐渐与子宫内膜接触，植入开始。

相关链接 ｜　　　　　　　　　　**胚胎干细胞**

ER-16-3　胚胎干细胞（拓展阅读）

（三）植入

胚泡逐渐埋入子宫内膜的过程，称植入（implantation），又称着床（nidation）。植入在受精后第5~6天开始，于第11~12天完成。

1. 植入过程 胚泡的极端滋养层与子宫内膜接触，并分泌蛋白酶溶解子宫上皮，使其出现缺口，胚泡由此缺口逐渐侵入内膜功能层。胚泡全部植入子宫内膜后，缺口处上皮修复，植入完成（图16-4）。

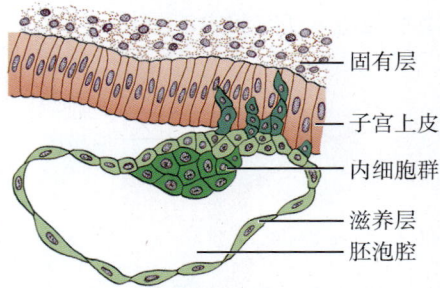

固有层
子宫上皮
内细胞群
滋养层
胚泡腔

A. 7天人胚，胚泡开始与子宫上皮接触

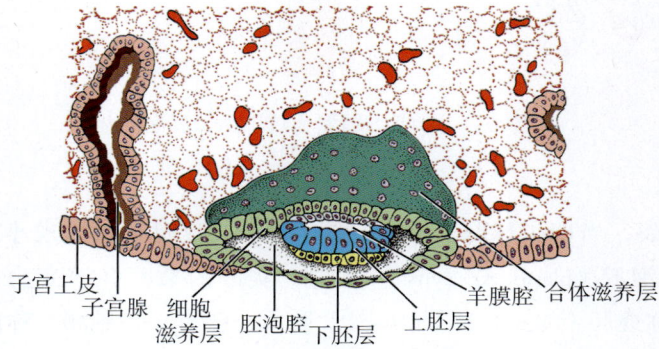

子宫上皮
子宫腺
细胞滋养层
胚泡腔
下胚层
上胚层
羊膜腔
合体滋养层

B. 7.5天人胚，胚泡已部分植入子宫内膜中

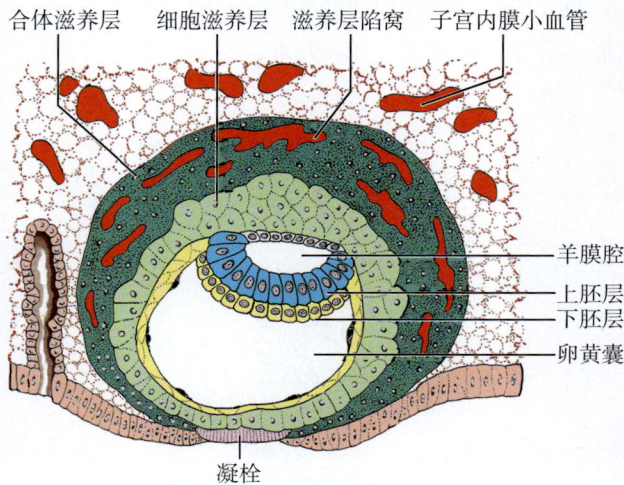

合体滋养层　细胞滋养层　滋养层陷窝　子宫内膜小血管

羊膜腔
上胚层
下胚层
卵黄囊

凝栓
C. 9天人胚，胚泡植入即将完成

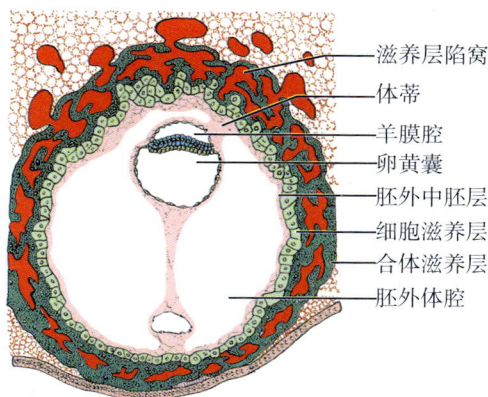

D. 13天人胚，胚泡已全部植入子宫内膜

▲ 图16-4　植入过程

2. 植入部位　胚泡植入部位常在子宫体部的前壁、后壁和子宫底部。若植入近子宫颈处并形成胎盘，称前置胎盘。前置胎盘于妊娠晚期易发生大出血，分娩时可阻塞产道，导致胎儿娩出困难。胚泡植入子宫以外部位，称宫外孕，常见于输卵管，也可发生于腹膜腔、肠系膜和卵巢等处（图16-5）。宫外孕的胚胎多因营养供应不足而早期死亡，少数植入输卵管的胚胎发育到较大后，引起输卵管破裂，导致母体严重内出血。

ER-16-4
植入过程
（动画）

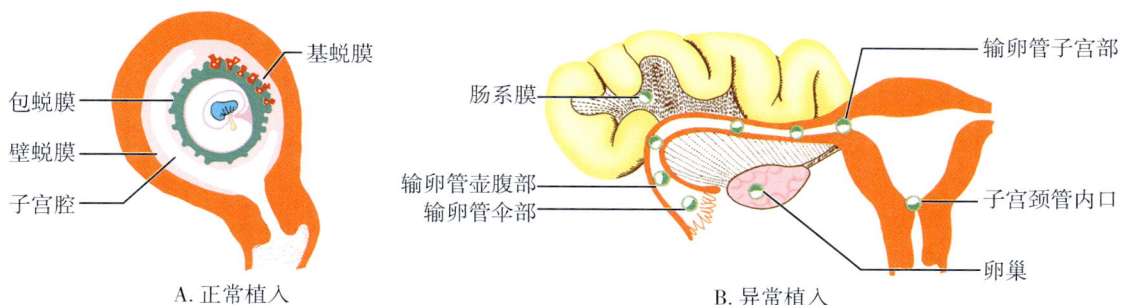

A. 正常植入　　　　　　　　　　B. 异常植入

▲ 图16-5　植入部位

3. 植入条件　正常植入需具备下述条件：① 胚泡准时进入子宫腔，透明带及时消失；② 雌、孕激素分泌正常，子宫内膜保持在分泌期；③ 子宫内环境正常；④ 子宫内膜发育阶段与胚泡发育同步。

（四）蜕膜形成

植入时子宫内膜正处于分泌期，植入后血液供应更加丰富，腺体分泌更旺盛，基质细胞变肥大，富含糖原和脂滴，内膜的功能

> **问题与思考**
>
> 运用学过的知识，请思考应该如何避孕？除了干预受精的环节，在植入环节能否干预？

层进一步增厚，这些变化称蜕膜反应（decidual reaction）。发生了蜕膜反应的子宫内膜功能层，改称蜕膜（decidua），基质细胞改称蜕膜细胞（decidua cell），分娩时蜕膜脱落。

依据蜕膜与胚的位置关系（图16-5），将其分为：① 基蜕膜（decidua basalis），位于胚深部，将随着胚胎的发育而不断扩大、增厚，参与胎盘的形成；② 包蜕膜（decidua capsularis），覆盖在胚泡表面；③ 壁蜕膜（decidua parietalis），为子宫其余部分的蜕膜，与胚没有直接的联系。壁蜕膜与包蜕膜之间为子宫腔。

（五）二胚层胚盘及相关结构的发生

胚泡在植入子宫内膜的过程中发生着迅速地分化与发育。

1. **滋养层的分化**　滋养层细胞迅速增生，并分化为两层。外层细胞互相融合，细胞间界限消失，称合体滋养层（syncytiotrophoblast）；内层细胞界限清楚，称细胞滋养层（cytotrophoblast）（图16-4）。细胞滋养层有较强的分裂增殖能力，不断产生新的细胞加入合体滋养层。合体滋养层内出现一些小的腔隙，称滋养层陷窝，与子宫内膜的小血管相通，其内充满母体血液。滋养层向外发出许多指状突起侵入子宫内膜，直接与母体血接触，并进行物质交换，为胚泡发育提供营养。

2. **内细胞群的分化**　人胚第2周，内细胞群细胞增殖、分化为两层。邻近滋养层的一层柱状细胞，称上胚层（epiblast）；靠近胚泡腔一侧的一层立方形细胞，称下胚层（hypoblast）（图16-4）。

继之，随着上胚层细胞的增生，在细胞之间出现一个充满液体的小腔，腔隙逐渐扩大，称羊膜腔（amniotic cavity）；一层上胚层细胞被推向细胞滋养层，形成贴在细胞滋养层内面的羊膜上皮；另一层与下胚层相贴仍为上胚层，即为羊膜腔的底。下胚层周边的细胞向腹侧生长、延伸，形成卵黄囊（yolk sac），下胚层构成卵黄囊的顶。上胚层和下胚层紧密相贴，逐渐形成一圆盘状结构，称胚盘（germ disc）（图16-4），又称二胚层胚盘。胚盘是人体发生的原基。胚盘以外的结构，形成胚的附属成分，对胚盘起营养和保护作用。

ER-16-5

ER-16-5 胚外中胚层和胚外体腔的形成（图片）

3. **胚外中胚层的形成**　在卵黄囊及羊膜腔形成的同时，其与细胞滋养层之间出现一些疏松排列的星状细胞和细胞外基质，称胚外中胚层（extraembryonic mesoderm）。人胚第2周末，在胚外中胚层内出现了一些小的腔隙，并逐渐融合成一个大腔，称胚外体腔（extraembryonic coelom）。随着胚外体腔的扩大，仅有少部分胚外中胚层连于胚盘尾端与滋养层之间，该部分胚外中胚层称体蒂（body stalk）（图16-4），体蒂将发育成脐带的主要部分。

理论与实践　　体外受精（in vitro fertilization，IVF）-胚胎移植，俗称试管婴儿（test tube baby），是指取出不孕不育患者夫妇的次级卵母细胞和精子，在体外完成精、卵结合的过程。受精卵发育到一定阶段的早胚，将其移植到处于分泌期的子宫腔内，在子宫内发育成熟后娩出。1978年世界上第一例试管婴儿在英国诞生。随着生殖工程技术日趋成熟，该技术派生出许多新的衍生技术，如卵胞质内单精子注射（ICSI）、胚胎植入前遗传学诊断/筛查、辅助孵

化、冻融胚胎、赠精和赠卵等，给越来越多的不育家庭带来了福音。

ER-16-6　体外受精和胚胎移植原理（图片）

课程思政 ｜ 　　　　托起生命的希望——中国试管婴儿之父

　　　　1988年3月10日，中国大陆第一例试管婴儿诞生。这是我国著名的人体胚胎学家北京大学医学部组织胚胎学教研室刘斌教授与北京大学第三医院妇产科张丽珠教授共同率领团队完成的。刘斌教授创建了中国大陆首个"生殖工程研究室"，是我国人类体外受精-胚胎移植技术的关键奠基人，被誉为"中国试管婴儿之父"。

　　刘斌教授和张丽珠教授是我国人类试管婴儿事业的开山鼻祖。对于试管婴儿的成功诞生，人们更多关注的是临床医生的贡献，却很少注意到实验室里的风云际会，忽略了体外受精技术是最关键的核心环节。没有广泛的宣传和赞誉，刘斌教授不以为然，一直心无旁骛、不断地开拓创新；在生命的最后，刘斌教授捐献遗体，将全部身心献身科学事业。鞠躬尽瘁，死而后已，这是智者一生的光华，也是仁者永生的绚丽。

三、胚期发育

胚期是胚胎发育最迅速而复杂的时期，经过三胚层的分化，胚内各器官、系统与外形初具人体雏形。这一时期也最易受致畸因素的影响，引发先天畸形。

（一）三胚层胚盘及相关结构的形成

第3周初，上胚层细胞迅速增生，向胚盘一端中轴迁移、集中，形成一条细胞增厚区，称原条（primitive streak）。它的产生决定了胚盘的头尾方向，即原条出现侧为胚盘尾端。原条头端略膨大，称原结（primitive node）（图16-6）。

原条细胞继续增殖，并向深部迁移，致使原条出现沟状凹陷，称原沟（primitive groove）。原沟底部的上胚层细胞在上下胚层之间呈翼状扩展迁移，一部分细胞在上下胚层之间形成一新的细胞层，称胚内中胚层（intraembryonic mesoderm），即中胚层（mesoderm）（图16-6），在胚盘边缘与胚外中胚层衔接；一部分细胞迁入下胚层，并逐渐全部替换了下胚层细胞，形成一层新的细胞，称内胚层（endoderm）。当内胚层和中胚层形成之后，上胚层改称外胚层（ectoderm）。第3周末，三胚层胚盘已形成，胚盘呈椭圆形，头端大、尾端小。三个胚层均来源于上胚层。

ER-16-7　三胚层胚盘形成（动画）

原结细胞增殖、下陷，形成原凹（primitive pit），原凹处的上胚层细胞增殖，并向头端迁移，在内、外胚层之间形成一条单独的细胞索，称脊索（notochord）（图16-6，图16-8）。

原条和脊索构成了胚盘的中轴，对早期胚胎起支持作用。随着胚体发育，脊索向胚盘头端增长迅速，原条生长缓慢，相对缩短，最终消失。脊索最重要的作用是诱导外胚层分化形成神经系统，以后脊索也逐渐退化，形成椎间盘的髓核。

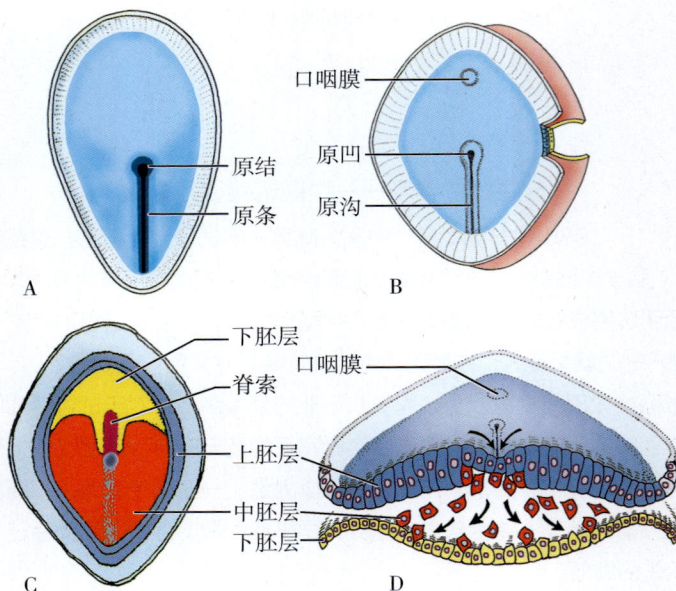

▲ 图16-6　原条、原结及中胚层形成

在脊索的头端和原条尾端各有一个内、外胚层直接相贴形成的薄膜区，无中胚层，分别称口咽膜（oropharyngeal membrane）和泄殖腔膜（cloacal membrane）（图16-6，图16-9）。口咽膜前端的中胚层为生心区（cardiogenic area），是心发生的原基（图16-9）。

（二）胚层的分化

1. 外胚层的分化　在脊索的诱导下，沿着脊索背侧的外胚层细胞形成一增厚的细胞板，称神经板（neural plate）（图16-8），又称神经外胚层（neuroectoderm），是神经系统发生的原基。其余部分的外胚层常称表面外胚层（surface ectoderm）。

> **问题与思考**
> 若原条不消失，胎儿出生后会有什么表现？

神经板沿胚体长轴生长并下陷形成神经沟（neural groove），神经沟两侧边缘隆起，称神经褶（neural fold）。第3周末，神经沟加深，两侧的神经褶向中央靠拢、愈合成神经管（neural tube）。神经管的愈合首先在胚体中段开始，逐渐向头、尾两端进行，此期神经管的头端和尾端分别留有前神经孔（anterior neuropore）及后神经孔（posterior neuropore）（图16-7）。约第4周末，神经孔闭合。神经管两侧的表面外胚层在其背侧靠拢并愈合，使神经管独立游离于表面外胚层的深面（图16-8）。神经管是中枢神经系统的原基，其头端发育迅速，膨大成脑泡，为脑的原基；其余部分较细，为脊髓的原基；中央的管腔将分化为脑室和中央管。神经管还发育形成松果体、神经垂体和视网膜等。若前神经孔不闭合，将形成无脑畸形（anencephaly）；若后神经孔不闭合，将形成脊髓裂（myeloschisis）。

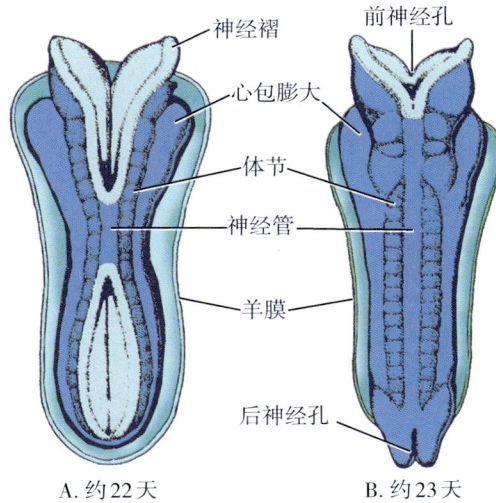

▲ 图16-7　神经管及体节的形成

在神经管形成的同时，神经板外侧缘的细胞游离在神经管外，形成两条头尾走行的纵行细胞索，位于神经管的背外侧，称神经嵴（neural crest）（图16-8）。神经嵴是周围神经系统的原基，将分化形成脑神经节、脊神经节、自主神经节及外周神经，并能远距离迁移，形成肾上腺髓质的嗜铬细胞、甲状腺滤泡旁细胞、黑色素细胞等。还可迁移至头颈部，参与部分头面部的骨和软骨，以及头颈部的平滑肌和结缔组织的形成，这部分神经嵴又称中外胚层（mesectoderm）。

被覆在胚体的表面外胚层，将分化为皮肤的表皮及其附属器，以及牙釉质、角膜上皮、晶状体、内耳迷路和腺垂体等。

2. 中胚层的分化　第3周初，位于脊索两侧的中胚层，呈均匀的一层。继之靠近胚体中轴线的中胚层细胞增生，形成两条增厚的细胞带，称轴旁中胚层；最外侧的薄层细胞，称侧中胚层；二者之间部分，称间介中胚层。其余散在的中胚层细胞为间充质（图16-8）。

（1）轴旁中胚层（paraxial mesoderm）：细胞迅速增殖肥厚，随即横裂为块状细胞团，称体节（somite）（图16-7，图16-8）。体节左右成对，从颈部向尾侧依次形成。第20天，在颈区出现第一对体节，以后每天生成3~4对，第5周末，体节全部形成，共42~44对。从胚体表面即能分辨体节，故它是胚胎早期推测胚龄的重要标志之一。体节中央有一裂隙为体节腔。体节腹内侧部的细胞，称生骨节（sclerotome），将分化为机体中轴的软骨组织和骨组织，形成脊柱和肋骨；体节的背内侧部和背外侧部，称生肌节（myotome），将分化为躯体、四肢和头部的骨骼肌；体节的背中侧部，称生皮节（dermatome），将形成背侧的皮肤真皮和皮下组织。

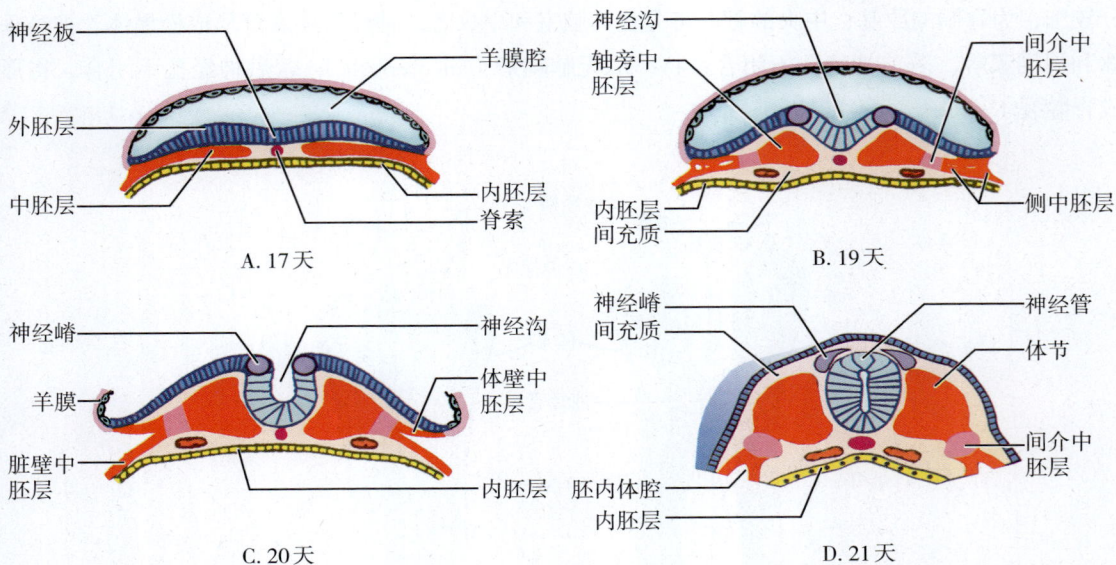

▲ 图16-8　中胚层的早期分化及神经管、神经嵴的形成

ER-16-8 体节的分化（图片）

ER-16-9 三胚层的分化（图片）

（2）间介中胚层（intermediate mesoderm）：分化为泌尿生殖系统的主要器官（参见第十七章）。

（3）侧中胚层（lateral mesoderm）：最初为单一的薄层状结构，很快在其中出现许多小裂隙，最后融合成一大腔隙，称胚内体腔（intraembryonic coelom）（图16-8，图16-9）。与外胚层相贴者，称体壁中胚层（somatic mesoderm），将分化为胸骨、肩带、骨盆和四肢骨，腹壁和外侧体壁中的肌肉和结缔组织，胸腹部的皮肤真皮和皮下组织，以及体腔壁层等；与内胚层相贴者，称脏壁中胚层（splanchnic mesoderm），包于原始消化管的外侧，分化为消化、呼吸管道的平滑肌、结缔组织和体腔脏层等。胚内体腔依次分化为心包腔、胸膜腔和腹膜腔。

在中胚层分化过程中，填充在内、中、外胚层之间的间充质（mesenchyme），具有向不同方向分化的潜能，将分化成结缔组织、肌组织、骨骼和血管等。

3. 内胚层的分化　胚体形成的同时，内胚层逐渐卷折成管状，称原始消化管（primitive gut）（图16-9）。原始消化管是消化系统与呼吸系统上皮的原基（参见第十七章）。

（三）胚体形成

早期胚盘为扁平的盘状结构。第4周初，由于体节及神经管生长迅速，胚盘中央部的生长速度远较胚盘边缘快，致使扁平的胚盘向羊膜腔内隆起。在胚盘的周缘出现了明显的卷折，头、尾端的卷折，称头褶（head fold）和尾褶（tail fold），两侧缘的卷折，称侧褶（lateral fold）。随着胚的生长，头、尾褶及侧褶逐渐加深，胚盘由圆盘状变为圆柱状的胚体，第4周末胚体（从头至尾）呈"C"字形（图16-9）。

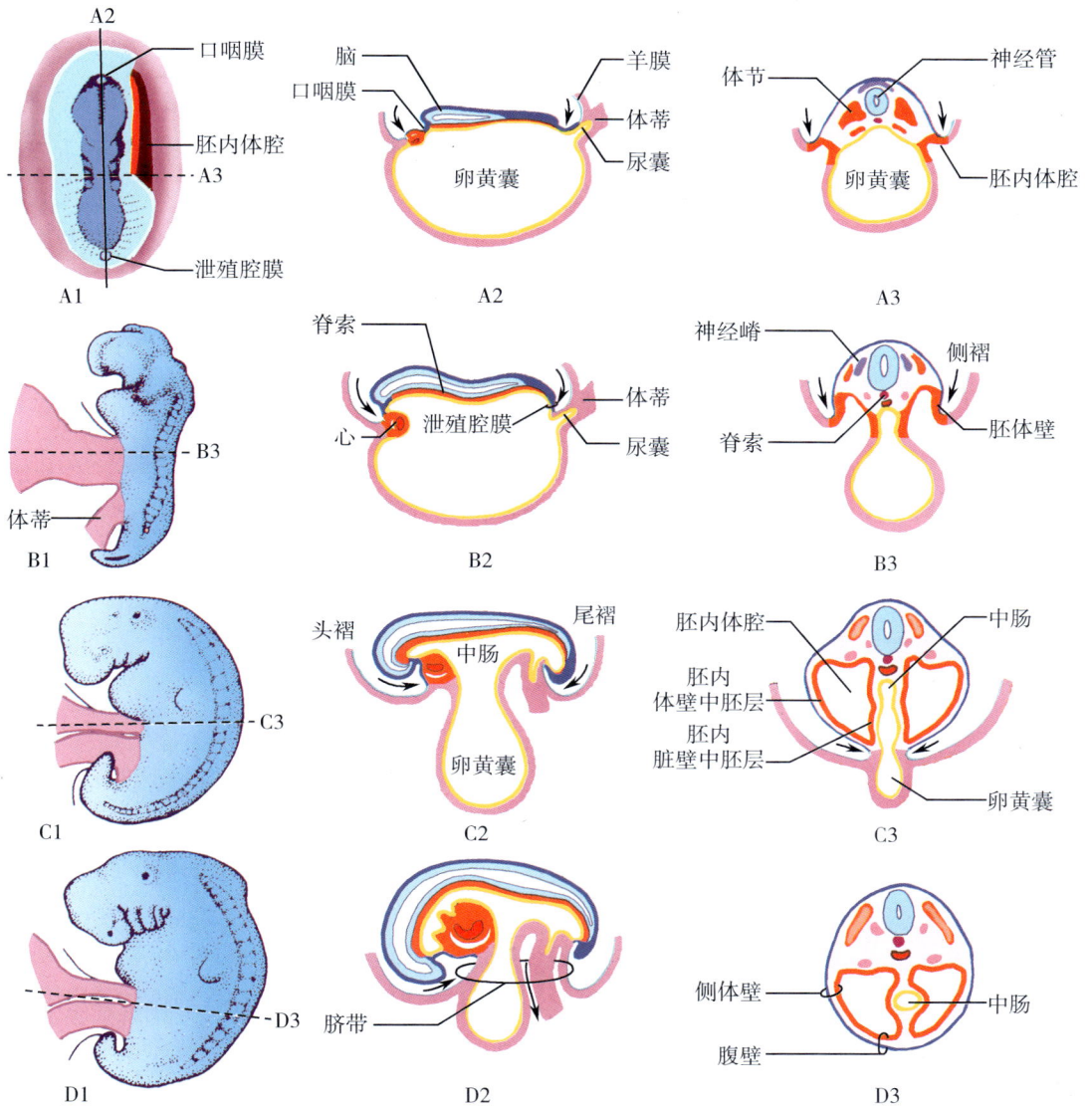

▲ 图16-9　人胚体形成与三胚层分化

A1. 第20天人胚背面观；B1. 第23天人胚侧面观；C1. 第26天人胚侧面观；
D1. 第28天人胚侧面观；A2~D2. 为A1~D1的纵切面；A3~D3. 为A1~D1的横切面。

第5~8周胚体外形有明显的变化，至第8周末初具人形。

第3~8周，是人体主要器官原基形成的关键时期，对致畸因子的影响极其敏感，容易发生先天畸形，故此期称致畸敏感期（susceptible period to teratogenic agent）。孕妇在此期内要特别注意避免与致畸因子接触，以防先天畸形的发生。

ER-16-10
胚体形成
（动画）

四、胚胎龄的推算和胚胎各期外形特征

（一）胚胎龄的推算

胚胎龄的表示方法有两种。

1. 胚胎的月经龄 从孕妇末次月经的第1天算起，至胎儿娩出，共40周左右。由于排卵时间通常是在月经周期的第14~15天，以及月经周期的个体差异，月经龄的推算法与实际的胚胎龄难免有误差。但月经龄的起始日容易准确记忆，常用于临床预产期的计算。

2. 胚胎的受精龄 从受精之日起推算胚胎龄。受精一般发生在末次月经第1天之后的2周左右，故从受精到胎儿娩出约为38周。

早期人胚可利用发生中出现的形态特点推算胚胎龄。如12个卵裂球时，约为第3天，二胚层胚盘为第2周；第4~5周可用体节数来推算，如4对体节约为20天、10对体节约为22天等；第5~8周可利用鳃弓、颜面及四肢的特点来推算。

（二）胚胎各期外形特征

胚胎学家所获得的人胚胎标本，大多缺乏产妇月经时间的准确记录。胚胎学家根据大量胚胎标本的观察研究，总结归纳出各期胚胎的外形特征和长度，以作为推算胚胎龄的依据。

五、胎膜与胎盘

胎膜与胎盘是胚胎发育过程中的附属结构，对胚胎起保护、营养、呼吸、排泄和内分泌等作用。胎儿娩出后，胎膜和胎盘即与子宫壁分离并被一起排出，总称衣胞（afterbirth）。

（一）胎膜

胎膜（fetal membrane）包括绒毛膜、羊膜囊、卵黄囊、尿囊和脐带（图16-10）。

1. 绒毛膜（chorion） 胚泡植入子宫内膜后，细胞滋养层局部增殖，伸入合体滋养层内，在胚泡表面形成许多绒毛状突起。以细胞滋养层为中轴，外裹合体滋养层，称初级绒毛干（primary stem villus）。胚外中胚层形成后，与滋养层紧密相贴形成绒毛膜板。当胚外中胚层伸入初级绒毛干内，则形成次级绒毛干（secondary stem villus）。随着发育，次级绒毛干内的胚外中胚层分化为结缔组织和血管，并与胚体内的血管相通，即形成三级绒毛干（tertiary stem villus）（图16-11）。各级绒毛干都发出分支，形成许多细小的绒毛。绒毛干末端的细胞滋养层细胞增殖，穿越合体滋养层插入蜕膜内，并在合体滋养层的外表面和蜕膜组织的表面继续扩展，形成一层细胞滋养层壳（cytotrophoblast shell）（图16-14），使绒毛膜与蜕膜牢固连接。

合体滋养层细胞溶解邻近的蜕膜组织与其内的小血管，形成滋养层陷窝，滋养层陷窝扩大融合，成为绒毛间隙（intervillous space），其内充满了母体血。绒毛浸浴其中，胚胎借绒毛汲取母血中的营养物质并排出代谢产物。

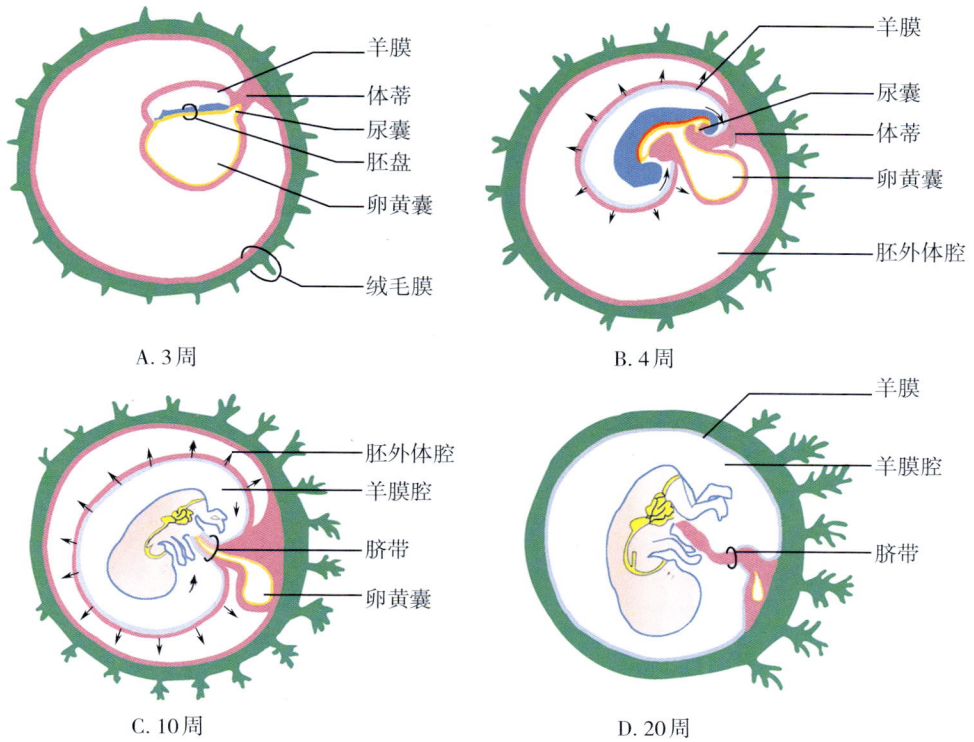

A. 3周　　　　　　　　　　　　　　　　B. 4周

C. 10周　　　　　　　　　　　　　　　　D. 20周

▲ 图16-10　胎膜的演变

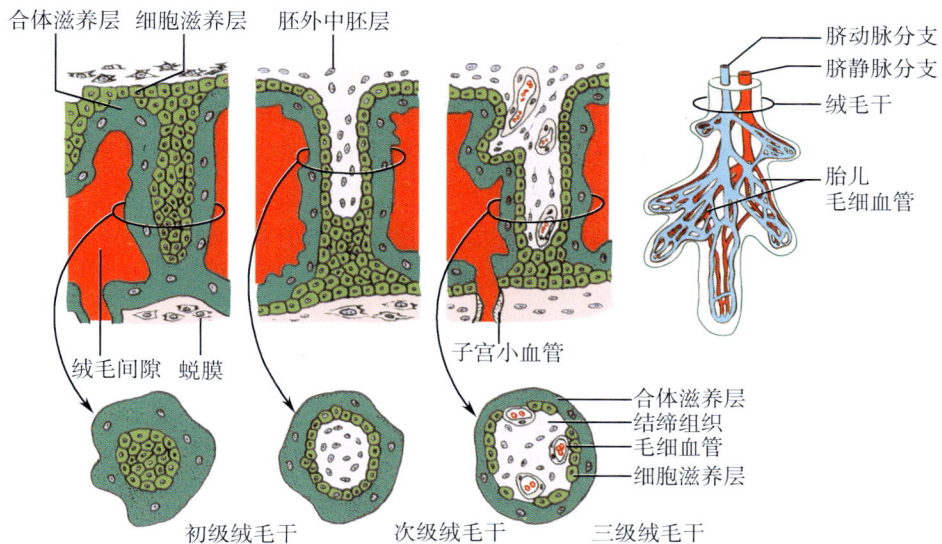

初级绒毛干　　　　次级绒毛干　　　　三级绒毛干

▲ 图16-11　绒毛的分化

　　胚胎早期，绒毛分布均匀。第6周后，基蜕膜侧的绒毛因营养丰富而生长旺盛，形成丛密绒毛膜（chorion frondosum），与基蜕膜共同构成胎盘。包蜕膜侧的绒毛因营养不良而退化，称平滑绒毛膜（chorion leave），平滑绒毛膜和包蜕膜逐渐与壁蜕膜融合，参与构成衣胞（图16-10，图16-12）。

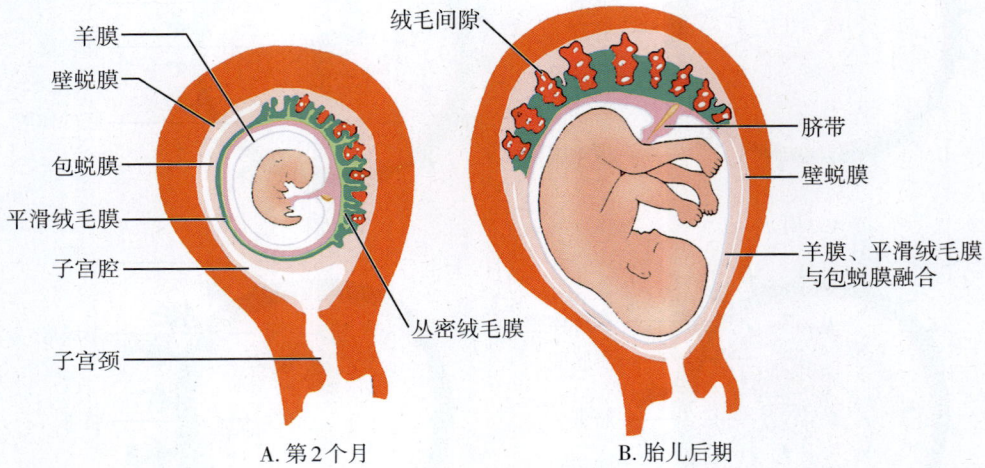

▲ 图16-12　胎膜、蜕膜与胎盘

在绒毛膜发育过程中，若绒毛膜中的血管发育不良，则会影响胚胎发育，甚至导致胚胎死亡。若绒毛表面的滋养层细胞过度增生，绒毛中轴间质变性水肿，血管消失，则胚胎被吸收而消失，整个胎块变成囊泡状，似葡萄状结构，称葡萄胎。若滋养层细胞癌变，则为绒毛膜上皮癌。

相关链接 ｜ **无创DNA产前检测技术**

由于合体滋养层细胞直接浸浴在绒毛间隙的母血中，胎儿的代谢物质包括发生凋亡的滋养层细胞，可以通过胎盘进入母体的血液循环。因此，通过检测母亲的外周血，能够对胎儿的DNA进行分离和测序，测序结果经生物信息学分析，可以得到胎儿的遗传信息，该技术已在临床用于胎儿非整倍体风险检测，可以准确检测出13、18、21三体综合征。这种检测只抽取母亲的外周血，不同于其他需利用胎儿细胞或体液的产前诊断方法，能够避免对胚胎的潜在伤害，所以被称为无创DNA产前检测技术。

2. 羊膜囊（amnion） 由羊膜环绕羊膜腔而成。羊膜（amniotic membrane）薄而透明，无血管，由羊膜上皮与胚外中胚层组成。羊膜最初附于胚盘边缘，随着胚体形成、羊膜腔扩大和胚体凸入羊膜腔内，羊膜逐渐在胚胎的腹侧融合并包裹于体蒂表面，将胎儿封闭于羊膜腔内。羊膜腔的扩大逐渐使羊膜与平滑绒毛膜相贴，胚外体腔消失（图16-10）。

羊膜腔内充满羊水（amniotic fluid）。羊水由羊膜上皮细胞的分泌物和胚胎的排泄物组成。羊水不断产生，又不断被羊膜吸收和胎儿吞饮入消化管，使羊水得以更新。足月胎儿的羊水量约1 000ml。若少于500ml为羊水过少，常见于胎儿无肾或尿道闭锁等；多于1 500ml为羊水过多，常见于消化管闭锁、无脑儿等。

羊膜囊和羊水对胚胎有保护作用。胎儿浸浴在羊水中，可防止胎儿肢体粘连；能缓冲外力对胎儿的振动和压迫；分娩时羊水有扩张宫颈和冲洗产道作用。穿刺吸取羊水进行细胞染色体检查或测定羊水中某些生化指标，能早期诊断某些遗传性疾病。

3. 卵黄囊（yolk sac） 由下胚层周边的细胞向腹侧生长、延伸而成。人类卵黄囊内无卵黄，退化早，基本上是生物进化过程的重演。但卵黄囊壁的胚外中胚层密集成细胞团，称血岛（blood island）（图17-15），是人体造血干细胞和血管的原基。卵黄囊尾侧的内胚层，分化为原始生殖细胞（primordial germ cell）（图17-10），由此迁移至生殖腺嵴，分化为精原细胞和卵原细胞。卵黄囊顶壁的内胚层随胚盘向腹侧包卷形成原始消化管，其余留在胚外的部分被包入脐带，与原始消化管相连的部分逐渐缩窄，称卵黄蒂，于第5~6周闭锁，卵黄囊也逐渐退化消失。

4. 尿囊（allantois） 是卵黄囊尾侧的内胚层向体蒂内长入的一个盲囊（图16-10）。人胚的尿囊发生于第3周初，仅存数周，其根部参与形成膀胱顶部，其余部分退化为脐尿管，卷入脐带内，后闭锁为脐中韧带。但尿囊壁的胚外中胚层形成尿囊动脉和尿囊静脉，并不随尿囊退化，而是演化为脐动脉和脐静脉。

5. 脐带（umbilical cord） 系胚体与胎盘间相连接的条索状结构，外包光滑的羊膜，内含黏液性的结缔组织、脐动脉、脐静脉和退化的卵黄蒂及脐尿管等（图16-10），是胎儿与胎盘间物质运输的唯一通道。脐动脉两条，将胚胎的静脉血运送到胎盘的绒毛内，与绒毛间隙内的母体血进行物质交换；脐静脉一条，将绒毛汇集的动脉血送回胚胎。

胎儿出生时，脐带长度40~60cm。长度不足30cm，称脐带过短，可在胎儿娩出或分娩时引起胎盘早期剥离而造成出血过多；长度超过70cm，称脐带过长，可打结、缠绕胎儿颈部或其他部位等，影响胎儿发育甚至导致胎儿窘迫、胎死宫内。

（二）胎盘

胎盘（placenta）由胎儿的丛密绒毛膜与母体的基蜕膜共同构成（图16-12）。

1. 胎盘的结构 胎盘呈圆盘状，中央略厚，边缘稍薄。足月胎儿胎盘的直径15~20cm。胎儿面光滑，覆有羊膜，脐带附着于中央或稍偏，少数附于边缘，透过羊膜可见脐血管的分支由脐带附着处向四周呈辐射状走行。母体面粗糙，是胎盘从子宫剥离后的基蜕膜的残破面，由不规则的浅沟分隔为15~30个胎盘小叶（图16-13）。

在胎盘的垂直断面上可见胎盘由3层结构组成：胎儿面被覆羊膜，其深面为绒毛膜板；中层为绒毛和绒毛间隙，间隙中充满着母体血；母体面为细胞滋养层壳和基蜕膜构成的基板。绒毛膜板发出40~60个绒毛干，每个绒毛干又分出数个分支，绒毛干的末端以细胞滋养层壳固定于基蜕膜。从基蜕膜上发出若干小隔，称胎盘隔（placental septum），伸入绒毛间隙，将胎盘分隔为胎盘小叶（cotyledon），每个小叶中含1~4个绒毛干及其分支。胎盘隔的远端游离，不与绒毛膜板接触，因而胎盘小叶之间的分隔不完全，母体血可以在胎盘小叶之间流动。子宫动脉和子宫静脉穿过蜕膜开口于绒毛间隙（图16-14）。

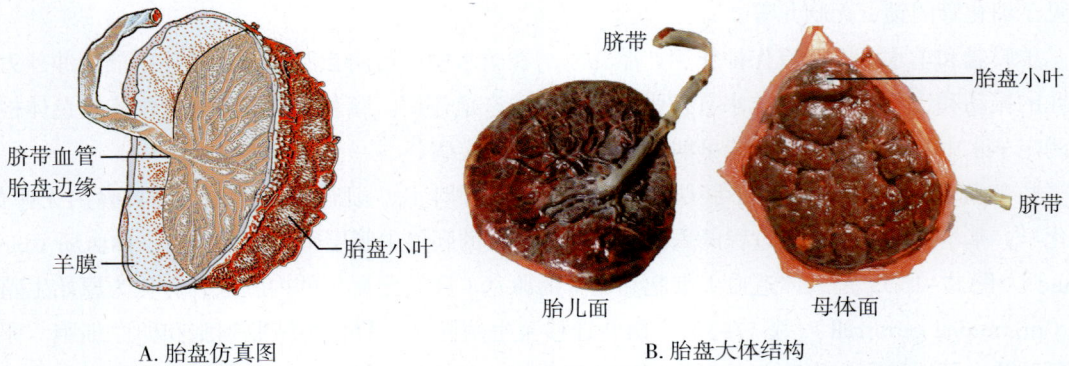

脐带血管
胎盘边缘
羊膜
胎盘小叶

脐带
胎盘小叶
脐带
胎儿面
母体面

A. 胎盘仿真图
B. 胎盘大体结构

▲ 图 16-13　胎盘大体结构

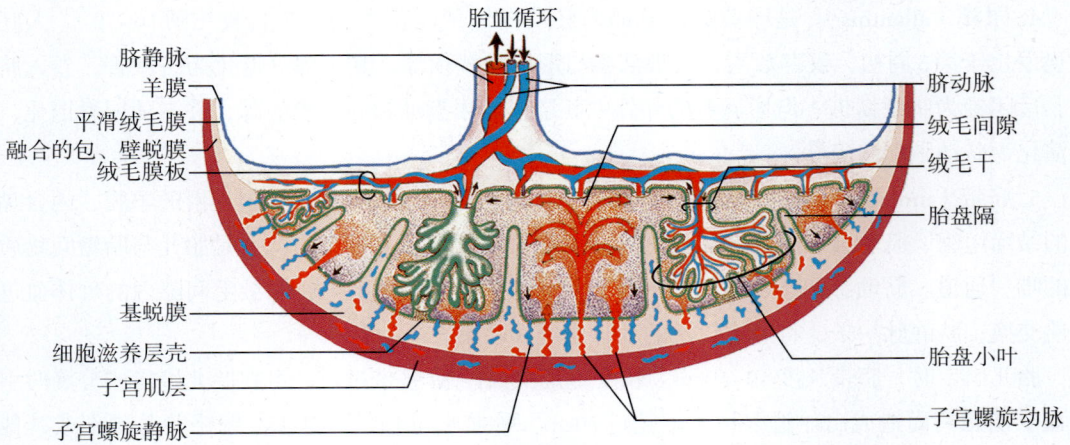

胎血循环
脐静脉
羊膜
平滑绒毛膜
融合的包、壁蜕膜
绒毛膜板
脐动脉
绒毛间隙
绒毛干
胎盘隔
基蜕膜
细胞滋养层壳
子宫肌层
子宫螺旋静脉
胎盘小叶
子宫螺旋动脉

▲ 图 16-14　胎盘的结构与血液循环

2. 胎盘的血液循环　胎盘内有母体和胎儿两套血液循环通路，两者的血液在各自的封闭管道内循环，互不混合，但可进行物质交换。母体动脉血由子宫螺旋动脉注入绒毛间隙，在此与绒毛内毛细血管的胎儿血进行物质交换后，由子宫静脉回流入母体。胎儿脐动脉内的静脉血最终进入绒毛内的毛细血管，与绒毛间隙内的母体血进行物质交换后，成为动脉血，汇集入脐静脉回流到胎儿（图 16-14）。

将母体血与胎儿血隔开，又能进行选择性物质交换所通过的结构，称胎盘屏障（placental barrier），或胎盘膜（placental membrane），由合体滋养层、细胞滋养层及其基膜、绒毛内结缔组织、毛细血管基膜及内皮构成（图 16-15）。妊娠晚期，由于细胞滋养层在许多部位消失，以及合体滋养层在某些部位变薄，胎血与母血之间仅隔以绒毛内的毛细血管内皮、薄层合体滋养层及二者共同的基膜，更利于物质交换。合体滋养层在某些部位较厚，是合成与分泌激素的主要部位。

3. 胎盘的功能　胎盘具有物质交换、防御屏障和内分泌等功能。

（1）物质交换：选择性物质交换是胎盘的主要功能。胎儿通过胎盘从母血中获得营养和 O_2，排出代谢产物和 CO_2。因此胎盘有相当于出生后小肠、肺和肾的功能。

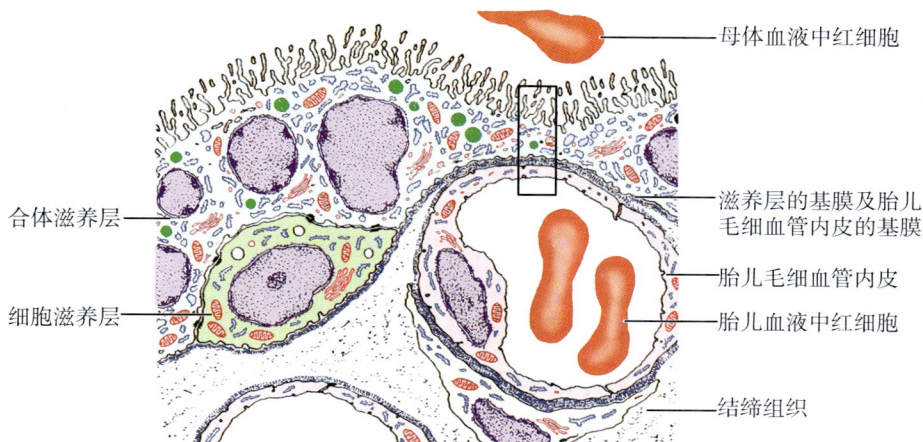

母体血液中红细胞

滋养层的基膜及胎儿毛细血管内皮的基膜

胎儿毛细血管内皮

胎儿血液中红细胞

结缔组织

合体滋养层

细胞滋养层

▲ 图16-15　胎盘屏障（框内为晚期胎盘屏障）

（2）防御屏障：胎盘膜的屏障作用很有限，多数药物和病毒可以透过胎盘屏障进入胎儿体内，影响胎儿发育，故孕妇用药需慎重，并应预防感染。

（3）内分泌：胎盘形成后逐渐取代妊娠黄体开始内分泌功能，胎盘的合体滋养层能分泌多种激素，对维持妊娠有重要作用。激素主要包括：① 人绒毛膜促性腺激素（human chorionic gonadotropin，HCG），其作用与黄体生成素类似，能促进黄体的继续存在和分泌，以维持妊娠；还能抑制母体对胎儿、胎盘的免疫排斥作用。HCG在受精后第2周即出现于母血中，第9~11周达高峰，以后逐渐减少；由于该激素在受精后第2周可以从孕妇尿中检出，故常作为早孕诊断的指标之一。② 人胎盘催乳素（human placental lactogen，HPL），能促进母体乳腺和胎儿的生长发育。③ 孕激素和雌激素，于妊娠第16周开始分泌，逐渐替代黄体以继续维持妊娠。胎盘还能分泌松弛素等。松弛素在妊娠期间，促使子宫平滑肌松弛，以维持妊娠；分娩时，与雌激素协同作用，引起耻骨联合分离和子宫颈扩张，为分娩做准备。

临床案例及课程思政　　　　　　　**前置胎盘**

ER-16-13

ER-16-13　前置胎盘（临床案例）

六、双胎、多胎与连体双胎

人胚发生大部分是单卵受精，单胎发育。但在少数情况下，也可发生双胎、多胎，甚至是连体双胎。

（一）双胎

双胎（twins）又称孪生，双胎的发生率约占新生儿的1%，有两种情况：

1. 双卵双胎（dizygotic twins） 又称假孪生，卵巢一次排出两个卵，分别受精后发育为两个胎儿，占双胎的大多数。它们有各自独立的胎膜和胎盘，性别相同或不同，相貌和生理特性的差异如同一般的同胞兄妹。

2. 单卵双胎（monozygotic twins） 又称真孪生，一个受精卵发育为两个胚胎，此种双胎的遗传基因完全相同，是一种天然克隆。两个体间可以互相进行组织和器官移植而不引起免疫排斥反应。单卵双胎发生的机制有以下3种：① 形成两个卵裂球，由两个卵裂球各自发育成一个胎儿，有各自的胎盘、绒毛膜、羊膜囊和脐带。② 形成两个内细胞群，两个内细胞群各自发育成一个胎儿，他们有共同的绒毛膜和胎盘，但各有自己的羊膜囊和脐带。③ 形成两个原条与脊索，诱导形成两个神经管，发育为两个胎儿，位于同一个羊膜腔内，共用一个绒毛膜与胎盘（图16-16）。

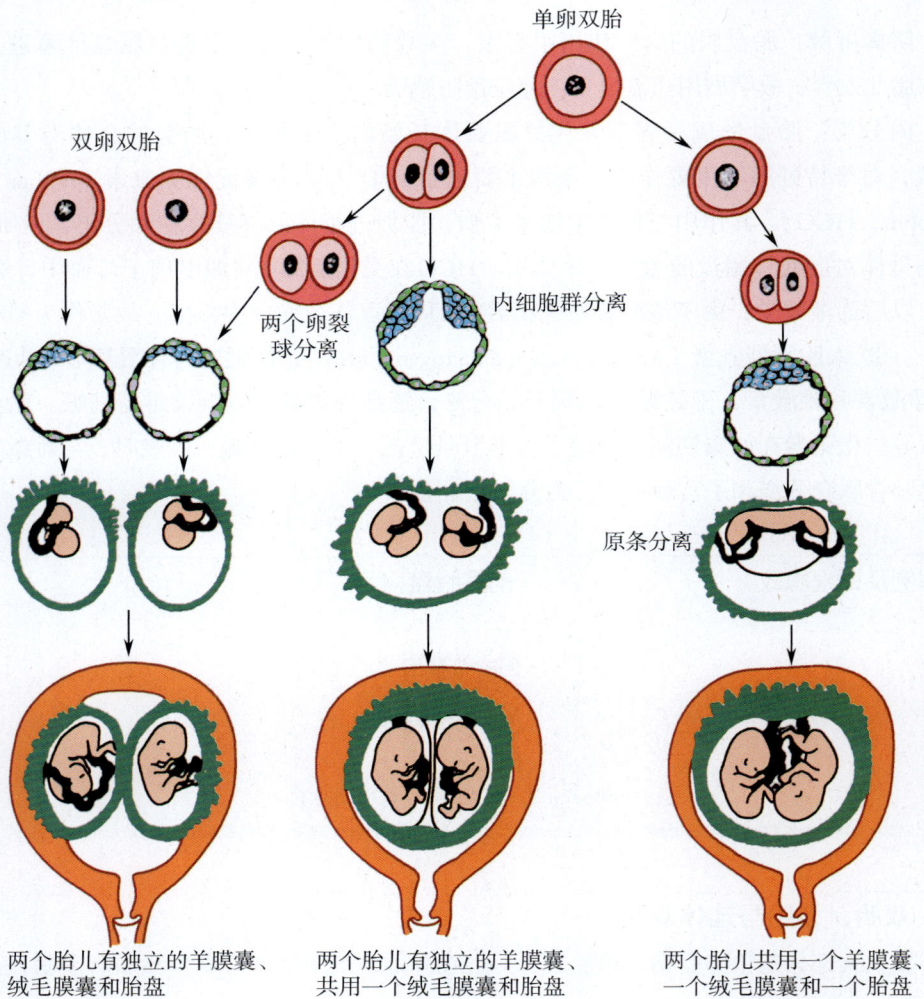

▲ 图16-16 单卵双胎的形成

（二）多胎

一次分娩出生两个以上的新生儿，称多胎（multiple birth）。多胎形成的原因与双胎相同，有单卵多胎、多卵多胎及混合多胎。三胎的发生率约为万分之一，四胎的发生率约为百万分之一，四胎以上十分罕见，多胎不易存活。

（三）连体双胎

连体双胎（conjoined twins）是指两个未完全分离的单卵双胎，躯体的某一部分仍然连在一起。连体双胎有对称型和不对称型。对称型指两个胚胎大小相同，可有头连双胎、臀连双胎和胸腹连体双胎等。不对称型是双胎一大一小，小者常发育不全，形成寄生胎或胎中胎（图16-17）。

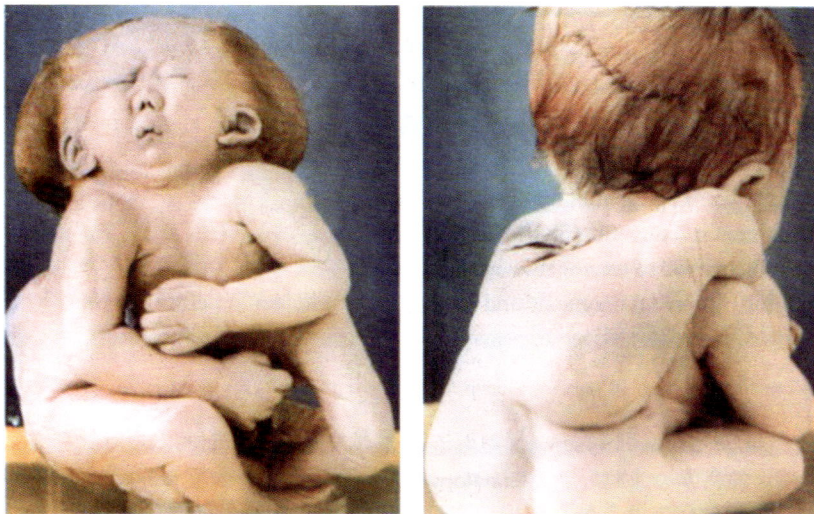

A. 头胸连体双胎　　　　　　　　B. 寄生胎

▲ 图16-17　连体双胎和寄生胎

七、先天畸形概述

先天畸形（congenital malformation）一般是指胎儿在器官形成过程中，由于某些因素影响所导致的形态结构或功能代谢异常。外形异常出生时即可发现，但某器官的内部结构异常或生化代谢异常，则在出生后一段时间或相当长时间内才显现，故用出生缺陷（birth defect）更为确切。

（一）先天畸形的种类

先天畸形的发生率一般为1%~2%；新生儿死亡中，先天畸形占20%~30%。先天畸形有数种类型。① 整胎发育畸形：多由严重遗传缺陷引起，大都在胚胎早期死亡或流产；② 胚胎局部发育畸形：由胚胎局部发育紊乱引起，畸形多在两个器官以上，如头面发育不全和并肢畸形等；③ 器官和器官局部畸形：为某一器官不发生或发育不全，如双侧或单侧肺发育不全、室间隔缺损和肾缺如等；④ 组织分化不良性畸形：由组织分化紊乱引起，出生时不易发现，如先天性软骨发育不全和先天性巨结肠等；⑤ 发育过度性畸形：为某器官或器官的一部分增生过度，如多指/趾畸形等；⑥ 吸收不全性畸形：胚胎发育过程中，有些结构全部或部分被吸收，如果吸收不全则出现畸形，如不通肛、蹼状指/趾等；⑦ 超数和异位发生性畸形：器官形成多个发生中心或器官发生异位而引起，如多乳腺、异位乳腺、双肾盂和双输尿管等；⑧ 发育滞留性畸形：器官发育中途停止，器官呈中间状态，如双角子宫、隐睾等；⑨ 遗传结构残留：因退化失败所致，如动脉导管未闭等；⑩ 寄生畸形：不对称连体双胎时，大胎儿称主胎，小胎儿即寄生胎，大胎儿包围小胎儿，寄生胎附属在主胎上并成为其一部分。

（二）先天畸形的发生原因

先天畸形是胚胎发育紊乱的结果。在整个胚胎发育过程中都有可能因为遗传因素调控或者环境因素影响而导致发育异常。多数的先天畸形是遗传因素和环境因素相互作用的结果。

1. 遗传因素 包括基因突变和染色体畸变（染色体数目的异常和染色体结构的异常）。如果这些遗传改变累及了生殖细胞，由此引起的畸形就会遗传给后代。染色体畸变引起的畸形更常见。

2. 环境因素 能引起出生缺陷的环境因素，统称致畸因子（teratogen），包括母体所处的外环境、母体自身的内环境和胚胎所处的微环境。致畸因子主要有5类。① 生物性致畸因子：某些致畸微生物可通过胎盘屏障，直接作用胚体或作用于母体和胎盘，引起母体发热、酸中毒等，间接影响胚体发育。已确定的生物因子有风疹病毒、单纯疱疹病毒和梅毒等。② 物理性致畸因子：已确定的物理因子有各种射线、机械性压迫和损伤等；高温、严寒和微波等对动物有致畸作用，但对人类胚胎有无致畸作用，尚在探讨中。③ 致畸性药物：多数抗肿瘤药有明显致畸作用；某些抗生素、抗惊厥药物和激素均有不同程度的致畸作用。④ 致畸性化学物质：某些多环芳香碳氢化合物、亚硝基化合物、烷基、苯类化合物和重金属等，又称"环境激素"，通过扰乱机体内分泌影响胚胎质量。⑤ 其他致畸因子：大量吸烟、酗酒、缺氧和严重营养不良等均有致畸作用。

（三）致畸敏感期

受致畸因子作用最易发生畸形的发育阶段，称致畸敏感期（susceptible period to teratogenic agent）（图16-18）。各器官的高度敏感期都在第3~8周，此期的细胞增生、分化活跃，器官原基正在发生，对致畸因子（如某些药物、病毒和微生物等）的影响极其敏感，是易发生先天畸形的时期，孕妇在此期内应特别注意避免与致畸因子接触，以防止胎儿发生先天畸形。初孕2周时，细胞分化程度极低，如果致畸作用强，胚胎即死亡；如果致畸作用弱，少数细胞受损死亡，多数细胞可以代偿调整，较少发生畸形。胎期受致畸因素作用后，畸形较轻。但各器官的发育期不同，致畸敏感期也不同。

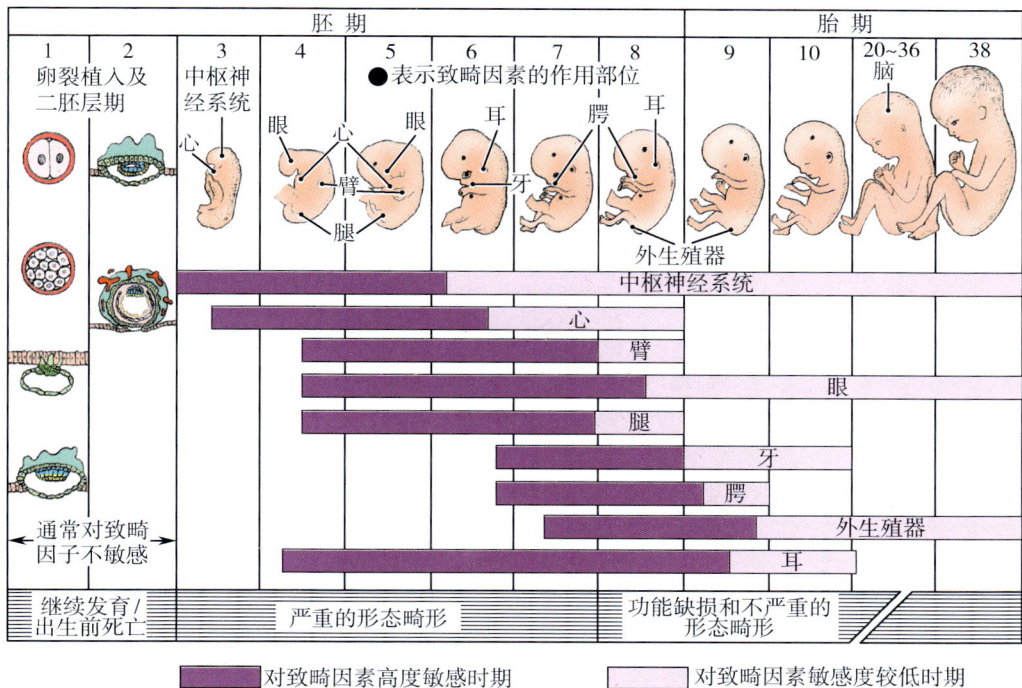

▲ 图16-18　人体主要器官的致畸敏感期

ER-16-14　第十六章　人胚早期发育（思维导图）

ER-16-15
第十六章
自测题

选择题：

1. 卵子排出后可保持受精能力的时间为

A. 6~12小时

B. 12~24小时

C. 36~48小时

D. 48~60小时

E. 60~72小时

2. 胚胎植入下列何处，可形成前置胎盘

A. 近子宫颈内口处

B. 子宫近输卵管开口处

C. 输卵管峡部

D. 输卵管壶腹部

E. 子宫体上部

3. 胎盘的特点不包括

A. 胎儿面有羊膜覆盖

B. 母体面粗糙有胎盘小叶

C. 由胎儿的平滑绒毛膜和母体的基蜕膜构成

D. 物质交换时需通过胎盘屏障

E. 能分泌激素

4. 胚体最易受到致畸因子作用而发生畸形的时段为受精后的

A. 1~2周

B. 3~5 周

C. 3~8 周

D. 5~10 周

E. 10~12 周

5. 患儿，男，3月龄。骶尾部正中区域有一肿块，直径约4cm，囊实性，确诊为畸胎瘤。该肿瘤最可能

的原因是

A. 原条未退化

B. 脊索未退化

C. 卵黄囊未退化

D. 体节未退化

E. 尿囊未退化

选择题答案：1. B 2. A 3. C 4. C 5. A

简答题：

1. 简述胚泡的结构；胚胎干细胞是指胚泡中的哪部分？

2. 什么叫胚盘？胚盘形成的时间和组成如何？发育为人体的胚盘有几个胚层？

3. 简述胎膜的组成和在胚胎发育过程中的主要作用。

4. 简述胎盘的结构与功能。

5. 简述胚胎容易发生畸形的时期。

（郝立宏）

第十七章　主要器官的发生

ER-17-1
第十七章　主要器官的发生（课件）

学习目标

知识目标	掌握　记住主要器官发生的原基，描述常见先天畸形的成因。
	熟悉　知道主要器官发生的时间。
	了解　了解主要器官发生的过程。
能力目标	1. 运用胚胎发育知识理解人体的结构和毗邻关系。
	2. 对照正常发育，解析先天性疾病的成因和主要表现。
素质目标	1. 通过学习主要器官的演变，加深对生物进化的理解，建立唯物主义世界观。
	2. 通过相关畸形的学习，增强宣传致畸敏感期保健的意识。
	3. 建立珍惜生命、尊重生命的价值观。

人体器官由内胚层、中胚层和外胚层分化形成。在器官迅速分化发育时，最易受到致畸因子的干扰而产生畸形。本章介绍主要器官的发生及其在发生过程中的主要畸形。

一、颜面的发生

人胚第4周，脑泡腹侧间充质局部增生形成额鼻突（frontonasal process），头部两侧间充质增生形成6对鳃弓，鳃弓左右对称。第一对鳃弓的腹侧份分为左右上颌突和左右下颌突。这些突起所围成的中央部分呈现凹陷，称口凹（stomodeum），即原始口腔。口凹的底为口咽膜（图17-1）。约人胚第4周，口咽膜破裂，口凹与前肠相通。

额鼻突下缘的外胚层增生，形成左、右鼻板，鼻板中央凹陷为鼻窝。鼻窝周缘间充质增生，内侧的隆起称内侧鼻突，外侧的隆起称外侧鼻突（图17-1）。

颜面由上述突起向正中集中愈合形成。左、右下颌突愈合，发育为下颌和下唇；左、右上颌突与同侧的外侧鼻突和内侧鼻突愈合，形成上颌与上唇的外侧份；左、右内侧鼻突愈合并向下延伸，形成鼻梁、鼻尖、人中和上唇的正中部分；左、右外侧鼻突发育为鼻侧壁与鼻翼；额鼻突发育为前额和鼻根。

眼最初发生于额鼻突的外侧，随着颜面的形成，两眼逐渐向中线靠近。外耳的位置原本很低，随着下颌与颈的发育而被推向后上方。第8周末，胚胎颜面初具人貌。

上颌突与同侧的内侧鼻突愈合不良，会导致人中外侧出现裂沟，即唇裂（cleft lip），多为单侧；左、右内侧鼻突，或两侧下颌突未愈合，将形成上唇或下唇的正中唇裂。上颌突与同侧的外侧鼻突未愈合，致口角与眼内眦之间形成裂沟，称面斜裂（oblique facial cleft）。

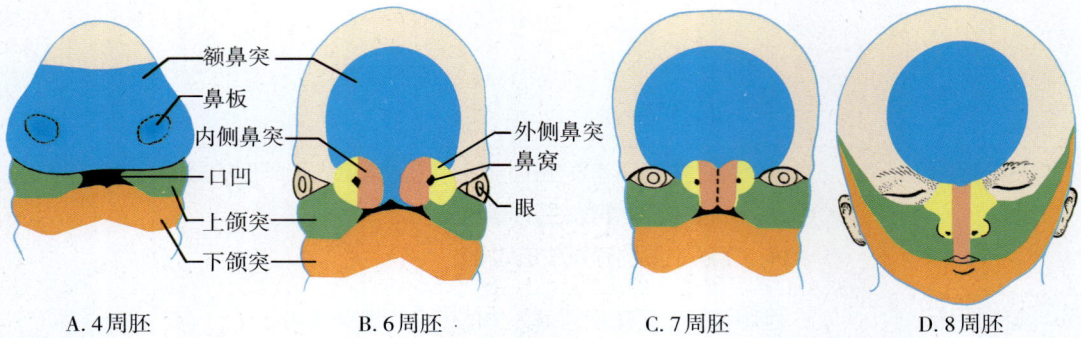

A. 4 周胚　　　　　B. 6 周胚　　　　　C. 7 周胚　　　　　D. 8 周胚

▲ 图 17-1　颜面形成过程

ER-17-2

ER-17-2 颜面的形成（动画）

二、消化系统和呼吸系统的发生

原始消化管分为前肠、中肠和后肠，是消化系统与喉以下的呼吸系统上皮的原基（图 17-2）。

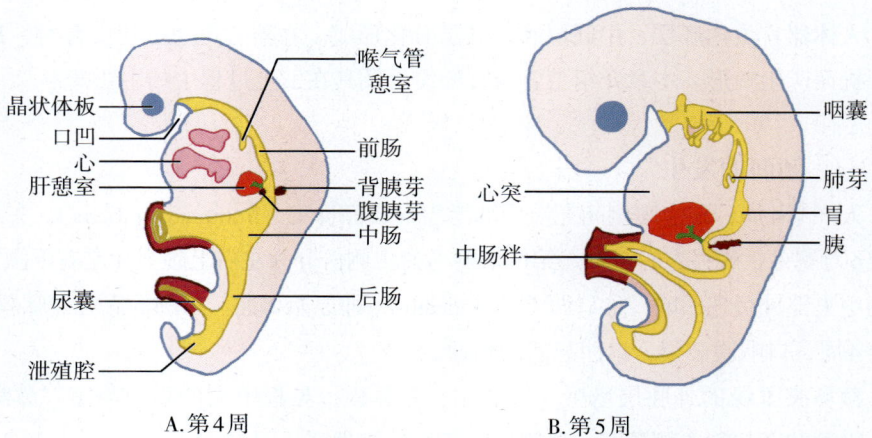

ER-17-3

ER-17-3 单侧唇裂（图片）

A. 第 4 周　　　　　　B. 第 5 周

▲ 图 17-2　原始消化管的早期演变

ER-17-4

ER-17-4 面斜裂（图片）

（一）消化系统的发生

1. 前肠的演变

（1）原始咽的演变：前肠头端的膨大，称原始咽（primary pharynx），其侧壁向外膨出形成 5 对咽囊（pharyngeal pouch）（图 17-3）。咽囊逐渐演化形成咽鼓管、中耳鼓室、腭扁桃体、胸腺及甲状旁腺。原始咽的腹侧正中部发育为甲状腺，其余部分发育为咽。

图中标注：

A. 5周：上颌突、下颌突、鳃弓、鳃沟 I、II、III、IV、咽囊（1、2、3、4）、1、2、3、4、5

B. 6周：上颌突、外耳道、原始鼓室、咽鼓管、腭扁桃体原基、下甲状旁腺原基、胸腺原基、上甲状旁腺原基、后鳃体、I、II、III、IV

C. 7周：舌盲孔、甲状腺、甲状旁腺、胸腺

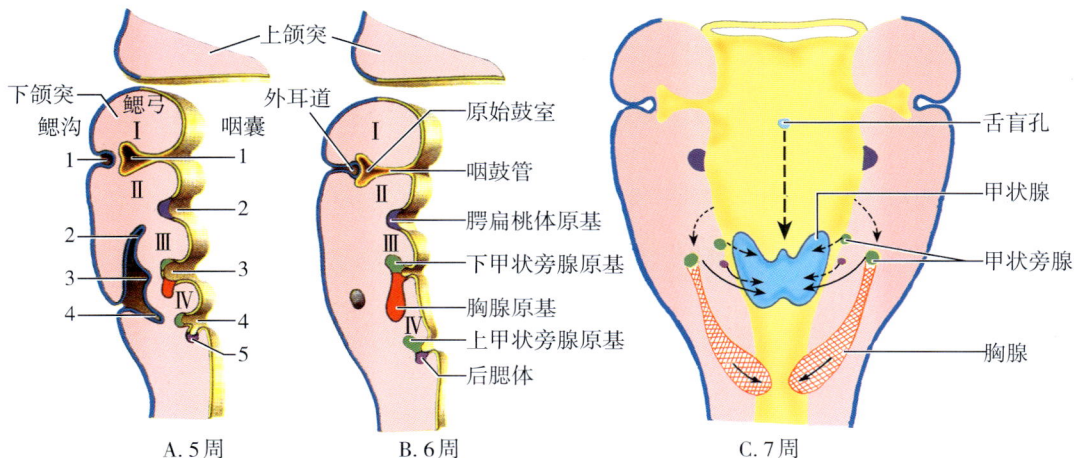

▲ 图17-3　咽囊的演变

（2）**食管和胃的发生**：人胚第4周初，食管由原始咽尾端发育，胃由前肠尾段发育。胃最初为梭形膨大，其背侧缘生长快，形成胃大弯；腹侧缘生长慢，形成胃小弯。胃大弯头端膨起，形成胃底（图17-4）。由于胃背系膜迅速生长形成突向左侧的网膜囊，人胚第6周开始，胃沿纵轴顺时针旋转90°，结果胃大弯从背侧转向左侧，胃小弯从腹侧转向右侧；胃的头端因肝的快速增大被推向左侧，使胃的长轴由垂直方向变为从左上斜向右下的斜行方位。

胃尾端的前肠发育为十二指肠近侧段。

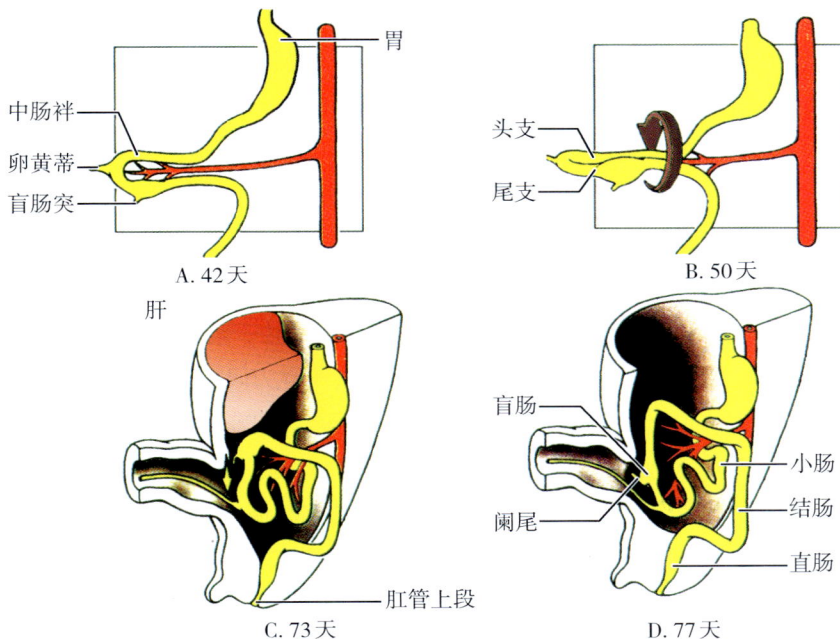

图中标注：

A. 42天：胃、中肠袢、卵黄蒂、盲肠突

B. 50天：头支、尾支

C. 73天：肝、肛管上段

D. 77天：盲肠、阑尾、小肠、结肠、直肠

ER-17-5
胃的发生
（图片）

▲ 图17-4　胃、肠管的发生

（3）肝、胆和胰的发生：人胚第4周初，前肠末端近卵黄囊处的腹侧壁内胚层细胞增生，形成一个囊状突起，称肝憩室（hepatic diverticulum），为肝和胆的原基（图17-2，图17-5）。肝憩室分头支和尾支。头支较大，发育为肝；尾支较小，发育为胆囊和胆囊管；肝憩室根部发育为胆总管，开口于十二指肠。近肝憩室尾缘的前肠内胚层细胞增生，先后形成背胰芽（dorsal pancreatic bud）和腹胰芽（ventral pancreatic bud），分别演变成背胰和腹胰（图17-2，图17-5）。背胰和腹胰转至胚体左侧并融合为胰。

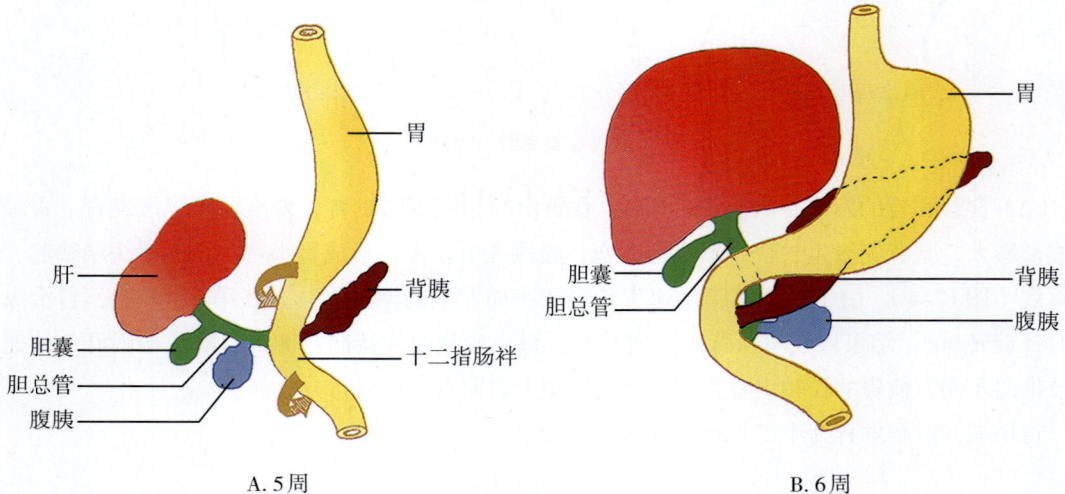

胃

肝

胆囊

胆总管

腹胰

背胰

十二指肠袢

A. 5周

胃

胆囊

胆总管

背胰

腹胰

B. 6周

▲ 图17-5　肝、胆和胰的发生

2. 中肠的演变　人胚第5周始，中肠生长较快，致使中肠向腹侧弯曲形成"U"形中肠袢（midgut loop），肠袢顶端连于卵黄蒂。近卵黄蒂处有一突起，称盲肠突（caecal swelling）（盲肠、阑尾始基）。第6周时，由于肠袢的迅速生长和肝、肾的发育，腹腔容量相对变小，迫使肠袢突入脐腔，形成生理性脐疝（physiological umbilical herniation）。肠袢在脐腔中继续生长并以肠系膜上动脉为轴发生90°逆时针方向旋转（由胚胎腹面观）。第10周时，腹腔容积增大，肠袢逐渐退回腹腔。在退回腹腔的过程中，肠袢再次发生逆时针180°旋转。最终，肠袢头支形成十二指肠远侧段、空肠和回肠近侧段；盲肠突与卵黄蒂之间的尾支发育为回肠远侧段；盲肠突下降至右髂窝，发育为盲肠和阑尾，伸长的部分形成升结肠；其余尾支发育为横结肠的右侧2/3（图17-4）。

3. 后肠的演变及泄殖腔的分隔　后肠的大部分被推向左侧，形成横结肠的左侧1/3，降结肠和乙状结肠。后肠的末端膨大，称泄殖腔（cloaca），其腹侧与尿囊相连，末端由泄殖腔膜封闭。第6~7周，后肠与尿囊间的间充质增生，形成尿直肠隔，将泄殖腔分为背侧的原始直肠（分化为直肠和肛管上段）和腹侧的尿生殖窦（演变为膀胱、尿道和女性的阴道前庭），并将泄殖腔膜分隔为背侧的肛膜和腹侧的尿生殖窦膜（图17-6）。肛膜外方的外胚层向内凹陷，称肛凹，演变为肛管下段。肛膜于第8周末破裂，形成齿状线，为肛管上段和下段的分界。

卵黄蒂于第6周闭锁。若卵黄蒂不闭锁，则肠道与脐相通，粪便可能从脐溢出，称脐肠瘘（umbilical fistula），又称脐瘘；若卵黄蒂基部未退化，则在回肠壁上距回盲部40~50cm处保留一个盲囊，称梅克尔憩室（Meckel diverticulum）。如果脐腔未闭锁，或肠祥未从脐腔退回腹腔，肠管可从脐部膨出，称先天性脐疝（congenital umbilical hernia）。

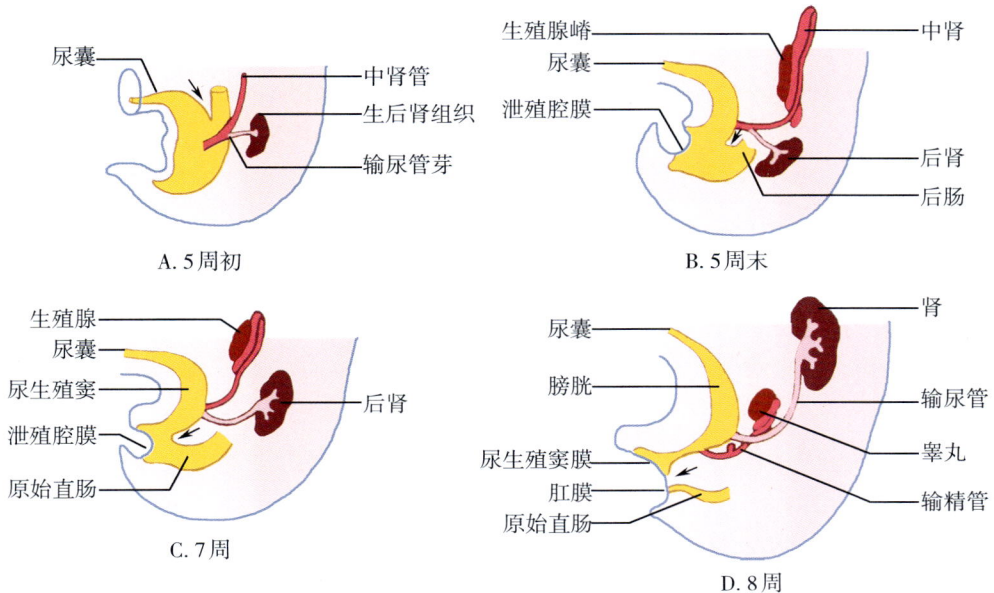

A. 5周初
B. 5周末
C. 7周
D. 8周

▲ 图17-6　泄殖腔的分隔
↑示尿直肠隔。

（二）呼吸系统的发生

除鼻腔、鼻窦及鼻咽部等来自外胚层以外，呼吸系统其余上皮均来自原始咽底壁的内胚层。第4周时，原始咽尾端底部正中出现一条纵沟，称喉气管沟。喉气管沟变深，由尾端向头端逐渐愈合形成管状盲囊，称喉气管憩室（laryngotracheal diverticulum）。其头端发育成喉，中段发育为气管，末端膨大形成左右两个分支，称肺芽（lung bud）。人胚第6个月末，肺芽已反复分支至17级左右，此时的肺内出现终末细支气管、呼吸性细支气管及少量肺泡（图17-7）。第7个月时，肺泡分化出Ⅰ型肺泡细胞和Ⅱ型肺泡细胞，并开始建立气–血屏障。

若Ⅱ型肺泡细胞分化不良，表面活性物质产生不足，将使肺泡表面张力增大，造成肺泡不张，引起新生儿呼吸窘迫综合征，又称透明膜病（hyaline membrane disease）、呼吸窘迫综合征。

三、泌尿系统和生殖系统的发生

泌尿系统和生殖系统主要来源于间介中胚层。其头段呈节段状为生肾节，其余部分为生肾索。生肾索增生，形成左右对称的尿生殖嵴（urogenital ridge），随后尿生殖嵴上出现纵沟，将其分为生殖腺嵴（gonadal ridge）和中肾嵴（mesonephric ridge）（图17-8）。

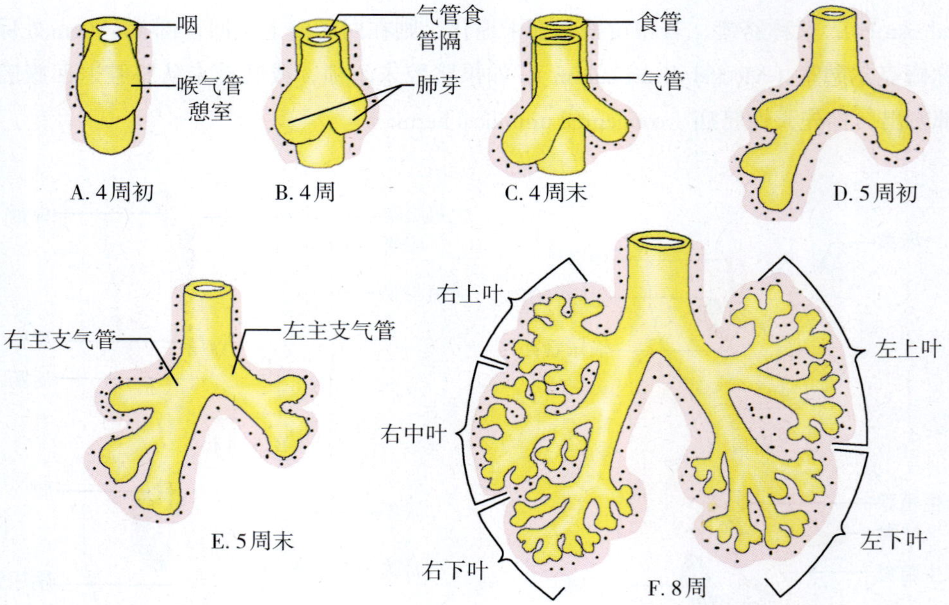
咽
喉气管
憩室
A. 4周初
气管食
管隔
肺芽
B. 4周
食管
气管
C. 4周末
D. 5周初
右主支气管
左主支气管
E. 5周末
右上叶
右中叶
右下叶
左上叶
左下叶
F. 8周

▲ 图17-7　呼吸系统的发生

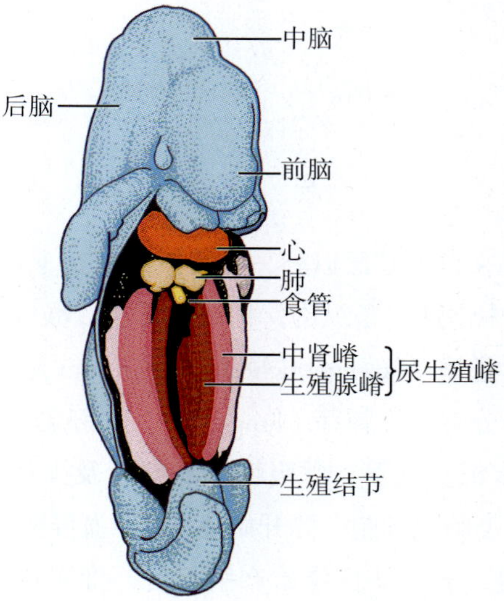
中脑
后脑
前脑
心
肺
食管
中肾嵴
生殖腺嵴
尿生殖嵴
生殖结节

▲ 图17-8　中肾嵴与生殖腺嵴发生

（一）泌尿系统的发生

1. 肾和输尿管的发生　人胚肾的发生先后经过前肾、中肾和后肾3个阶段（图17-9）。前肾与中肾几乎没有泌尿功能，第8周末，仅保留中肾管和少数中肾小管。后肾（metanephros）为人体的永久肾，由输尿管芽和生后肾组织发育而成（图17-6）。

	前肾		前肾
	中肾		中肾
生殖腺嵴		尿囊	
	后肾		后肾

A. 侧面观　　　　　　　　　　　　　B. 腹面观

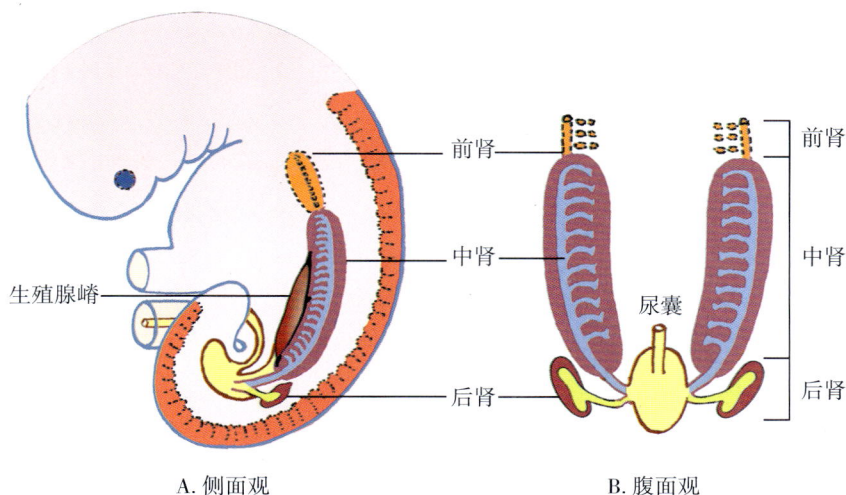

▲ 图17-9　前肾、中肾和后肾发生

ER-17-7　后肾的发生（图片）

　　输尿管芽（ureteric bud）是中肾管末端近泄殖腔处，向背外侧头方伸出的盲管，伸入中肾嵴尾端的中胚层中。输尿管芽反复分支演变成输尿管、肾盂、肾盏及集合管。生后肾组织（metanephrogenic tissue）由输尿管芽诱导中肾嵴尾端中胚层组织分化而成，其外周部分演变为肾被膜，内部在集合管的诱导下形成细胞团，继而中空演化成"S"形肾小管，一端与集合小管盲端接通，另一端膨大凹陷形成肾小囊。肾小囊与伸入的血管球（来自背主动脉的分支）形成肾小体。肾小管进一步伸长发育成为肾小管各段。肾小体与肾小管共同组成肾单位。人胚第3个月，后肾出现泌尿功能。

ER-17-8　肾单位的发生（动画）

　　肾的原始位置较低，位于盆腔。随着胎儿的生长和输尿管芽的伸展，肾上升至腰部。

　　在肾的发生过程中，若中肾管未长出输尿管芽，或输尿管芽未能诱导形成生后肾组织，则肾将不能发育，称肾缺如（renal agenesis）。由于*Pkd1*和*Pkd2*基因突变，导致细胞增殖、细胞极性及细胞间黏附异常，影响泌尿小管的发育，使肾单位产生的尿液积聚在肾小管内，出现许多大小不等的囊泡，称多囊肾（polycystic kidney）。肾在上升过程中受阻，未能达到正常解剖学位置，称异位肾（ectopic kidney）。若左右肾的下端互相融合，则称马蹄肾（horseshoe kidney）。

ER-17-9　常见的肾先天畸形（图片）

相关链接　　单侧肾缺如的发生率占出生婴儿的1/1 000，只有一个肾的新生儿是否无法存活呢？实际上，肾有很强的代偿功能，单侧肾缺如患者可能没有症状。人体只要有一侧肾是健康的，可以正常生活。这也是临床上肾移植开展的比较普遍的主要原因。

2. 膀胱和尿道的发生　主要来自泄殖腔腹侧份的尿生殖窦。其上段膨大发育成膀胱；中段在女性形成尿道大部分，在男性形成尿道前列腺部和膜部；下段在女性扩大成阴道前庭和尿道下段，男性形成尿道海绵体部。

尿生殖窦顶端借脐尿管与膀胱相通，脐尿管退化形成脐中韧带。若脐尿管不闭锁，出生后腹压升高时，尿液从脐部漏出，称脐尿瘘（urachal fistula）。

（二）生殖系统的发生

胚胎早期两性生殖系统的发生过程相似，分为性未分化期和性分化期。生殖腺和生殖管道于第7周开始分化，外生殖器第9周始见分化，至第12周能够分辨。

1. 生殖腺的发生及演变

（1）未分化性腺的发生：人胚第5周初，生殖腺嵴的表面上皮向深部增生形成初级性索（primary sex cord），卵黄囊的原始生殖细胞陆续迁入（图17-10）。此时的生殖腺不能区分睾丸或卵巢，故称未分化性腺。性腺的分化取决于胚胎细胞所含的性染色体。在Y染色体短臂上有 *SRY*（sex-determining region of Y chromosome）基因，使生殖腺向睾丸方向分化；若无 *SRY* 基因，则向卵巢方向分化。

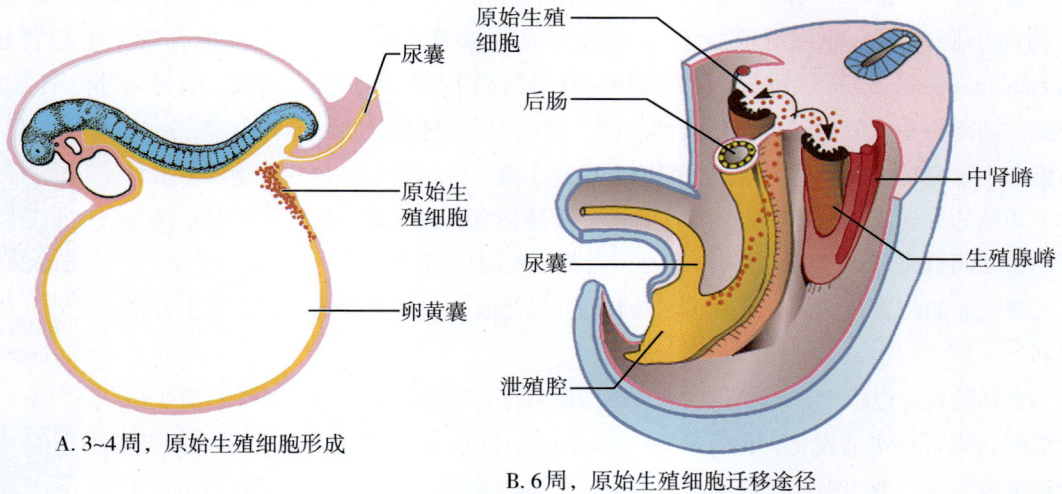

A. 3~4周，原始生殖细胞形成

B. 6周，原始生殖细胞迁移途径

▲ 图17-10　原始生殖细胞迁移

（2）睾丸的发生：第7周，初级性索形成生精小管和睾丸网。生精小管内的生精细胞来自原始生殖细胞，支持细胞来自初级性索（图17-11）。生精小管之间的间充质分化为睾丸间质和睾丸间质细胞，后者分泌雄激素。

（3）卵巢的发生：第10周，初级性索退化成为卵巢髓质。此后，生殖腺嵴的表面上皮再次向深部增殖形成次级性索（secondary sex cord）（图17-11）。第16周，次级性索形成原始卵泡，中央的卵原细胞来自原始生殖细胞，周围的卵泡细胞来自次级性索。

（4）睾丸和卵巢的下降：生殖腺最初位于腹腔后壁上部。在生殖腺尾端与阴唇阴囊隆起间有一条索状韧带，称引带（gubernaculum）。随着胚体变长，引带相对缩短并牵拉生殖腺下降。第3

个月时，卵巢停留在骨盆缘下方；第7~8个月，睾丸与包绕它的双层腹膜（形成鞘突）经腹股沟管下降至阴囊，鞘突形成鞘膜腔。

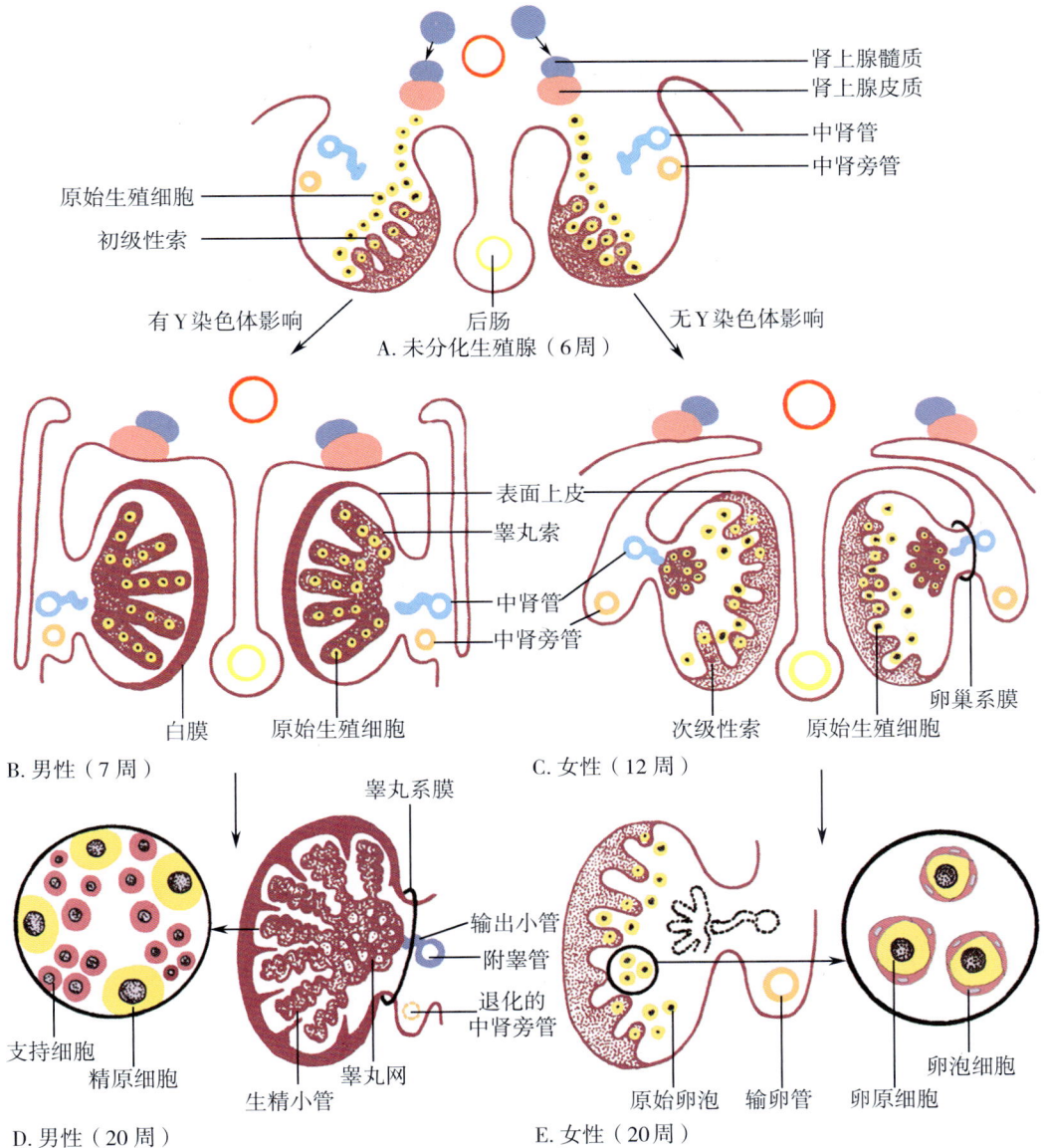

▲ 图17-11　生殖腺的发生与分化

若睾丸未下降至阴囊，停留在腹腔或腹股沟处，称隐睾（cryptorchidism）（图17-14A）。若鞘膜腔与腹腔间的通道未闭合或闭合不全，当腹压增高时肠管可突入鞘膜腔，形成

问题与思考

睾丸的生精细胞对温度相当敏感。请思考，为什么隐睾患者易患男性不育？结合这个知识点，男性在生活中要注意什么？

先天性腹股沟疝（congenital inguinal hernia）（图17-14B）。

2. 生殖管道的发生及演变

（1）未分化期：第6周时，男女胚胎均有两套生殖管道，即中肾管和中肾旁管各一对（图17-12）。中肾旁管（paramesonephric duct，又称Müller管）由中肾嵴体腔上皮凹陷后闭合而成，上端呈漏斗形开口于腹腔，下端突入尿生殖窦背侧壁，诱导此壁向窦腔内形成隆起，称窦结节（sinus tubercle）（图17-13）。

（2）男性生殖管道的分化：生殖腺分化为睾丸后，支持细胞分泌的抗中肾旁管激素使中肾旁管退化；睾丸间质细胞分泌的雄激素使中肾小管发育为附睾的输出小管，中肾管头段增长弯曲形成附睾管，中、下段形成输精管，尾端成为射精管和精囊（图17-12）。

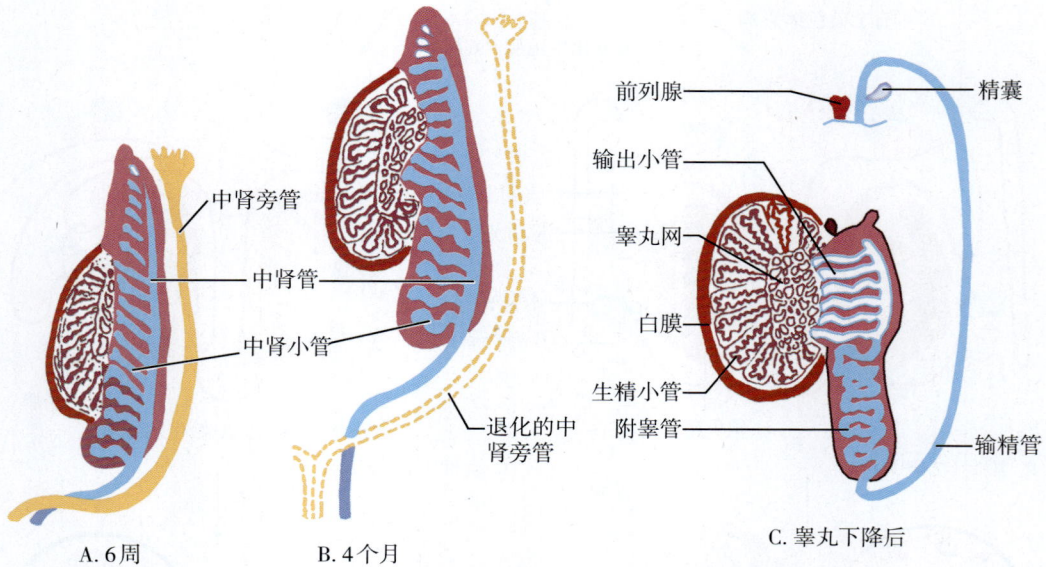

A. 6周　　　　　B. 4个月　　　　　C. 睾丸下降后

▲ 图17-12　男性生殖管道的演变

（3）女性生殖管道的分化：生殖腺分化为卵巢后，中肾管因缺乏雄激素而大部分退化，残留的中肾小管、中肾管形成卵巢冠、卵巢旁体等。中肾旁管因无抗中肾旁管激素的抑制而继续发育，其上段和中段形成输卵管，下段左右两侧在中线愈合，形成子宫及阴道穹窿部。窦结节增生并延长为阴道板，并于第5个月时演化为阴道（图17-13）。

双子宫（double uterus）为左右中肾旁管下段完全未愈合所致；若仅中肾旁管下段的上半部未愈合，则形成双角子宫（bicornuate uterus）；若中肾旁管下段完全未愈合，同时伴有阴道纵隔，则形成双子宫双阴道（double uterus with double vagina）（图17-14C）。

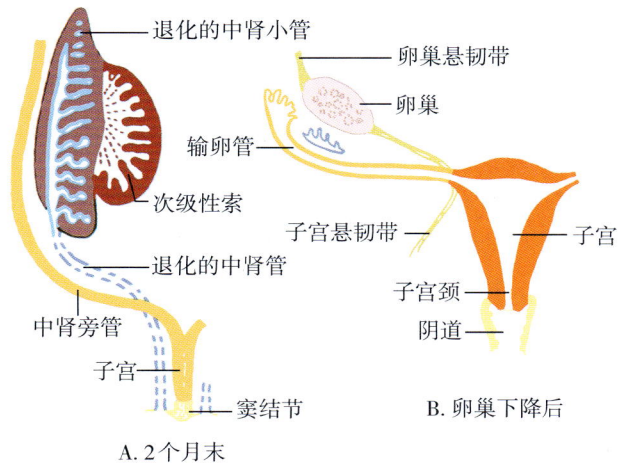

退化的中肾小管

卵巢悬韧带

卵巢

输卵管

次级性索

子宫悬韧带

子宫

退化的中肾管

子宫颈

中肾旁管

阴道

子宫

窦结节

B. 卵巢下降后

A. 2个月末

▲ 图17-13　女性生殖管道的演变

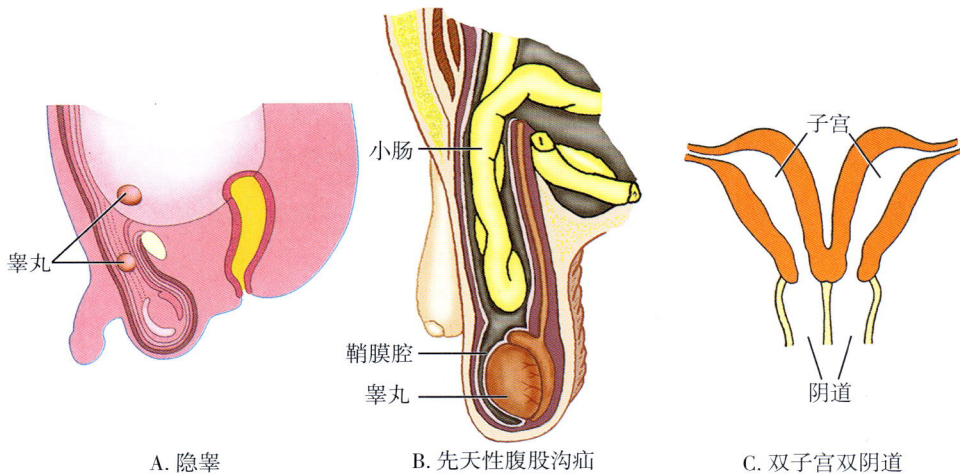

小肠

子宫

睾丸

鞘膜腔

睾丸

阴道

A. 隐睾

B. 先天性腹股沟疝

C. 双子宫双阴道

▲ 图17-14　生殖系统先天畸形

四、心血管系统的发生

血管发生于血岛和胚体内间充质，心脏发生于生心区。于第4周末开始定向血液循环，是胚胎发生过程中结构和功能形成最早的系统。

（一）血管的发生

人胚第15~16天，卵黄囊壁的胚外中胚层细胞首先形成血岛（blood island），继而血岛在体蒂和绒毛膜等处形成（图17-15）。不久血岛内出现间隙，周边细胞分化为内皮细胞，中央细胞游离分化为造血干细胞。相邻血岛的内皮细胞相互连接，形成胚外毛细血管网。

人胚第18~20天，胚体内间充质出现许多裂隙，周围细胞分化为内皮细胞，相邻血管内皮以出芽方式连接，形成胚内原始血管网。

约第4周末，胚内、胚外血管与心管相连形成了胚体循环、卵黄囊循环和脐循环（图17-16）。

（二）原始心脏的形成

第3周初，生心区（cardiogenic area）内出现一对生心板（cardiogenic plate），继而中空，形成一对心管（cardiac tube）。生心板的背侧出现围心腔（pericardial coelom）。随着胚体头褶和侧褶形成，左右心管融合为一条心管，称原始心，围心腔发育为心包腔。心管内皮形成心内膜的内皮层，心管周围的间充质形成心肌外套层（myoepicardial mantle），以后分化为心肌膜和心外膜；心管内皮和心肌外套层间的组织较疏松，称心胶质（cardiac jelly），以后分化成心内膜的结缔组织（图17-17）。

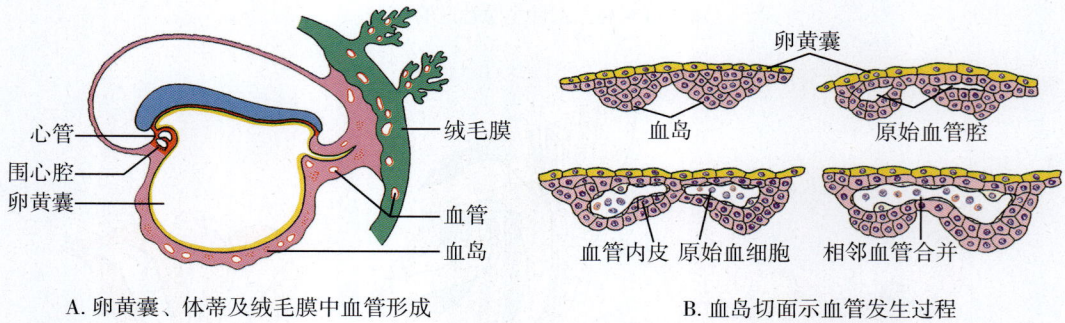

A. 卵黄囊、体蒂及绒毛膜中血管形成

B. 血岛切面示血管发生过程

▲ 图17-15　血岛和血管形成

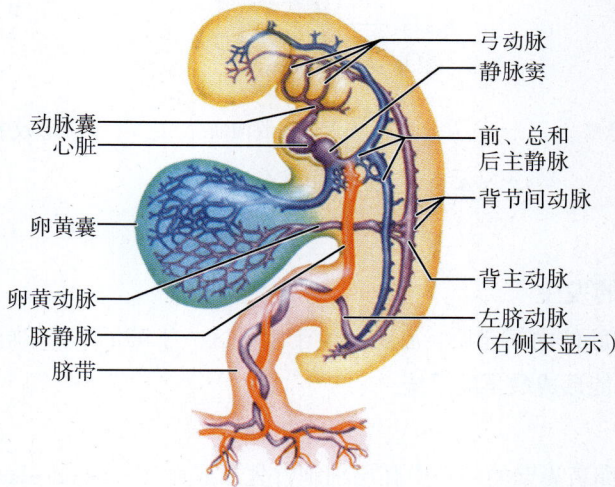

▲ 图17-16　原始心血管系统

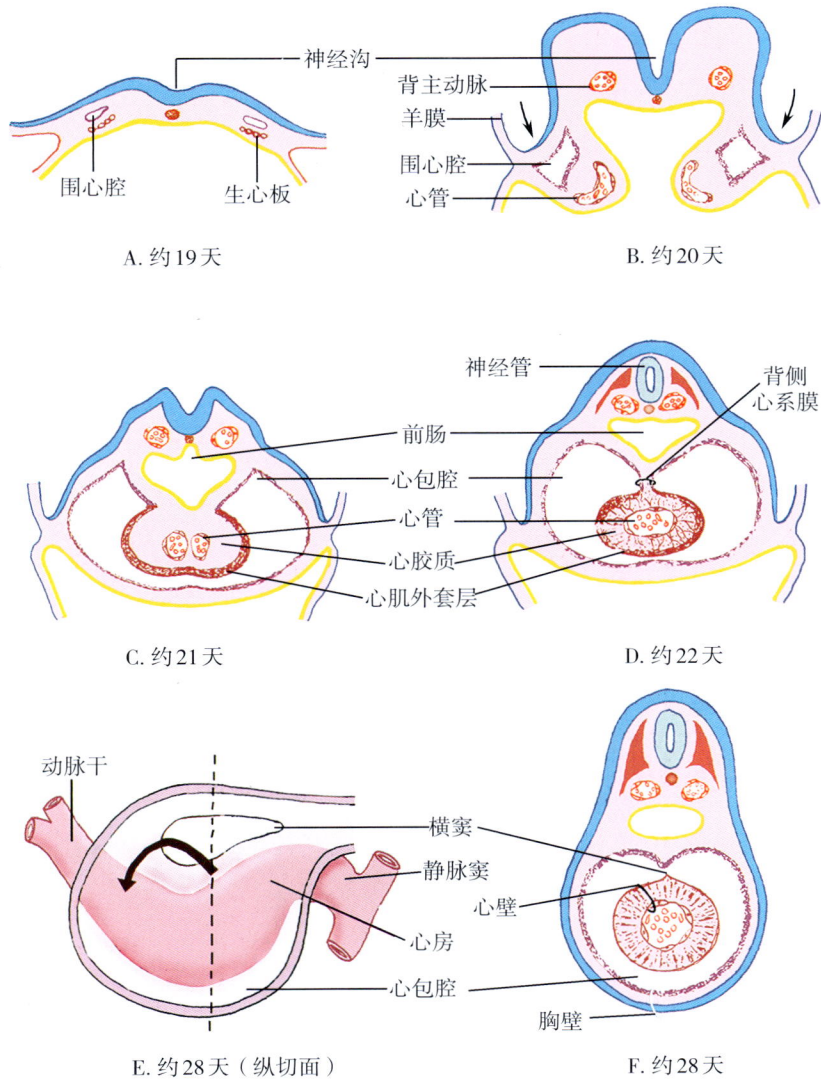

神经沟

背主动脉
羊膜
围心腔
心管

围心腔　　生心板

A. 约19天

B. 约20天

神经管

前肠

心包腔

心管

心胶质

心肌外套层

背侧
心系膜

C. 约21天

D. 约22天

动脉干

横窦

静脉窦

心壁

心房

心包腔

胸壁

E. 约28天（纵切面）

F. 约28天

▲ 图17-17　原始心脏的发生

（三）心脏外形的演变

心管呈不均等生长，由头至尾依次形成了**心球**（bulbus cordis）、**心室**、**心房**和**静脉窦**（sinus venosus）。心球头端的延伸部分，称**动脉干**（truncus arteriosus）。心管生长速度远快于心包腔的扩大，头尾又相对固定，致使心管弯曲。开始呈"U"形，继而呈"S"形，以后心房向左右膨出于动脉干的两侧，至此，心脏初具成体心脏外形（图17-18）。

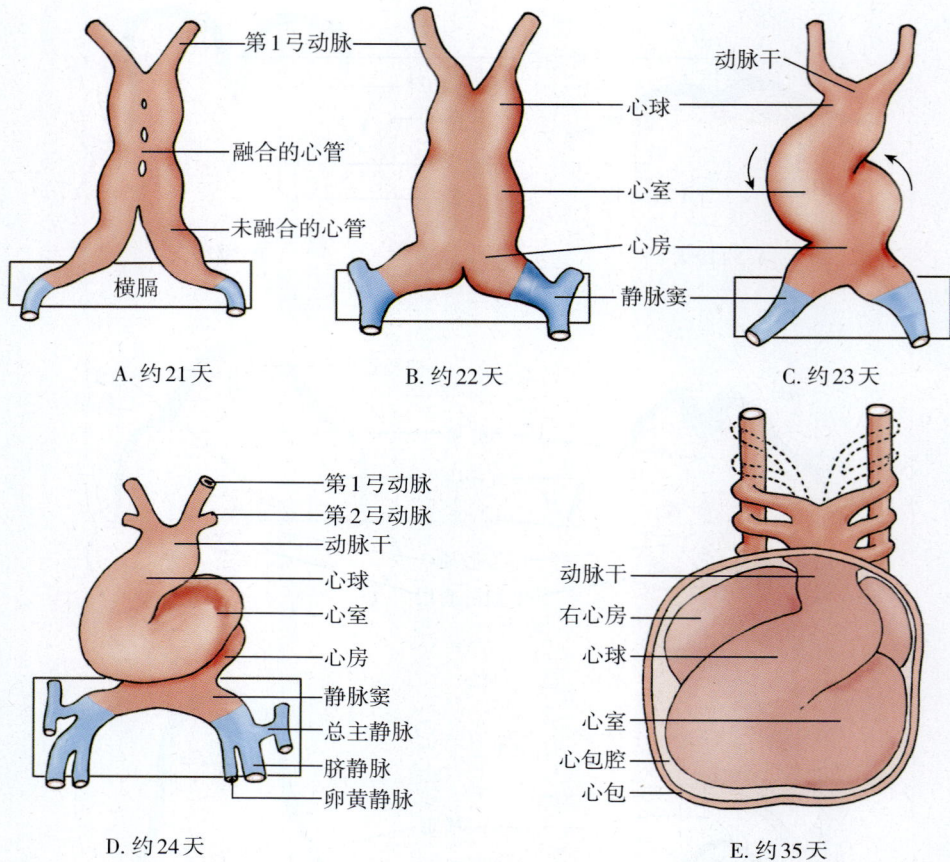

图中标注：

A. 约21天：第1弓动脉、融合的心管、未融合的心管、横膈

B. 约22天：心球、心室、心房、静脉窦

C. 约23天：动脉干、心球、心室、心房、静脉窦

D. 约24天：第1弓动脉、第2弓动脉、动脉干、心球、心室、心房、静脉窦、总主静脉、脐静脉、卵黄静脉

E. 约35天：动脉干、右心房、心球、心室、心包腔、心包

▲ 图17-18　心脏外形的演变

（四）心脏内部的分隔

第4周末，心脏各部的分隔同时进行。

1. 房室管的分隔　房室管为心房和心室之间的狭窄通道。房室管背侧壁及腹侧壁中线处的心内膜组织增生形成背、腹心内膜垫（endocardial cushion）（图17-19），二者相对生长，靠拢愈合，将房室管分成左右房室管。房室孔周围的间充质增生，分别形成左侧的二尖瓣和右侧的三尖瓣。

2. 原始心房的分隔　第4周末，心房背侧壁中线出现第一房间隔，此隔向心内膜垫方向生长，与心内膜垫间形成第一房间孔。不久，第一房间孔封闭，在其封闭之前，第一房间隔上部中央部出现第二房间孔。第5周末，在第一房间隔右侧，心房顶端腹侧壁增生，形成第二房间隔。第二房间隔亦向心内膜垫方向生长，并留有卵圆孔（foramen ovale）。卵圆孔位于第二孔尾侧，两孔上下交错。第二房间隔较厚，第一房间隔软而薄，并遮盖在卵圆孔上起瓣膜作用。出生前，右心房的血液经卵圆孔进入左心房。出生后，肺循环建立，左心房压力增高，迫使两隔紧贴，卵圆孔闭合，左右心房完全分隔（图17-19）。若由于各种原因，出生后左右心房未完全分隔，称房间隔缺损（atrial septal defect）。

3. 原始心室的分隔　第4周末，心室底壁的组织增生，形成半月形的室间隔肌部，此隔与心内膜垫间留有一孔，称室间孔（图17-19）。第7周末，左右心球嵴的组织向下延伸，室间隔肌部游离缘及心内膜垫的组织增生，共同形成室间隔膜部，封闭室间孔（图17-20）。室间孔封闭后，肺动脉干与右心室相通，主动脉与左心室相通。若出生后左右心室未完全分隔，称室间隔缺损（ventricular septal defect），室间隔膜部缺损最常见。

ER-17-10
心脏外形的
演变（动画）

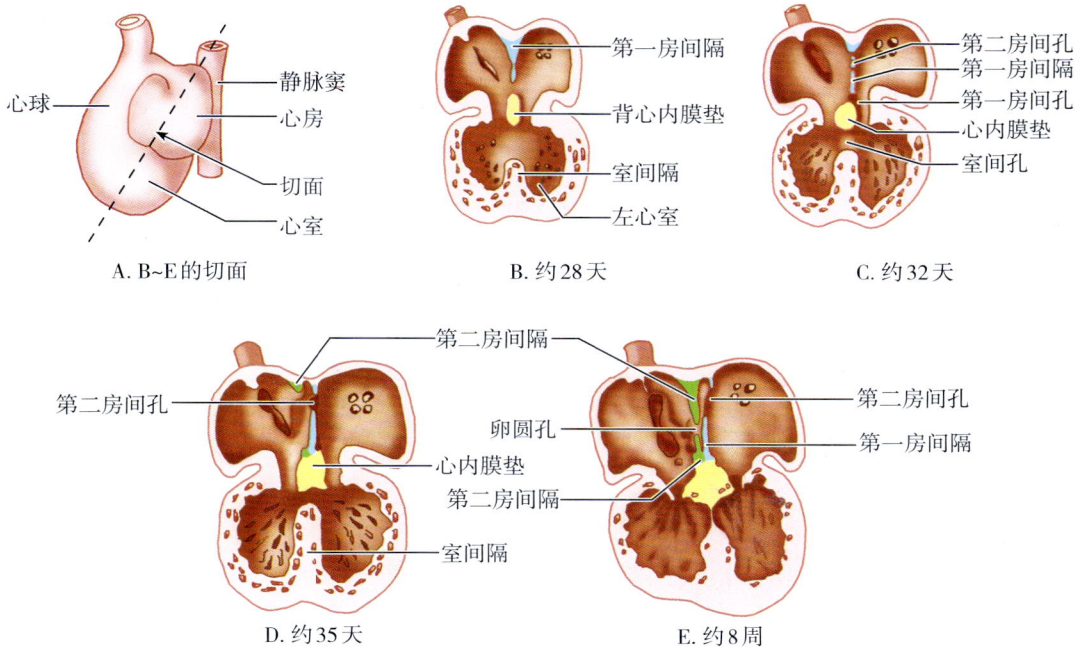

A. B~E 的切面

B. 约28天

C. 约32天

D. 约35天

E. 约8周

▲ 图17-19　心脏内部的分隔

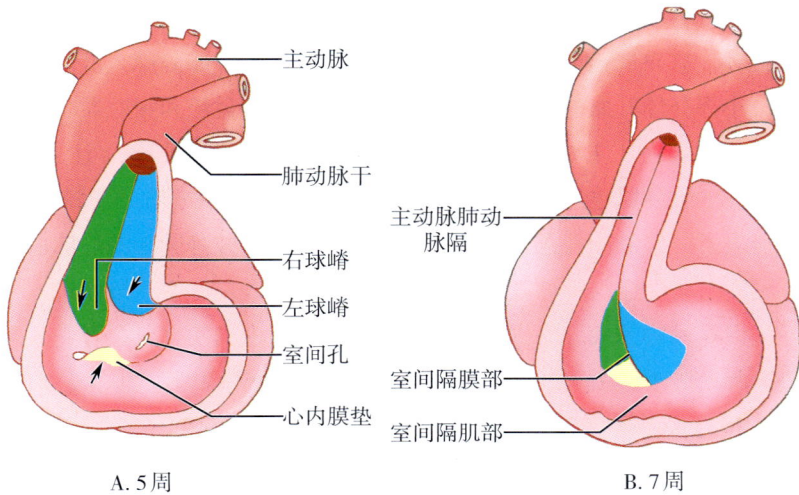

A. 5周

B. 7周

▲ 图17-20　室间隔膜部的形成及室间孔封闭

4. 心球与动脉干的分隔 第5周，动脉干和心球的内膜组织局部增生，形成一对上下连续、螺旋状相互对生的动脉干嵴（truncal ridge）和心球嵴（bulbar ridge），它们在中线融合，形成呈螺旋走行的主动脉肺动脉隔（aorticopulmonary septum），将动脉干和心球分隔成升主动脉和肺动脉干（图17-20）。主动脉和肺动脉干起始部内膜组织增生，逐渐演变为半月瓣。

若动脉干和心球分隔异常，则发生多种畸形。如果主动脉肺动脉隔偏向肺动脉一侧，则致使以下畸形：① 肺动脉狭窄；② 主动脉骑跨（粗大的主动脉骑跨于室间隔上）；③ 室间隔缺损（动脉干嵴和心球嵴偏位，使室间隔膜部不完整）；④ 右心室肥厚（肺动脉狭窄，使右心室泵血阻力增大，致右心室代偿性肥大）。若这4种畸形同时存在，称法洛四联症（tetralogy of Fallot）（图17-21）。法洛四联症还可能由于右心室流出道上的室上嵴发育不良或者肺动脉圆锥发育不良引起。

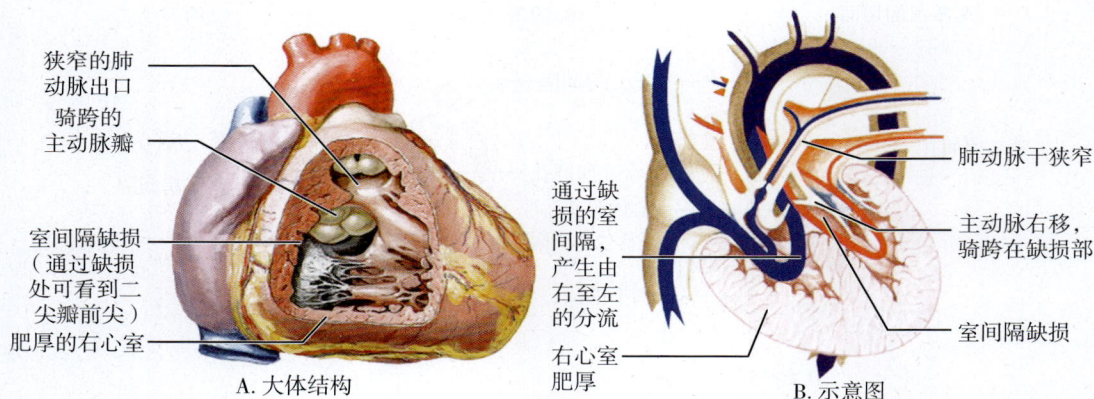

▲ 图17-21 法洛四联症

（五）胎儿血液循环及出生后的变化

1. 胎儿血液循环 来自胎盘的富含氧和营养物质的血液，经脐静脉入肝后，大部分经静脉导管注入下腔静脉，小部分经肝血窦注入下腔静脉。来自下肢、盆腔和腹腔器官的静脉血也汇入下腔静脉。下腔静脉将混合血（主要是来自胎盘的富含氧和营养的动脉血）注入右心房。来自头、颈和上肢的静脉血经上腔静脉也进入右心房。由于下腔静脉在右心房的入口正对卵圆孔，故由下腔静脉来的混合血大部分经卵圆孔进入左心房，只有少量与上腔静脉来的静脉血混合后，进入右心室。经卵圆孔到左心房的血与肺静脉来的少量血混合后进入左心室，继而进入主动脉。主动脉的血液大部分经主动脉弓的三大分支供应头颈和上肢，以适应其发育，余者进入降主动脉。右心室泵出的血液进入肺动脉干，由于胚胎时期的肺尚未执行功能，故肺动脉干的血液仅有不足10%进入肺，其余绝大部分经动脉导管注入降主动脉。降主动脉的血液中有一小部分供给下肢、躯干、盆腔和腹腔器官，其余大部分经脐动脉运送至胎盘，在胎盘内与母血进行物质和气体交换后，再由脐静脉返回胎儿体内（图17-22）。

2. 胎儿出生后血液循环的变化　胎儿出生后，由于肺开始呼吸和胎盘循环中断，血液循环发生如下改变：① 脐动脉和脐静脉闭锁，分别形成脐外侧韧带和肝圆韧带；② 静脉导管闭锁成为静脉韧带；③ 动脉导管闭锁成为动脉韧带，若不闭锁，则称动脉导管未闭（patent ductus arteriosus）；④ 卵圆孔闭锁，出生后，大量血液从肺静脉流入左心房，使第一房间隔与第二房间隔紧贴，出生后约一年，卵圆孔完全闭锁，形成卵圆窝。

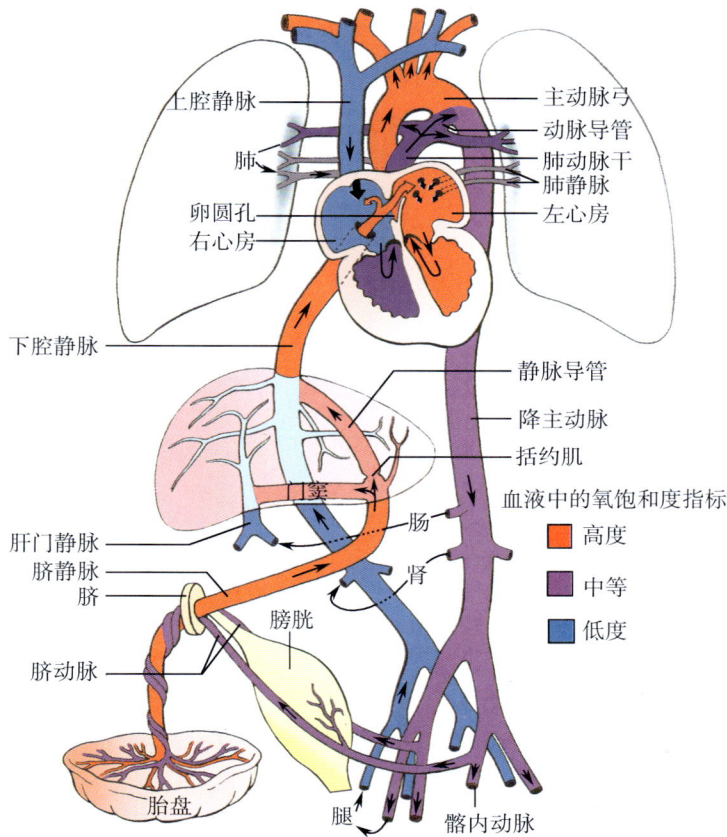

▲ 图17-22　胎儿血液循环途径

临床案例　｜　**先天性心脏病**

五、神经系统的发生

神经系统起源于神经外胚层，中枢神经系统来源于神经管，周围神经系统来源于神经嵴（参见第十六章）。本节只叙述神经管分化的主要结构。

（一）神经管的分化

神经管形成后，管壁变为假复层柱状上皮，称神经上皮（neuroepithelium）（图17-23）；上皮基膜称外界膜，管壁内面称内界膜。神经上皮细胞不断分裂增殖，部分细胞迁至神经上皮的外周，分化为成神经细胞和成神经胶质细胞，从而构成一层新的细胞层，称套层。原来的神经上皮停止分化，变为一层立方形或矮柱状细胞，称室管膜层。套层的成神经细胞很快长出突起并伸至套层外周，形成一层新的结构，称边缘层。

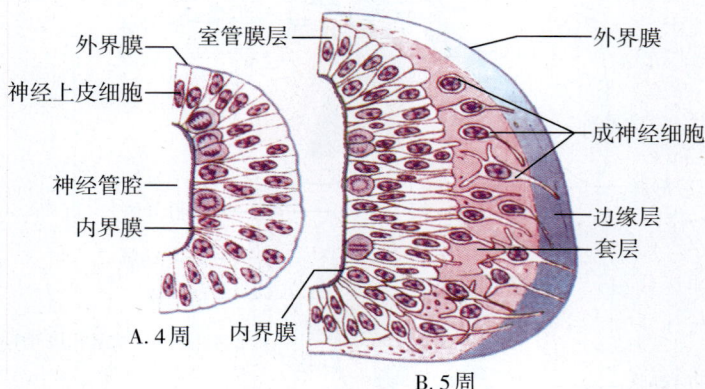

▲ 图17-23 神经管上皮早期分化

（二）脑的发生

第4周，神经管的头端形成3个脑泡，依次为前脑泡、中脑泡和菱脑泡（图17-24）。脑的各部分化很快，第5周，前脑泡发育为端脑和间脑；中脑泡发育为中脑；菱脑泡演变为后脑和末脑。端脑向两侧膨大形成大脑半球；间脑演变为丘脑、下丘脑和神经垂体；后脑演变为小脑和脑桥；末脑演变为延髓，与脊髓相连。第7个月，大脑半球表面出现主要的沟和回，并将间脑、中脑、脑桥、小脑及延髓掩盖。

随着脑的形成，脑泡腔也演变成相应的脑室（图17-24）。前脑的腔形成两侧大脑半球内的侧脑室和间脑内的第三脑室；中脑泡的腔形成一狭窄的中脑导水管；菱脑泡的腔形成后脑及末脑中的第四脑室；脑室之间互相连通。

若脑室系统发育障碍（最常见为中脑导水管和室间孔狭窄或闭锁），使脑脊液生成和吸收平衡失调，导致脑脊液异常增多，称脑积水（hydrocephalus）。主要表现为头部明显扩大，脑壁变薄，颅缝变宽。

端脑套层中的大部分细胞迁移到外表面形成大脑皮质，小部分聚集成团形成神经核。中脑、后脑和末脑的套层细胞多聚集成细胞团或细胞柱，形成各种神经核。小脑皮质由后脑套层分化而成。边缘层迁移至皮质深部形成髓质。

（三）脊髓的发生

脊髓是由神经管的中、尾段演化而成。其管腔演化为中央管，套层分化为灰质，边缘层分化为白质。神经管的两侧壁迅速增厚，腹侧部形成左右两个基板，背侧形成翼板。其顶壁和底壁薄而窄，分别称顶板和底板（图17-25）。基板形成脊髓灰质的前角，其中的成神经细胞分化为躯体运动神经元；翼板形成灰质后角，成神经细胞分化为中间神经元；在基板和翼板之间的细胞群，形成脊髓的侧角，其内的成神经细胞分化为内脏传出神经元。神经管周围的间充质分化为脊膜。

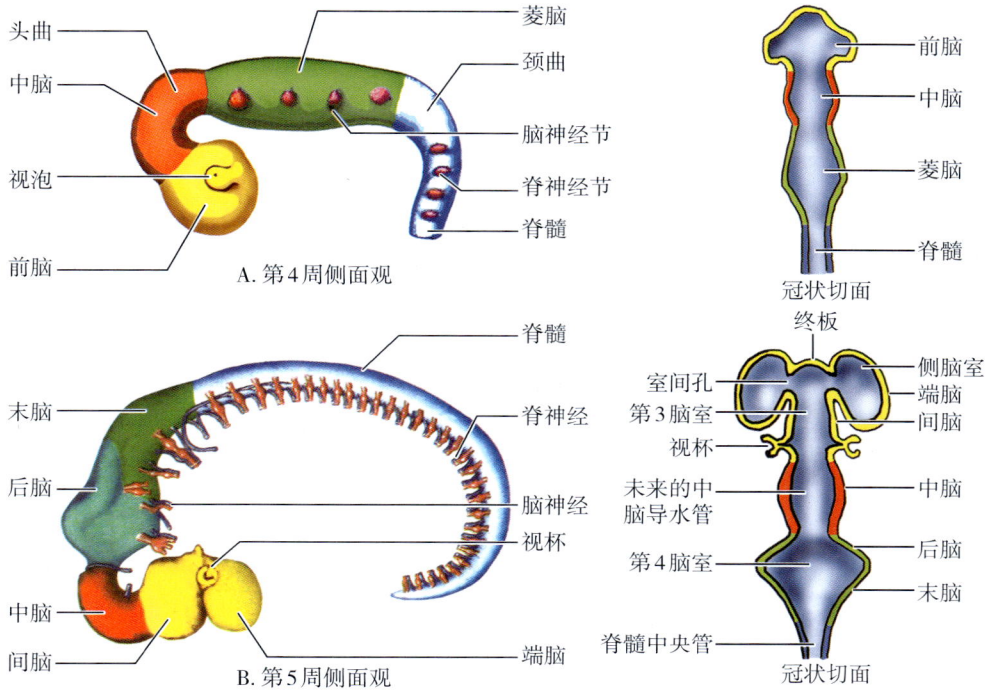

▲ 图17-24　脑泡的发生和演变

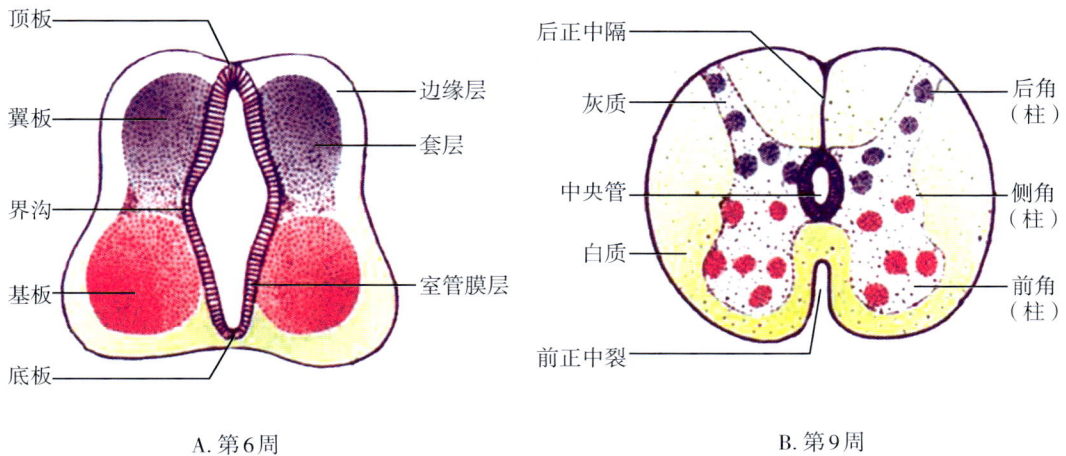

A. 第6周

B. 第9周

▲ 图17-25　脊髓的发生

ER-17-14　第十七章　主要器官的发生（思维导图）

复习参考题

ER-17-15
第十七章
自测题

ER-17-16
第十七章
简答题解析

选择题：

1. 上唇中正唇裂是由于
   A. 两侧的上颌突未愈合
   B. 两侧的内侧鼻突未愈合
   C. 两侧的外侧鼻突未愈合
   D. 上颌突与同侧的内侧鼻突未愈合
   E. 上颌突与同侧的外侧鼻突未愈合

2. 关于透明膜病的发生，正确的是
   A. Ⅰ型肺泡细胞不发生
   B. Ⅰ型肺泡细胞不能转化为Ⅱ型肺泡细胞
   C. 肺泡表面覆盖大量黏液
   D. 肺泡隔内毛细血管发育不良
   E. Ⅱ型肺泡细胞分化不良不能分泌表面活性物质

3. 脐腔未闭锁而致肠管从脐部膨出的先天畸形称
   A. 先天性脐疝
   B. 梅克尔憩室
   C. 脐肠瘘
   D. 气管食管瘘
   E. 脐尿瘘

4. 肾缺如的原因为
   A. 输尿管芽或生后肾组织未发育
   B. 集合管和肾小管未发育
   C. 肾上升过程受阻
   D. 左右肾的下段融合
   E. 脐尿管不闭锁

5. 患有多种先天畸形的婴儿死亡，尸检显示心脏畸形。主动脉骑跨于缺损的室间隔上，近端肺动脉狭窄，右心室肥厚。最能准确描述该婴儿心脏状况的术语是
   A. 大动脉移位
   B. 房间隔缺损
   C. 室间隔缺损
   D. 法洛四联症
   E. 动脉导管未闭

   选择题答案：1. B　2. E　3. A　4. A　5. D

简答题：

1. 总结主要器官发生的原基。

2. 简述主要器官常见畸形的成因及主要表现。

（郝立宏）

推荐阅读文献

［1］ 陈誉华，陈志南.医学细胞生物学.6版.北京：人民卫生出版社，2018.

［2］ 刘佳，周天华.医学细胞生物学.2版.北京：高等教育出版社，2019.

［3］ 李和，李继承.组织学与胚胎学.3版.北京：人民卫生出版社，2015.

［4］ 李继承，曾园山.组织学与胚胎学.9版.北京：人民卫生出版社，2018.

［5］ 徐晨.组织学与胚胎学.3版.北京：高等教育出版社，2022.

［6］ 郝立宏.组织学与胚胎学.3版.北京：人民卫生出版社，2018.

［7］ 成令忠，钟翠平，蔡文琴.现代组织学.上海：上海科学技术文献出版社，
2003.

［8］ 李和，陈活彝.组织学与胚胎学：英文改编版.2版.北京：科学出版社，
2021.

［9］ ANTHONY L.MESCHER.Junqueira's basic histology text and atlas.16th ed.New
York：McGraw-Hill Education，2021.

［10］ SADLER TW.Langman's medical embryology.15th ed.Amsterdam：Wolters
Kluwer Health，2023.

索　引